SPSS와 SAS의 일반선형모형(GLM)을 이용한

치학 반복측정설계 및 분석의 실제

정 동 빈

박 덕 영

dh 대한나래출판사

머리말

치학을 접하는 학생 또는 연구자로서 학술지에 실린 논문을 읽고 해석하거나 스스로 수행한 연구결과를 분석하는 과정에 필연적으로 통계라는 학문을 접하게 됩니다. 이렇게 중요한 학문임에도 불구하고 많은 사람들이 통계학을 이해하기 어려운 학문이라고 여깁니다. 다년간 주변 많은 사람들의 반응을 보면서 통계학이 필요 이상으로 어렵게 받아들여지는 원인이 무엇일까 고민해 보았습니다. 통계학을 어려워하는 이유로는 첫째, 통계학을 이해하는 데에 수리적 전개가 필요하기는 하지만, 수식과 기호에 파묻혀 정작 중요한 통계학의 논리를 이해하는 것을 소홀히 하기 때문이라고 생각합니다. 통계학의 논리를 이해하지 못하는 데에는 이론을 쉽게 풀어 설명하는 적절한 교과서가 없다는 것도 중요한 몫을 차지합니다. 둘째, 수식과 이론을 이해했다 하더라도 실제 통계검정에는 컴퓨터를 이용하여야 하므로, 통계소프트웨어 사용법을 익히는 노력이 추가로 필요하다는 사실입니다. 이러한 장애를 극복할 수 없을까, 보다 쉽게 통계분석을 할 수 있도록 하는 방법이 없을까 저자들은 고민하였습니다.

이와 같은 장애를 극복하려면 우선 통계학의 논리를 쉽게 이해하고 기본적 소프트웨어 사용법을 익히게 하는 잘 만들어진 개론서가 필요합니다. 한편으로는 개론서와 별도로 중급 이상의 통계검정법에 대한 이해와 소프트웨어 사용법을 담은 각론서도 필요합니다. 저자들은 우선 각론서 한 권을 내기로 결정하였습니다. 독자들이 쉽게 이해하고, 응용하기 쉬우려면 치학과 관련된 통계서는 혈압이 어떻고 빨간공, 파란공 꺼낼 확률이 어떻다는 등의 사례를 들기보다 최대한 실제의 치학적 사례를 실어야 한다는 결론에 도달하였습니다. 아울러 소프트웨어 사용을 쉽게 하기 위해서는 최대한으로 단계별 스크린 캡쳐 등을 이용해 그림을 보고 따라할 수 있도록 해야 한다는 점에 뜻을 모았습니다.

이에 각론서로서 치학 연구에 많이 사용됨에도 불구하고 적절한 교과서가 없었던 "반복측정"이 있는 실험결과를 분석하는 교재를 우선 출간합니다. 보다 이해가 쉽고 친절하도록 향후 개정을 거듭할 것을 약속드리며, 한편으로 기본적 통계지식을 쉽게 이해할 수 있도록 치학 통계 개론서를 조만간 출간할 것을 계획하고 있습니다. 향후의 개정과 새로운 교재를 출판하는 과정에 독자 여러분의 많은 질책과 관심을 바탕으로 우리나라 치학연구에 대한 통계분석이 한 걸음 발전하는 데에 밀알이 될 수 있기를 기원합니다.

2007년 1월

저자일동

차 례

제1장 반복측정설계

제2장 단일요인 반복측정설계

2요인 반복측정설계 제3장

제4장 3요인 반복측정설계

교차설계법 제5장

부 록

Chapter one **01**

반복측정설계

1.1 반복측정설계는 언제 필요할까?

치학에서 다루는 연구의 대상은 크게 생물과 무생물로 나눌 수 있다. 금속이나 플라스틱의 물성 등 재료와 관계된 실험실 실험의 경우에는 무생물을 대상으로 한 연구에 해당되나, 실험용 동물이나 사람을 대상으로 실험을 하는 경우에는 생물체를 대상으로 연구를 하게 된다. 생물을 대상으로 한 연구는 생체마다 존재하는 체질 등 유전적인 특성은 물론, 사람의 경우 치아관리 습관 등 행태에 차이가 있어서 물리적으로 동질적인 실험단위(사람인 경우는 피실험자, 동물인 경우는 개체)를 얻기가 힘들다.

예를 들어, 치아미백제의 효과를 비교하는 임상실험을 가정해 보자. 이러한 실험을 하기 위해서는 특정한 직업특성을 갖는 특정 연령층을 대상으로 비슷한 조건의 치아를 갖는 사람들에게 미백제를 적용하는 실험을 일정기간 동안 실시한 후 치아의 명도가 얼마나 변하였는지를 측정하여 미백제의 효과의 차이를 통계적으로 검정하면 될 것이다. 이 경우, 실험 시작시의 치아명도가 실험 대상자마다 정확히 동일하지는 않기 때문에, 실험 시작시의 치아명도를 측정하고 미백제 적용 후 치아명도를 측정하여 두 명도 값의 차이에 주목하게 된다.

한 피실험자에서 시간이 경과함에 따라 2회 이상 측정을 하게 되므로 이러한 실험설계방법을 반복측정설계(repeated measures design)라고 부른다. 반복측정분석은 피실험자(개체)들을 시간의 흐름에 따라 반복적으로 측정하는 연구방법으로, 단지 고정된 한 시점에서 관측값들을 구하는 횡단면(cross-sectional) 분석과 구별된다. 이 책에서는 결과(또는 종속)변수를 시간의 흐름에 따라서 반복적으로 측정하는 경시적(多時點, longitudinal) 연구방법에 초점을 둔다.

다른 예로서, 양치용액이 피실험자의 구강내 세균 수에 미치는 영향을 조사한다고 할 때, 동일한 조건을 갖는 실험 대상자를 구하려고 아무리 애써도 모든 조건이 완벽히 동일한 사람은 없기 때문에, 실험시작시의 구강내 세균 수는 사람마다 차이가 있게 된다. 이 경우 양치용액의 효과를 산출하였을 때, 세균 수의 차이가 과연 순전히 양치용액의 효능차이 때문인지 유전적이거나 기타 행태적 특성의 차이 때문인지 해석하는 데에 문제가 생긴다. 그렇다면 동질적인 실험단위를 확보하기 위해서 어떻게 실험을 실시해야 할까? 이에 대한 대답은, 한 피실험자에게 실험하는 모든 처리(이 경우 모든 종류의 양치용액)를 가하여 피실험자간에 본질적으로 존재하는 차이를 조절하는 전략을 택할 수 있는데, 이러한 방법 역시 한 피실험자에서 사용하는 양치용액의 종류에 따라 세균 수를 반복해서 측정하게 되므로 반복측정설계의 하나가 된다.

한 피실험자에서 반복적으로 측정된 각 관측값들은 일반적으로 양(陽)의 상관성을 띠게 된다. 양치용액 실험의 예에서, 한 피실험자에게 양치용액 *A*를 가한 뒤 측정한 세균 수가 그 다음의 처리(양치용액 *B*) 결과의 세균 수에 크건 작건 영향을 미치게 된다. 각 처리 사이에 시간간격(washout period)을 충분히 주었다고 하여도 하나의 처리가 다른 처리에 영향을 주지 않았다는 사실을 보장할 수는 없다. 이와 같이 반복측정된 관측값들은 통상 알려진 실험계획분석방법(예: 1원배치법, 2원배치법, 라틴방격법 등)에서 다루어지는 것들과는 달리 서로 독립하지 않기 때문에, 유용한 통계적 추론을 하기 위해서 이들 간의 상관구조를 적절하게 설명하여야 한다.

반복측정설계에서 추가로 염두에 두어야 할 사항은 각 피실험자(개체) 마다 가하는 처리의 순서(order)를 임의로(독립적으로) 배정하여야 한다는 사실이다. '가'라는 집단에 속한 피실험자에게는 두 종류의 양치용액 중 *A*라는 양치용액을 먼저 쓰게 하고 '나'라는 집단에 속한 피실험자에게는 양치용액 *B*를 먼저 쓰게 하는 등의 배려를 해서, 동시에 피실험자끼리 동일한 처리를 받을 가능성을 줄여야 한다. 한 피실험자 내에서 측정된 관측값은 상관성이 존재하지만 피실험자간의 독립성을 유지해야 한다는 것이다. 또한 시간의 경과에 따라 각 처리에 발생하는 잔류효과가 다른 처리에 영향을 미치지 않도록 충분한 시간간격을 두어야 한다.

정밀한(precise) 평가를 위한 결과(종속)변수는 연속형(continuous) 또는 이분형(binary) 또는 가산형(countable)이어야 한다.

이 책에서는 관심요인이 하나(1장과 2장), 두 개(3장), 세 개(4장)인 경우와 2개 이상의 처리를 동일한 피실험자에게 교차시켜 적용시키는 교차설계에 관한 반복측정설계를 고려하기로 한다.

1.2 반복측정설계의 유형

일반적으로 반복측정자료를 다루는 두 가지 설계방법이 있다.

1.2.1 시간흐름에 따른 분석방법

각 피실험자들에 대해서 반응값을 복수의 시점들에서 측정하여 자료를 분석하는 방법인데 가장 간단하면서도 많이 사용되는 방법이다. 이 경우 각각의 반복측정을 독립실험으로 간주한다. 만일 시간의 흐름에 따라 발생하는 변화추세를 모형화할 수 있다면, 이러한 유형을 성장곡선분석(growth curve analysis)이라고 부른다.

≪예≫ 미백효과를 알기 위해서 총 60명의 피실험자를 확보한 후 다른 두 종류의 미백제에 대해 각각 30명씩 3주간에 걸쳐 미백제를 치아에 도포하며, 사용 후 특정시점(0일, 3일, 7일, 14일, 21일)이 경과한 상태에서 치아명도를 측정한다.

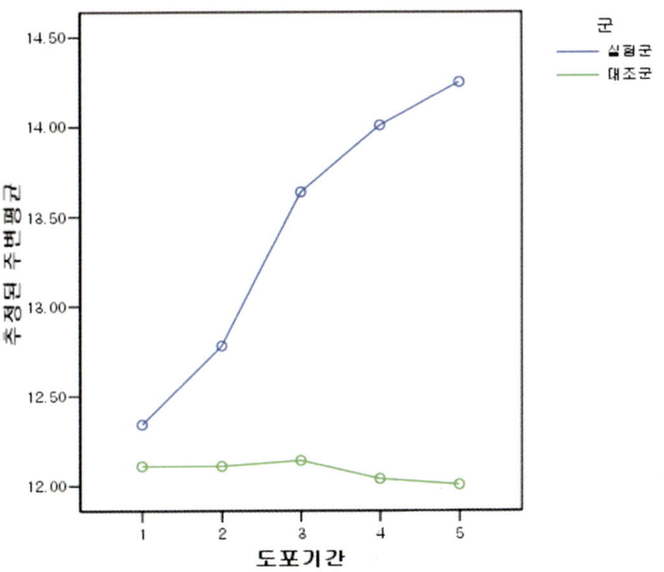

1.2.2 변수에 따른 분석(한 피실험자에 모든 처리 적용)

각 피실험자(개체)/단위에게 관심의 대상이 되는 모든 처리를 임의의 순서에 따라 순차적으로 가한 뒤 관측하는 방법이며, 이러한 실험설계법은 한 피실험자에서 얻어진 관측값들을 한 덩어리의 자료묶음 즉 블록(block)으로 하는 확률화블록설계(randomized block design)로 간주할 수 있다. 실험단위들을 동질적인 집단으로 묶는 것을 블록화(blocking)한다고 하며, 이 때 한 블록 내의 실험단위들이 각 처리에 골고루 배치된 실험계획을 확률화블록설계라고 한다.

≪예≫ 세 개의 다른 양치용액의 구강내 세균 수 감소효과를 알기 위해서 각 피실험자마다 일정기간 동안 3종류의 양치용액을 사용하게 한 후 관측값을 얻는다.

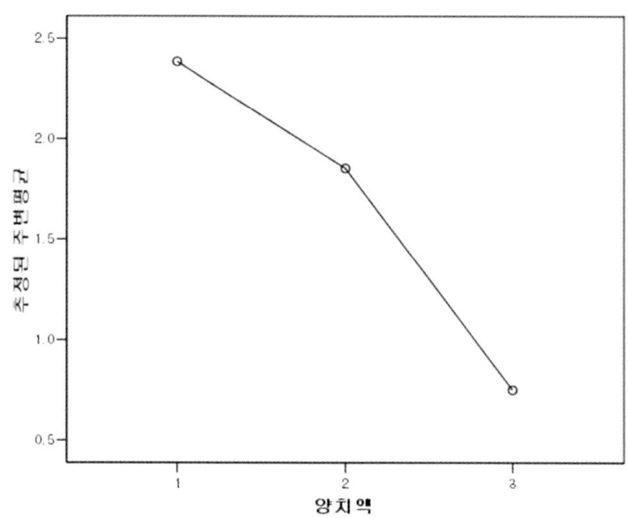

1.3 반복측정설계의 장단점

반복측정설계의 주요 장점은 피실험자(개체)의 이질성을 제어한다는 것이다. 즉, 피실험자들간의 차이가 미치는 영향을 제거하여 반응에서 설명할 수 없는 변동을 줄이며, 이에 따라 오차요소가 줄어들게 된다. 오차요소가 감소한다는 사실은 경제성(economy)과 검정력(power)이 증가함을 의미한다.

관심의 대상이 되는 모든 처리를 한 피실험자에게 실시할 경우, 처리에 따른 집단구분이 불필요하게 된다. 다시 말해서, 세 종류의 양치용액을 30명씩으로 구성된 세 집단에 한 종류의 양치용액씩을 배정하여 실험할 경우, 90명의 피실험자가 필요하지만, 이들 세 양치용액을 한 피실험자에게 시간경과에 따라 모두 적용하면 30명의 피실험자만으로 동일한 개수의 관측값을 얻을 수 있을 뿐 아니라, 피실험자의 차이에 따른 오차까지 줄일 수 있게 된다.

또한 시간에 흐름에 따라 피실험자들의 변화를 측정하는 연구라면 반복측정설계가 유일한 해결책이다. 예를 들어, 치아 미백제를 일정 기간 사용하면서 점차 치아색이 변하는 것을 측정하는 연구에서는 반복측정설계를 이용하여야 한다.

반면에 반복측정설계에 관련한 세 가지 단점이 있다.

- 피실험자가 다양한 실험을 받는 도중에 변할 수 있다(practice effect). 예를 들어, 두 종류의 서로 다른 잇솔질 방법을 비교한다고 할 때에, 치면세균막(plaque) 관리의 필요성이나 요령에 대해 전혀 모르던 학생이 최초 방법의 잇솔질 교육을 통해 습득하게 된 지식은 해당 잇솔질 방법을 중단한다고 해서 사라지지 않으며, 이전보다 나은 치면세균막 관리상태에서 두 번째 잇솔질 교육을 받게 될 것이다. 연습효과가 나타날 실험의 경우에는 반복측정설계를 하기 곤란하다.
- 특정적인 상황(예: 실험의 시간간격이 충분하지 않을 때)으로 인하여 실험초기에 가해진 처리가 후에 가해진 처리에 여러 형태로 영향을 미치는 특이한 이월효과(carry over effect)가 발생할 수 있다는 점이다. 이러한 이월효과가 다음 처리에 영향을 미치지 않도록 하기 위하여 충분한 직전효과 제거기간(washout period)을 가져야 하며, 시간의 확보뿐만 아니라 다양한 측면에서 세심한 주의가 필요하다.
- 관심 있는 처리를 피실험자에게 가하는 도중에 탈락자(dropout)가 발생할 수 있다. 여러 번을 측정하는 경우 단 한번만 특정한 사정으로 측정에서 빠지게 되어도 해당 피실험자의 다른 측정치까지 분석에 이용하기 곤란해진다. 짧지 않은 기간에 걸쳐 측정을 반복하다보면 이러 저러한 이유로 탈락하는 피실험자가 생기기 마련이며, 이러한 탈락은 분석결과에 영향을 미쳐 통계적 추론의 정확도를 낮춰 편향된(biased) 결론을 내릴 수 있다.
- 분석이 다소 복잡할 수 있다. 왜냐하면 동일한 피실험자(개체)로부터 얻은 관측값들 사이에 존재하는 연관성을 설명할 필요가 있기 때문이다.

이런 문제를 극복하는 방법으로 각 피실험자에게 가해지는 처리의 순서를 조절할 필요가 있다.

1.4 대응표본 t 검정

반복측정설계의 가장 단순한 예는 대응(paired)표본 t 검정 또는 쌍체 t 검정으로 부르는 설계이다. 독립표본 t 검정(두 종류의 처리를 서로 다른 피실험자에 가하고 1회 측정)과 마찬가지로 대응표본 t 검정은 한 모집단의 중심경향의 측도인 '평균'을 다른 모집단의 평균과 비교하는 방법인데, 다음 두 가지의 경우를 고려할 수 있다.

Ⅰ. 각 피실험자에게 한 가지의 처리에 관하여 두 번 측정(처리전, 처리후)한다.

Ⅱ. 각 피실험자에게 두 가지의 처리를 모두 가한 후 한 번 측정(처리A, 처리B)한다.

여기에서 주목해야 할 점은 이 실험이 반복측정실험이라는 사실을 무시하고 독립표본실험으로 간주하여 독립표본 t 검정을 실시하였을 때 문제가 생긴다는 점이다. 독립표본과 대응표본 t 검정을 비교할 때, 두 관측치 평균의 차이가 동일하다고 해도 대응표본 t 검정의 표준오차는 독립표본의 경우보다 작다. 표본오차가 작다는 말은 모평균의 신뢰구간이 더 좁아진다는 의미이며, 동일한 평균차에서 더 작은 p값을 얻게 된다는 의미이다. 즉 귀무가설을 기각하기 쉬워진다는 뜻이다. 또한 두 번(시간1과 시간2)에 걸쳐 관측된 값들간의 상관관계가 크면 클수록 반복측정설계를 사용한 대응표본 t 검정의 장점이 독립표본 t 검정 보다 더욱 커진다.

피실험자 또는 개체가 다름에 따라서 생기는 종속변수의 차이는 한 피실험자 또는 개체에서 얻어진 두 관측값 간의 차를 취함으로써 제거된다. 즉, 반복측정분석에서 피실험자 차이에 따라 종속변수 자체에서 발생하는 변동을 신경 쓸 필요가 없고, 단지 차이점수에서 발생하는 변동만 고려하면 된다.

모수검정(parametric test)의 하나인 대응표본 t 검정을 실시하기 위한 가정은 다음과 같다.

• 차이점수가 정규분포를 따른다(정규성).

- 피실험자(개체)는 모집단으로부터 임의로 선택한다(무작위성, 확률표본추출성).
- 독립표본 t검정은 분산의 동질성을 검정하여 그 결과에 따라 해석하여야 하지만, 대응표본 t검정은 한 피실험자에서 측정되는 값을 비교하므로 본질적으로 분산이 같게 되고 분산의 동질성을 검정할 필요가 없다.

따라서, 대응표본 t검정을 실시하기 전에 예비작업으로 정규성과 무작위성을 점검해야 할 것이다.

일반적으로 모수검정에서 평균을 비교하는 문제는 무작위성을 잘 검토하지 않는 경향이 있으며, 이에 관련된 런검정(Run test)은 절대적 필요요건은 아니지만 바람직한 통계분석에 도움이 된다. 런검정은 해당표본이 무작위로 뽑혀졌는지의 여부를 판단하는 데에 사용된다. 이때, 런(Run)이란 말은 유사한 요소들이 연속하여 나타나는 최대수이다. 예를 들어, 동전을 던져 나온 면이 앞, 뒤, 뒤, 앞, 앞, 앞 과 같이 나왔다면 앞→뒤 또는 뒤→앞으로 바뀌는 회수가 두 번이어서 Run은 2이다. Run이 많을수록 무작위로 추출되었다고 판단하며 특정한 경향을 갖지 않는다고 생각할 수 있다.

정규성은 표본의 크기가 어느 정도(통상적으로 30 이상) 확보된다면 표본평균의 분포가 근사적으로 정규성을 만족하는 경향이 있기 때문에(중심극한정리), 이 조건 역시 정교하게 검토되지 않는 경우가 많다.

만일 대응표본 t검정을 실시하기 전에 정규성 가정이 들어맞지 않으면 어떻게 해야 할까?

Ⅰ. 차이점수가 정규분포에 가깝도록 적절한 변수변환을 한다. 또는
Ⅱ. 비모수적인 검정방법으로 윌콕슨 부호순위검정(Wilcoxon signed rank test)을 실시한다.

한편, 다음에 주어진 4개의 기준 중에서 적어도 하나라도 만족하면, 모집단에 대해 특별한 가정을 두지 않는 비모수검정(nonparametric test)을 실시한다.

- 분석하려는 자료가 각 범주 또는 2×2 표나 3×3 표 등 교차범주 내 관측값의 개수를 나타내는 빈도(도수)로 계산된 경우
- 명목척도로 측정하거나 분석된 자료
- 순서(서열)척도로 측정하거나 분석된 자료
- 모집단이 특정한 분포형태를 보인다는 것을 가정하지 않고 분석할 때 (distribution-free analysis)

비모수방법의 특징은 첫째, 최소한의 가정을 전제로 하기 때문에 가정이 만족하지 않음으로써 발생하는 오류를 줄일 수 있고, 둘째, 대부분의 경우 관측값 자체보다는 상대적인 순위를 이용하여 검정통계량을 유도하므로 순서척도로 관측된 자료의 검정에 유용하며, 셋째, 계산과정이 단순하고 통계적 의미를 이해할 수 있기 때문에 통계에 대한 깊은 지식이 필요하지 않다.

짝을 이룬 두 모집단간의 평균차이를 비교할 때 자료가 정규분포를 따르지 않으면, 대응표본 t 검정 대신에 윌콕슨 부호순위검정을 실시하게 된다.

대응표본 t 검정은 시간 1과 시간 2에서 측정한 점수들의 차이(또는 대응된 쌍의 차이)에 근거하여 행한 일표본 t 검정과 동일하다. 아래의 예는, 초등학교 1학년생 10명에게 구강보건교육을 실시하기 전과 실시한 후 구강보건지식에 대해 묻는 스무 개의 문항 중 정답의 개수이다. 대응표본 t 검정의 유형 중 첫 번째 경우에 해당하는 이 실험은 시간 1(교육전)과 시간 2(교육후)에서 관측한 값들간의 차이를 분석한 것으로, 다음에 주어진 예를 들어 분석을 해보자.

피실험자(개체)	교육 전	교육 후	차이 (D_i)
1	6	9	-3
2	4	6	-2
3	6	5	1
4	7	10	-3
5	4	10	-6
6	5	8	-3
7	5	7	-2
8	12	10	2
9	6	6	0
10	1	5	-4
평균	5.4	7.4	-2

이에 관련된 검정통계량은 다음과 같다.

$$t = \text{추정값}/\text{추정값의 표준오차}$$

$$= \frac{\bar{D}}{s_D\sqrt{\frac{1}{n}}}$$

여기에서 $s_D = \sqrt{\frac{SS_D}{n-1}}$, $SS_D = \sum_{i=1}^{n}(D_i - \bar{D})^2$, D_i는 검사전과 검사후에 관측된 값들의 차이, $\bar{D}$는 차이들의 평균값이다.

이제 SPSS를 사용하여 대응표본 t 검정을 실시해보자. 우선 이 자료를 10쌍의 관측값으로 다루기 때문에 데이터 편집기에 각 셀마다 각 피실험자로부터 얻은 자료를 데이터 편집기창에 입력한다(1장본문.sav).

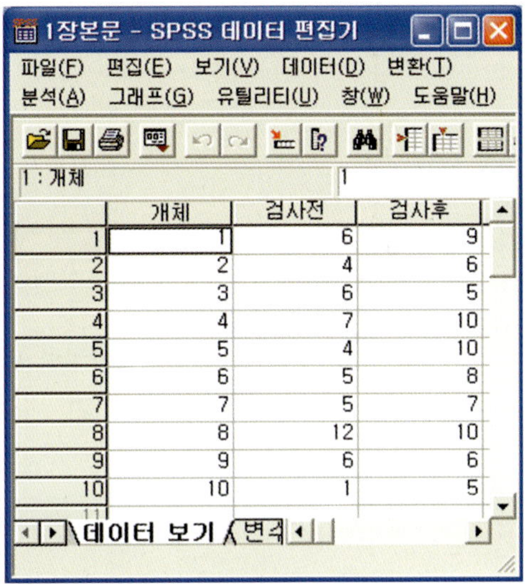

물론 대응표본 t 검정을 하기 위해서 예비작업으로 우선 정규성과 무작위성에 관한 가정을 검정해야 할 것이며, 이에 관련된 검정은 각각 Kolmogorov-Smirnov(KS) 검정, Shapiro-Wilk(SW) 검정과 런(run) 검정 등이 있다.

우선 자료의 정규성을 검정하기 위해서 변수 검사후와 검사전의 차이를 나타내는 변수를 생성해야 할 것이다. 팝업메뉴에서 **변환(T) > 변수계산(C)...** 을 선택한 후, **변수계산** 대화상자에서 **검사차이**라는 변수를 생성한다.

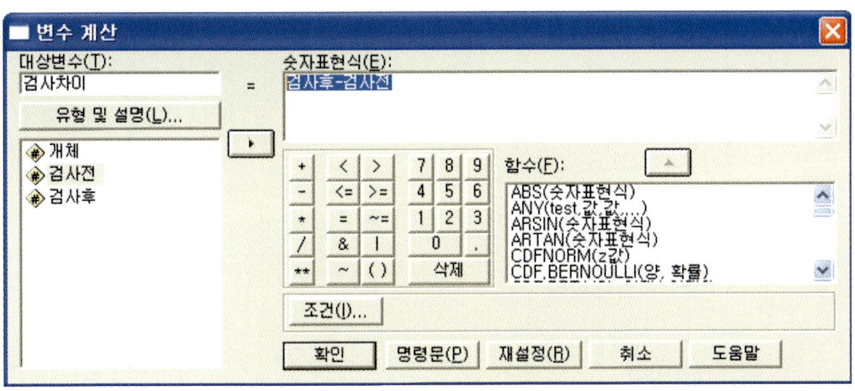

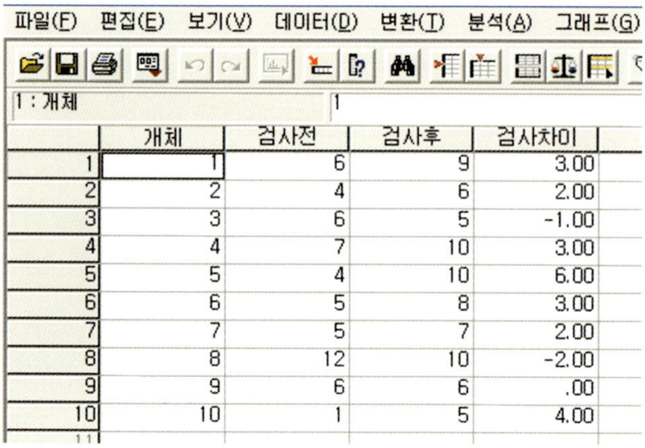

SPSS의 팝업메뉴에서 **분석(A) > 기술통계량(E) > 데이터탐색(E)...** 을 선택한 후, **데이터탐색** 대화상자에서 변수 **검사차이**를 종속변수란으로 이동시킨다.

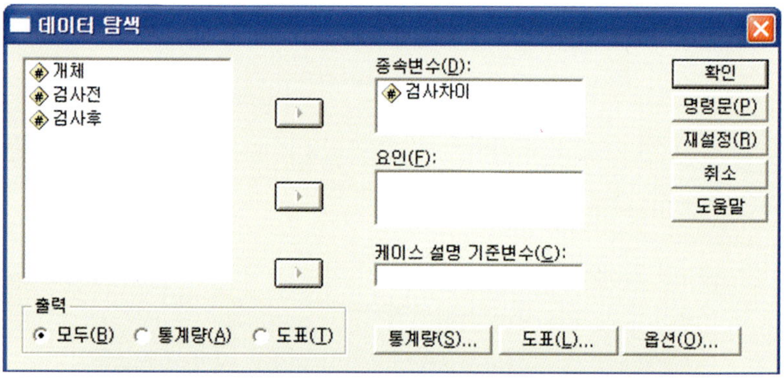

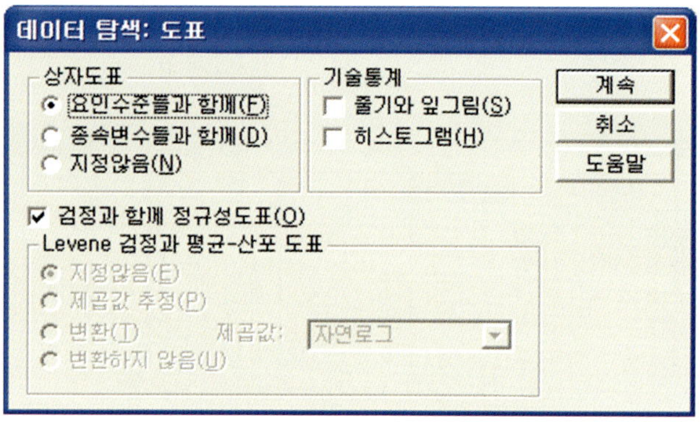

도표(L) 단추를 누른 후, **데이터탐색: 도표** 대화상자에서 **검정과 함께 정규성 도표(O)**를 체크한다.

정규성 검정

	Kolmogorov-Smirnov[a]			Shapiro-Wilk		
	통계량	자유도	유의확률	통계량	자유도	유의확률
검사차이	.200	10	.200*	.953	10	.707

*. 이것은 참인 유의확률의 하한값입니다.

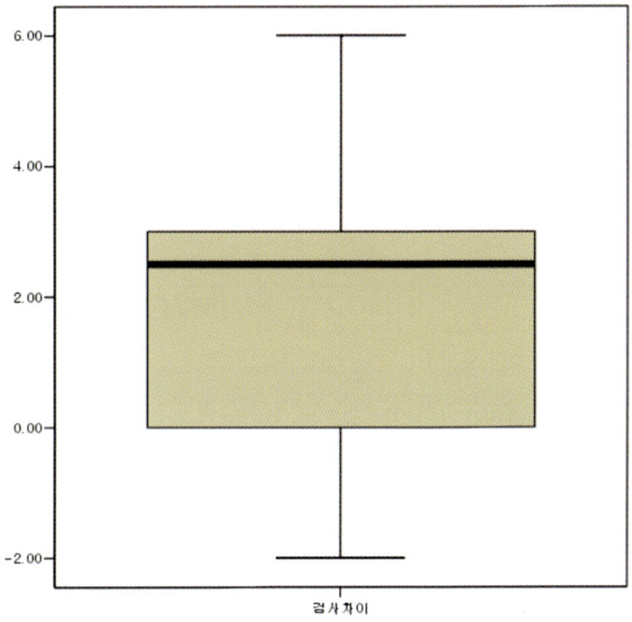

검사차이의 정규 Q-Q 도표

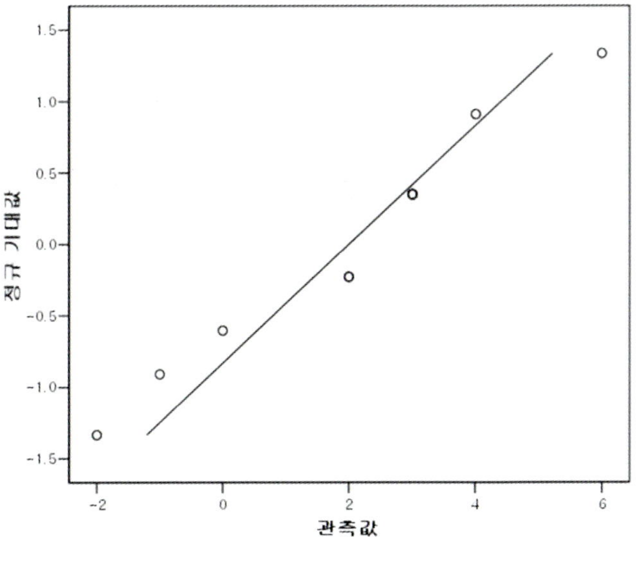

앞에 주어진 출력결과에 따르면, KS검정과 SW검정에 대해서 큰 p값($>\alpha=0.05$)을 갖게 되므로 정규성 조건을 만족한다고 할 수 있다(이 경우 귀무가설은 "모집단이 정규분포를 따른다"이다). 상자도표를 통해서 좌우대칭 형태의 분포를 한다고 볼 수 있다. 추가로 Q-Q 도표에서 대체적으로 직선 형태에 가깝다는 것을 확인할 수 있다.

해당표본이 무작위로 추출되었는지 여부를 판단하기 위해서 런(Run)검정을 SPSS를 사용하여 실행해보자. 참고로 런은 유사한 요소들이 연속해서 나타나는 최대수를 의미한다.

SPSS 팝업메뉴에서 **분석(A) > 비모수검정(N) > 런(R)...** 을 선택한 후, 변수 **검사차이**를 **검정변수(T):** 란에 이동시킨다. **옵션(O)** 단추에서 **기술통계(D)**와 **사분위수(Q)**를 체크한다.

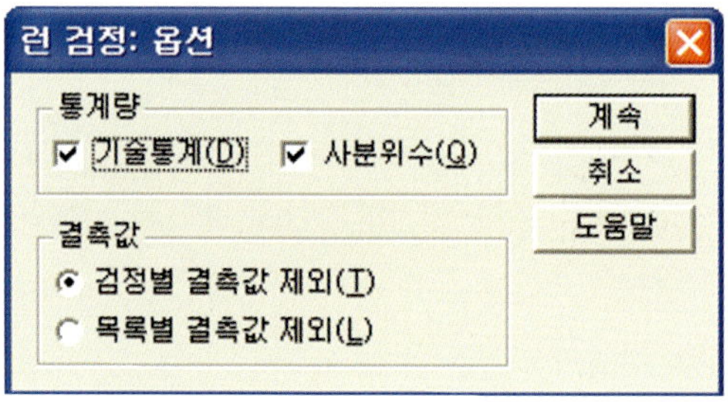

다음에 주어진 출력결과에 따르면, 통상적으로 사용하는 유의수준($\alpha=0.05$) 보다 월등히 큰 p값(각각 1.000)을 갖게 되기 때문에 무작위성 가설을 채택하게 된다. 즉, 통계적으로 확률표본(random sample)이라고 할 수 있으며, 특정적인 경향(trend)을 가지고 있는 않은 것으로 판단된다.

런 검정

	검사차이
검정값[a]	3
케이스 < 검정값	5
케이스 >= 검정값	5
전체 케이스	10
런의 수	5
Z	-.335
근사 유의확률(양측)	.737

a. 중위수

예비단계에서 두 가지 가정(정규성, 무작위성)이 만족되기 때문에 모수검정인 대응표본 t 검정을 실행해보자. 이를 SPSS에서 실행하기 위해서 팝업메뉴에서 분석(A) > 평균비교(M) > 대응표본t 검정(P)... 을 선택한 후, **대응표본 t 검정** 대화상자에서 변수 **검사전**과 **검사후**를 한꺼번에 선택하여 **대응변수(V):** 란으로 이동시킨다.

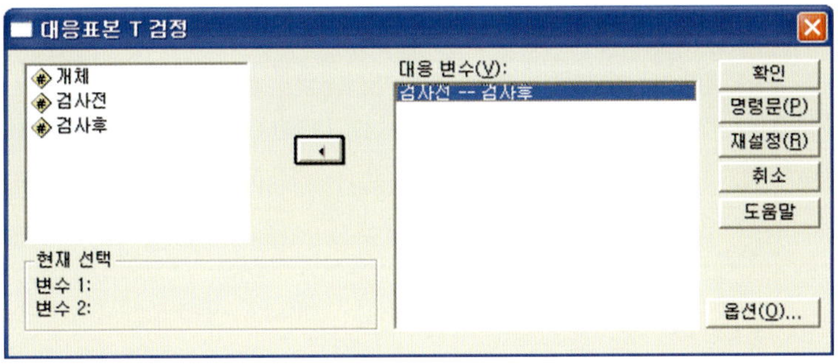

아래에 주어진 출력결과에서 보는바와 같이, p값(0.027)이 유의수준 0.05보다 작은 값을 갖게 되므로 실험전 평균과 실험후 평균간에는 차이가 있다고 할 수 있으며(대립가설이 양측검정), 추가로 검사후의 평균이 검사전 평균보다 큰지 여부에 관심이 있다면(대립가설이 단측검정) 더 작은 p값(0.027/2=0.0135)을 갖게 되어 이 대립가설을 채택하기가 더 쉬워진다.

대응표본 검정

	대응차					t	자유도	유의확률 (양측)
	평균	표준편차	평균의 표준오차	차이의 95% 신뢰구간 하한	차이의 95% 신뢰구간 상한			
대응 1 검사전 - 검사후	-2.000	2.404	.760	-3.720	-.280	-2.631	9	.027

이 사례의 경우 두 가지 가정(정규성과 무작위성)이 동시에 만족되기 때문에 비모수적인 접근방법(이 경우 윌콕슨 부호순위검정)은 반드시 실행할 필요는 없지만

부가적으로 할 수 있다. 검정력(실제로 차이가 있을 때 통계적 검정에 의하여 유의한 차이가 있음을 밝혀낼 수 있는 능력)에 있어서 비모수 접근방법에 비해 모수적 접근방법이 우위에 있다. 참고로 비모수검정 중 하나로 사용되는 윌콕슨 부호순위검정은 [사례분석 1]에서 다루기로 한다.

[사례분석 1]
특수처리한 임플란트 효과

C1.1 자료설명 및 대응표본 t검정의 필요성

표면에 특수처리를 한 임플란트와 통상적인 임플란트간의 골유착 정도의 차이를 알아보고자 10마리 토끼의 좌우 대퇴골에 특수처리한 임플란트와 통상적인 임플란트를 각각 한 개씩 식립하고, 9주의 기간이 지난 후 제거하는 데에 필요한 회전력(torque force)을 측정하였다. 골유착이 잘되었을수록 제거에 필요한 회전력은 커질 것이다. 실험기간 중 한 마리의 토끼가 사망하여 최종분석은 9마리의 토끼에서 얻은 자료를 이용하였다.

이 실험은 대응표본 t 검정의 유형 중 두 번째 경우에 해당하며(1.4절 서두 참조), 한 토끼에게 통상적인 임플란트와 특수처리한 임플란트의 식립이라는 두 가지의 처리를 모두 가한 후 한 번 측정하여 회전력의 평균을 비교하는 문제로 요약할 수 있다. 즉, 두 종류의 임플란트를 제거하는 데에 드는 회전력의 평균값을 비교하여 통계적으로 어느 한쪽이 크다고 할 수 있으면 두 종류의 임플란트 중 어느 한쪽의 골유착이 더 우수하다고 판단할 수 있다. 사용하여야 할 통계검정법으로는 두 모집단의 평균차이를 비교하는 대응표본 t 검정 또는 윌콕슨 순위부호검정을 실시하여야 한다.

C1.2 자료분석과정 및 결과해석

우선 이 자료를 9쌍의 관측값으로 다루기 때문에 각 셀마다 각 실험개체로부터 얻은 자료를 데이터 편집기창에 입력하는데, 그림과 같이 한 개체에서 얻은 상관성이 있는 자료는 같은 줄에 입력되도록 배치하여야 한다(사례분석01.sav). 여기에서 변수 **처리차이**는 특수처리와 변수간의 차를 팝업메뉴에서 **변환(T) > 변수계산(C)...** 을 선택한 후, **변수계산** 대화상자에서 계산한 것이다(본문참조).

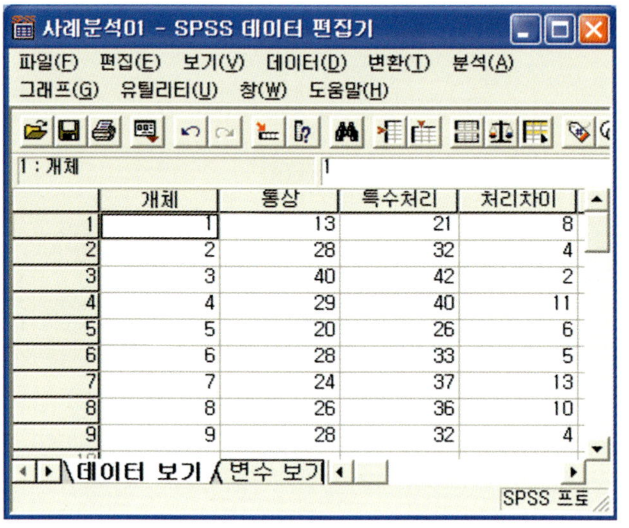

앞 본문의 사례에서 살펴본 바와 같이, 모수검정을 사용하기 위한 근거로 두 모집단에 대한 두 가정(정규성, 무작위성)을 각각 점검할 수 있다.

정규성 검정 : 팝업메뉴에서 **분석(A) > 기술통계량(E) > 데이터탐색(E)...** 을 선택한 후, **데이터탐색** 대화상자에서 새로 생성한 변수 **처리차이**를 **종속변수:** 란으로 이동시킨다. **도표(L)** 단추를 누른 뒤 **데이터탐색: 도표** 대화상자에서 **검정과 함께 정규성도표(O)**를 체크한다.

무작위성 검정 : **분석(A) > 비모수검정(N) > 런(R)...** 을 선택한 후, 변수 **처리차이**를 **검정변수(T):** 란으로 이동시킨다.

정규성 검정

	Kolmogorov-Smirnov[a]			Shapiro-Wilk		
	통계량	자유도	유의확률	통계량	자유도	유의확률
처리차이	.162	9	.200*	.949	9	.684

*. 이것은 참인 유의확률의 하한값입니다.

런 검정

	처리차이
검정값[a]	6
케이스 < 검정값	4
케이스 >= 검정값	5
전체 케이스	9
런의 수	6
Z	.040
근사 유의확률(양측)	.968

a. 중위수

앞에 출력된 결과에 따르면, 변수 처리차이에 대한 KS검정과 SW검정의 p값 모두 0.05 (= α)보다 훨씬 크기 때문에 정규성조건을 만족하고, 런검정에 대한 p값(=0.968) 역시 크기 때문에 무작위성이 성립함을 알 수 있다.

두 가지 가정(정규성, 무작위성)이 만족하기 때문에 모수검정 중 하나인 대응표본 t 검정을 다음과 같이 실행해보자.

대응표본 t 검정 : 팝업메뉴에서 **분석(A) > 평균비교(M) > 대응표본t 검정(P)...** 을 선택한 후, **대응표본 t 검정** 대화상자에서 변수 **통상**과 **특수처리**를 한꺼번에 선택하여 **대응변수(V)**: 란으로 이동시킨다.

대응표본 검정

	대응차					t	자유도	유의확률 (양쪽)
	평균	표준편차	평균의 표준오차	차이의 95% 신뢰구간 하한	차이의 95% 신뢰구간 상한			
대응 1 통상 - 특수처리	-7.000	3.708	1.236	-9.850	-4.150	-5.663	8	.000

앞 출력결과에서 보는바와 같이, p값(0.000)이 유의수준 0.05보다 작은 값을 갖게 되므로 통상적인 임플란트의 골유착 정도와 특수처리한 임플란트의 골유착 정도간에는 차이가 있다고 할 수 있으며, 추가로 특수처리한 평균강도가 통상적인 평균강도보다 크다는 대립가설을 채택하게 된다.

두 개의 평균의 차이를 시각화하기 위해서는 SPSS 팝업메뉴에서 **그래프(G) > 막대도표(B)...** 를 선택한 후, 막대도표에 필요한 사항을 다음과 같이 지정한다.

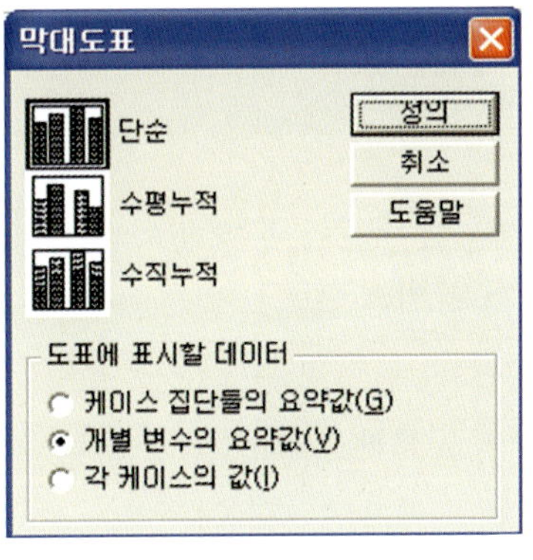

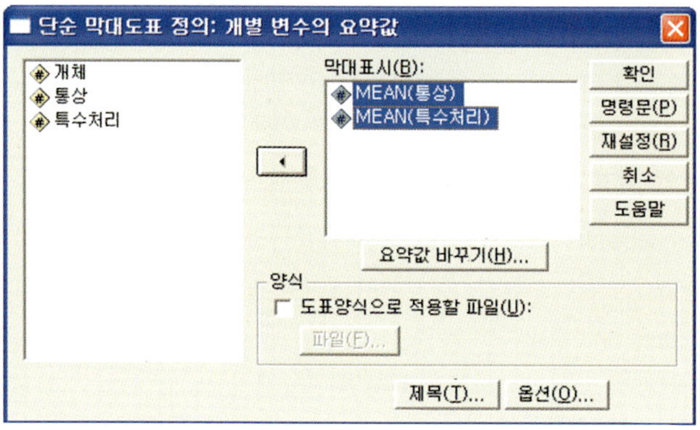

아래에 출력된 막대도표를 통해서, 두 집단 간의 평균이 어느 정도 차이가 있는지 시각적으로 판단할 수 있다.

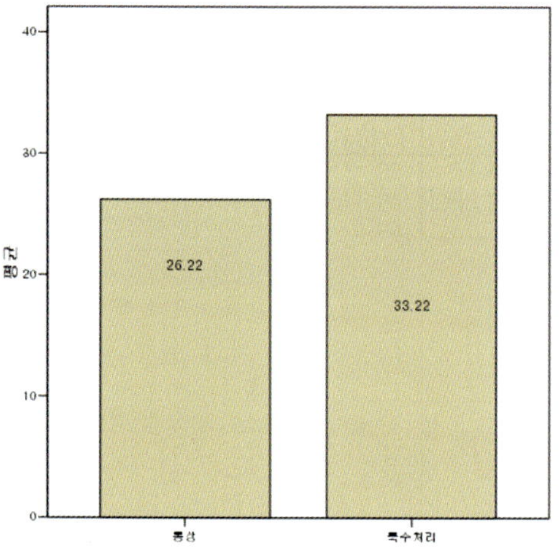

C1.3 추가분석

만일 정규성이나 무작위성 가정이 거의 만족되지 않거나, 대응표본 t 검정을 실시한 후에 부가적인 정보를 얻기 위해서 비모수검정을 하고 싶을 때, 윌콕슨 부호순위검정을 할 수 있다.

이를 SPSS를 사용하여 실행하기 위해서, 팝업메뉴에서 **분석(A) > 비모수검정(N) > 대응 2-표본(L)...** 을 선택한 후, **대응 2-표본 비모수검정** 대화상자에서 변수 **통상**과 **특수처리**를 한꺼번에 선택하여 **검정대응변수(T):** 란으로 이동시킨다. 선택한 후 **검정유형** 란에서 Wilcoxon(W) 을 체크한다.

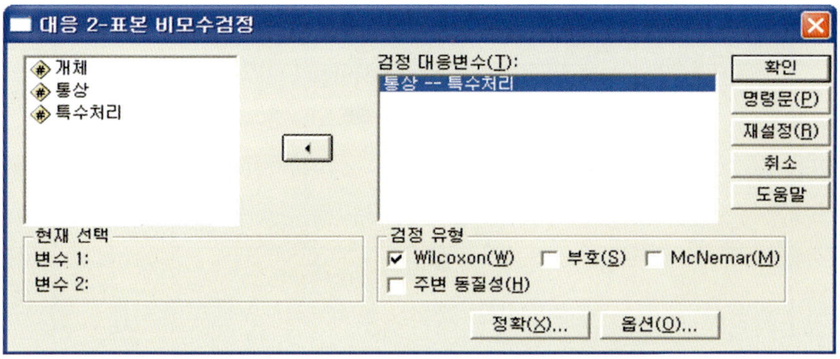

아래에 주어진 출력결과(p값=0.008)를 통해서, 대응표본 t 검정에서와 마찬가지로 두 모집단(통상적인 임플란트에 의한 평균강도와 특수처리한 임플란트에 의한 평균강도)간에 차이가 있음을 알 수 있다.

검정 통계량[b]

	특수처리 - 통상
Z	-2.668[a]
근사 유의확률(양측)	.008

a. 음의 순위를 기준으로.

b. Wilcoxon 부호순위 검정

C1.4 SAS를 활용한 분석

다음에 주어진 SAS 프로그램(사례분석1.sas)은 정규성검정, 비모수검정(윌콕슨 부호순위검정, 부호검정), 모수검정(대응표본 t 검정)을 실시한 것이다.

```
/*  자료입력  */
DATA torque;
   INPUT tongsang tooksu @@;
   DIFF=tongsang-tooksu;
CARDS;
13 21 28 32 40 42 29 40
20 26 28 33 24 37 26 36
28 32
;

/* 정규성검정, 비모수검정 */
PROC UNIVARIATE DATA=torque NORMAL PLOT;
   VAR DIFF;
RUN;

/* 모수검정 */
PROC TTEST DATA=torque;
   VAR DIFF;
   TITLE'PAIRED T-TEST 1';
RUN;

PROC MEANS N MEAN STDERR T PRT DATA=torque;
   VAR DIFF;
   TITLE'PAIRED T-TEST 2';
RUN;

PROC TTEST DATA=torque;
   PAIRED tongsang*tooksu;
   TITLE'PAIRED T-TEST 3';
RUN;
```

참고로 대응표본 t 검정을 실행하기 위해서는, 끝 세 가지 중 하나를 사용하면 된다. SPSS에서 사용된 변수(통상, 특수처리)는 여기에서 각각 tongsang, tooksu 이다.

다음에 소개된 것은 앞에서 실행한 SAS 프로그램 중 주요한 출력결과만을 발췌한 것이다.

위치모수 검정: Mu0=0

검정	--통계량---		-------p값--------	
스튜던트의 t	t	-5.66328	Pr > |t|	0.0005
부호	M	-4.5	Pr >= |M|	0.0039
부호 순위	S	-22.5	Pr >= |S|	0.0039

정규성 검정

검정	----통계량----		-------p값--------	
Shapiro-Wilk	W	0.949455	Pr < W	0.6841
Kolmogorov-Smirnov	D	0.161852	Pr > D	>0.1500
Cramer-von Mises	W-Sq	0.042439	Pr > W-Sq	>0.2500
Anderson-Darling	A-Sq	0.255515	Pr > A-Sq	>0.2500

T-Tests

Variable	DF	t Value	Pr > |t|
DIFF	8	-5.66	0.0005

The MEANS Procedure

분석 변수 : DIFF

N	평균값	표준오차	t값	Pr > |t|
9	-7.0000000	1.2360331	-5.66	0.0005

T-Tests

Difference	DF	t Value	Pr > |t|
tongsang - tooksu	8	-5.66	0.0005

SPSS 결과와 비교하면 거의 차이가 없음을 확인할 수 있으며, 결과해석은 C1.2-C1.3과 동일하다.

C1.5 [사례분석 1]을 마치며...

본 사례분석에서는 각 피실험자에게 두 가지의 처리를 모두 가한 후 한 번 측정하는 실험으로, 각 처리의 평균간에 차이가 있는지 분석하였다. 이 분석기법은 근본적으로 대조쌍의 차이에 대한 일표본 t 검정과 동일하며, 임상실험에서 기본적으로 많이 사용된다. 다음에 주어진 로드맵은 분석과정을 도식화하여 요약한 것이다(시각화통계분석원리, 2004 참조).

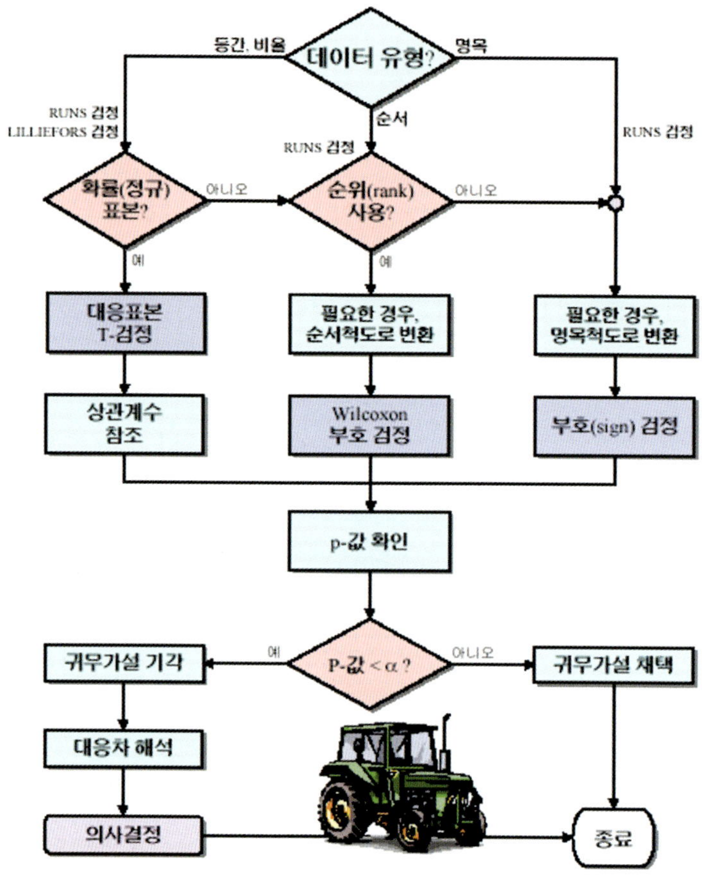

데이터 유형?
등간, 비율
명목
순서
RUNS 검정
LILLIEFORS 검정
RUNS 검정
RUNS 검정
확률(정규) 표본?
아니오
순위(rank) 사용?
아니오
예
예
대응표본 T-검정
필요한 경우, 순서척도로 변환
필요한 경우, 명목척도로 변환
상관계수 참조
Wilcoxon 부호 검정
부호(sign) 검정
p-값 확인
P-값 < α ?
예
아니오
귀무가설 기각
귀무가설 채택
대응차 해석
의사결정
종료

Chapter two **02**

단일요인 반복측정설계

|배경예제 2.1|

세 회사에서 제조한 임플란트 제품(A, B, C)이 있다. 세 제품의 골유착 정도의 차이를 알아보고자 10마리 토끼를 대상으로 각 토끼의 경골에 세 종류의 임플란트를 1개씩 모두 식립하고, 6주가 경과한 후 제거하는 데에 필요한 회전력(torque force)을 측정하였다. 회전력의 측정단위는 Newton인데, 골유착이 잘되었을수록 제거에 필요한 회전력은 커질 것이다. 각 토끼 경골에 식립한 제품의 순서는 독립적으로 임의로 결정하였고, 이에 관련된 실험결과는 다음과 같다.

토 끼	제품종류		
	A	B	C
1	23	28	31
2	25	26	36
3	35	36	40
4	27	32	40
5	45	40	49
6	43	47	45
7	28	21	36
8	38	40	45
9	51	45	52
10	46	42	51

제품종류에 따라 골유착 정도에 차이가 있을까? 만일 제품종류에 따라 골유착 정도 차이가 있다면, 어느 제품이 가장 효과적이며, 어느 제품끼리 골유착 정도에 차이가 없다고 말할 수 있을까?

2.1 단일요인 반복측정설계와 완전확률화설계

앞에서 살펴본 사례에서 관심요인이 '임플란트의 종류'라는 하나이고 그 종류가 세 가지라는 사실을 고려한다면, 분석방법으로 얼핏 반복이 있는 1원배치법(one way factorial design)이 머리에 떠오를지 모른다. 그러나, 각 개체(토끼)에게 실험에서 고려하는 모든 처리를 가하였기 때문에 각 개체(토끼)에게서 반복측정된 자료는 서로 상관되기 마련이다. 이러한 점에서 1원배치법에서 고려하는 실험설계와 근본적으로 차이가 있다.

그렇다면 1원배치법에 대해 간단히 살펴보기로 하자. 1원배치법을 실시하기 위한 실험설계방식을 소위 완전확률화설계(completely randomized design; CRD)라고 하는데, 처리(임플란트 제품)를 개체(토끼)에 배치하는 순서를 무작위로 결정하는 방법이다. 즉, 실험에 참여할 모든 개체(토끼)를 한데 모아놓고, 이들을 수준수(임플란트 제품의 종류 수)만큼의 집단으로 무작위로 나누어 배치시킨 후, 각 처리를 집단에 무작위로 배치한다. 만일 t개의 집단에 각각 n마리씩 개체(토끼)를 무작위로 배치한다면(즉, 총 nt마리, 처리수준 t개, 반복 n번), 다음과 같은 자료구조로 나타낼 수 있다. 여기에서 y_{ij} ($i=1,\cdots,t;\ j=1,\cdots,n$)는 반응값(회전력)이다. 아래 〈표 2-1〉에서 세로축인 T_1, T_2 등에 따라 실험집단이 구분되고, 각 집단에 n마리만큼씩을 배정하게 되어, y_{11}, y_{12}, y_{13} 등은 각각 서로 다른 개체의 반응값(결과치)이고, y_{11}, y_{21}, y_{31} 등은 같은 개체에서 얻은 반응값이다.

〈표 2-1〉 1원배치법의 자료구조

집단별 표본번호	처리			
	T_1	T_2	…	T_t
1	y_{11}	y_{21}	…	y_{t1}
2	y_{12}	y_{22}	…	y_{t2}
⋮	⋮	⋮	⋮	⋮
n	y_{1n}	y_{2n}	…	y_{tn}

1원배치 분산분석에서 각 반복(replication; 〈표 2-1〉에서는 집단별 표본번호)마다 실험에 가해진 n마리의 개체(토끼)는 서로 다른 실험단위이며 서로 독립이다. 즉, 각 반복마다 서로 다른 처리에 가해지는 개체(토끼)들은 서로 영향을 주거나

받지 않는다는 가정이 반복측정설계와 크게 다르다.

배경예제 2.1의 경우는 1원배치 분산분석을 실시하기 위한 여러 가정 중 "관측값들간에는 독립해야 한다"는 가정에 위배되므로, 1원배치 분산분석은 적절하지 않다. 그렇다면 관심 있는 요인이 단지 하나이며 반복측정된 관측값들간에 상관이 존재할 때, 어떤 실험설계방법으로 문제를 해결해야 할 것인가?

두 가지 방법을 소개할 수 있다. 크게 나누어 단변량 분석방법과 다변량 분석방법으로 나눌 수 있는데, 첫 번째 방법인 단변량 분석방법은 반복실험설계에서 개체(토끼)를 확률블록요인으로 간주하는 확률화블록설계(randomized block design)이다. 두 번째 방법인 다변량 분석방법은 반복측정된 관측값들간의 상관성(분산-공분산 행렬)에 의존하지 않는 방법인데, 이 방법은 차후에 다루기로 하고, 우선 확률화블록설계에 대해 살펴보도록 하자.

확률화블록설계는 개체(토끼)들을 서로 유사한 것끼리 묶고, 그 안에서 처리배치를 무작위화시킴으로써 실험에서 처리들간의 비교가능성을 높여서, 실험의 정밀도(precision)를 높일 수 있는 실험설계방법이다. 일반적으로 동물을 실험단위로 사용하는 경우에 같은 종에 동일한 체중을 갖는 동물을 하나의 블록으로 설정할 수 있다. '블록'을 '동일조건에서 얻는 자료들의 뭉치'라고 생각하면 이해가 쉽다. 서로 유사한 것끼리 묶는다는 것은 각 실험집단에 배치할 피실험자를 동질적으로 구성한다는 의미로서, 짝짓기(matching) 방식을 이용하여 배정할 수 있다. 예를 들어, 세 종류의 치아미백제의 효능을 측정하기 위해 세 집단을 구성할 때 어느 집단의 치아색이 기본적으로 너무 밝거나 어둡지 않게 세 집단 모두에서 미백제 적용전 치아색이 동일하도록 배치하여야 한다는 의미이다.

확률화블록설계의 자료구조는 〈표 2-2〉와 같다.

〈표 2-2〉 확률화블록설계 자료구조

피실험자	처 리			
	T_1	T_2	…	T_t
1	y_{11}	y_{21}	…	y_{t1}
2	y_{12}	y_{22}	…	y_{t2}
⋮	⋮	⋮	⋮	⋮
n	y_{1n}	y_{2n}	…	y_{tn}

확률화블록설계는 완전확률화설계의 각 반복(replication) 하나하나를 블록(개체, 토끼)으로 간주하는 방법인데, 이에 관련된 모형은 다음과 같이 표현된다.

$$y_{ij} = \mu + \tau_i + \beta_j + \varepsilon_{ij}, \quad i=1,\cdots,t;\ j=1,\cdots,n \qquad (2\text{-}1)$$

여기에서 y_{ij}는 처리 i와 블록 j에서 얻어진 반응값, μ는 전체 모평균, τ_i('τ'는 '타우'라고 읽는다)는 처리 i의 효과이며 $\sum_{i=1}^{t}\tau_i=0$, β_j는 블록 j의 효과이며 $\sum_{j=1}^{n}\beta_j=0$, ε_{ij}는 오차항으로 서로 독립인 확률변수이며, 정규성과 등분산성을 가정한다.

2장 서두에서 다룬 임플란트 자료의 경우, $t=3$, $n=10$이며 y_{ij}는 j번째 토끼 경골에 임플란트 제품 i를 식립한 후 제거할 때 측정한 회전력(Newton)이다.

자료구조의 형태는 완전확률화설계(CRD) 중 반복이 없는 2원배치법인 확률화블록설계이다. 여기서 '반복이 없는'이라는 의미는 한 블록 내에 반복(replication)이 없다는 의미인데, 각 개체(토끼)가 각 블록인 셈이고, 블록 당 임플란트 종류별 측정값은 한 개 씩 이므로 '반복이 없다'라고 부르는 것이다. 독자들이 혼동하지 말아야 할 것은 주어진 처리요인에서 표본의 개수(n)를 의미하는 '반복(replication)'과 반복측정의 '반복(repeated)'을 구별해야 한다는 점이다. 한 실험개체에서 2회 이상(임플란트 종류는 세 가지이므로 3회) 반복측정(repeated measures)함에 따라 측정값간에 상관성이 존재할 수 있다는 점이 확률화블록설계와 다른 점이다. 단변량 분석방법을 쓰려면 아래에 설명하는 '구형성 가정'을 충족해야 한다. 구형성 가정이 성립하면, 단일요인 반복측정설계는 확률화블록설계와 일치하게 된다.

2.2 구형성 가정

반복측정설계의 가정은 앞에서 다룬 대응표본 t 검정과 동일하다. 즉, 개체(토끼)는 모집단으로부터 독립적이고 무작위로 추출되어야 한다. 일반적으로 각 시간/처리수준에서 관측한 값들에 대해 정규성이 만족되어야 한다.

추가로 각 피실험자에 대해 두 개 이상의 값을 측정하기 때문에 반복측정들간에 상관이 존재함을 가정해야 한다. 이 책에서 다루는 영역은 각 처리쌍 간의 상관이 동일함을 가정하는 복합대칭성(compound symmetry)에 국한하기로 한다.

복합대칭성이란 첫째, 만일 세 개의 다른 임플란트 제품(처리)을 비교하는 경우, 제품 A와 제품 B에 속하는 자료간의 상관계수, 제품 A와 제품 C에 속하는 자료간의 상관계수, 제품 B와 제품 C에 속하는 자료간의 상관계수가 모두 동일하고, 둘째 각 처리마다 처리내 분산들이 처리에 관계없이 모두 동일하다는 것이다.

세 개의 처리(임플란트 제품)가 존재하는 실험을 예를 들면, 복합대칭성에 관한 분산-공분산행렬을 다음과 같이 표현할 수 있다.

	처리 1 (제품 A)	처리 2 (제품 B)	처리 3 (제품 C)
처리 1 (제품 A)	σ^2	σ_c	σ_c
처리 2 (제품 B)	σ_c	σ^2	σ_c
처리 3 (제품 C)	σ_c	σ_c	σ^2

$$\begin{bmatrix} \sigma^2 & \sigma_c & \sigma_c \\ \sigma_c & \sigma^2 & \sigma_c \\ \sigma_c & \sigma_c & \sigma^2 \end{bmatrix} \qquad (2\text{-}2)$$

즉, 모든 공분산이 동일하고($\sigma_{12}=\sigma_{13}=\sigma_{23}=\sigma_c$), 모든 분산 또한 동일하다($\sigma_1^2=\sigma_2^2=\sigma_3^2=\sigma^2$). 만일 분산-공분산행렬을 공통분산(σ^2)으로 나누면, (2-2)식은 다음과 같다. 여기에서 ρ는 고정된 상관계수이다.

$$\frac{1}{\sigma^2}\begin{bmatrix} 1 & \rho & \rho \\ \rho & 1 & \rho \\ \rho & \rho & 1 \end{bmatrix} \qquad (2\text{-}3)$$

즉, 복합대칭성을 만족하기 위해서는 각 처리에서 관측된 값들간의 상관계수들이 서로 동일해야 할 것이다. 그러나, 복합대칭성 가정은 매우 제한적이며 현실적으로 거의 발생하기 어렵다.

구형성(sphericity)이란 각각의 처리결과인 표본평균의 차에 대한 분산이 동일(상수)하다는 의미이다. 구형성이 만족된다면 자동적으로 복합대칭성($\sigma_{12}=\sigma_{13}=\sigma_{23}=\sigma_c$ 및 $\sigma_1^2=\sigma_2^2=\sigma_3^2=\sigma^2$)도 만족된다. 그러나, 그 역은 성립하지 않는다. 즉, 구형성은 복합대칭성의 충분조건이지 필요조건은 아니다. 실제로 구형성 가정은 점검하기가 어렵다. 이에 따라 통계소프트웨어들은 구형성 가정이란 표현을 쓰지만 실제로는 복합대칭성 가정을 점검하는 경향이 있다.

다시 정리 요약하여 반복측정설계에 점검해야 할 세 가정은 다음과 같다.

- 피실험자(개체)들이 모집단으로부터 독립적이고 무작위로 추출되었나?
- 정규성 즉, 분포가 대칭형태인가?
- 구형성(실제분석에서는 복합대칭성)을 만족하는가?

복합대칭성가정을 만족하지 않으면 분산-공분산 행렬이 복잡해지기 때문에 변수변환을 해서 복합대칭성을 만들어 주기 어렵다. 만약 비모수적 방법 을 이용하여 단일요인 반복측정설계(one factor repeated measures design)를 분석하려 한다면 프리드만(Friedman)검정을 고려할 수 있다. 단, 이 검정은 (본 장에서 다루는) 관심요인이 단지 하나인 단일요인 반복측정 설계에만 적용할 수 있음을 유의하여야 한다. 다시 말해서 피실험자내 효과(within subject effect)에만 관심이 있을 때 사용할 수 있다. 관심요인이 두 개 이상인 다요인 반복측정설계(multiple factor repeated measures design) 즉, 피실험자내 효과와 피실험자간 효과(between subject effect)에 모두 관심을 둔 반복측정설계에는 적용할 수 없다. 이에 관련된 분석은 2.6절에서 자세히 살펴보기로 한다.

3장과 4장에서 다루는 다요인설계를 분석하는 데에는 프리드만 검정 같은 비모수적방법은 거의 쓸모가 없다. 복합대칭성이 만족되지 않았을 때, 대처할 수 있는 방법은 다음 세 가지이다.

- 분산에 대한 가정을 무시하고 분석을 그냥 진행한다. 많은 사람들이 이런 방식을 택한다. 그러나, 이 경우 구형성 조건이 만족되지 않음으로 인하여 제1종 오류가 급속히 커지므로 권장할만한 방법이 아니며, 아래의 방법을 쓰는 것이 바람직하다.
- 자유도를 보정한 검정방법을 실시한다. 1원배치설계에서 집단들간의 분산이 동일하지 않을 때, 같지 않은 분산에 대해서 보정방법을 사용한다. 즉, 동일하지 않은 분산을 복합대칭성에 가깝게 만들기 위해서 자유도를 바꿔서 보정한다. 이 방법은 2.3절에서 다루기로 한다.
- 반복측정에 관련된 단변량 분산분석을 포기하고 다변량 분산분석(MANOVA)을 실시한다. 이 검정방법은 분산-공분산 행렬에 관한 어느 가정도 필요하지 않기 때문에, 다른 방법에 비해 큰 위험부담은 없다. 이 방법은 2.4절에서 다루기로 한다.

그렇다면, 우선 두 번째 방법으로 소개한 보정된 반복측정 분산분석에 대해서 살펴보기로 하자. Box(1954)는 주어진 반복측정자료에 근거한 분산-공분산 행렬이 구형성으로부터 얼마나 떨어져 있는가를 나타내는 정도인 엡실런(ε)을 유도해내고, 엡실런을 F 비의 분모와 분자의 자유도에 각각 곱해서 새로운 자유도를 생성하여 유의성 검정을 실시하게 한다.

만일 자료가 정확히 구형성 가정을 만족하면 $\varepsilon = 1$, 구형성 가정을 만족하지 않으면, $\varepsilon < 1$ 이 된다. ε 이 1에서 멀어질수록 구형성 조건을 덜 만족하게 된

다. Box가 제시한 ε을 이용한 자유도 수정방법을 향상시킨 세 가지 방법(그린하우스-가이서(Greenhouse-Geisser)방법, 휸-펠트(Huynh-Feldt)방법, 하한조정법)이 있다. 그러나, 특히 세 방법 중 그린하우스-가이서가 제안한 추정값($\hat{\varepsilon}_{GG}$)과 휸-펠트가 제안한 추정값 ($\hat{\varepsilon}_{HF}$)을 제 1종 오류를 조절한다는 면에서 많이 사용한다. 그린하우스-가이서 방법은 특히 표본크기가 작을 경우에 보수적이며(귀무가설을 기각하기 상대적으로 어려우며), 휸-펠트 방법은 이러한 경우를 보완하기 위해서 제안된 방법이다. 때때로 $\hat{\varepsilon}_{HF}$의 값이 '1'보다 클 수도 있다. 다시 언급하지만 추정된 엡실런값은 구형성 조건이 만족되지 않을 때 이를 보정하는 값이다. 만일 자료가 구형성 조건에 크게 미치지 않을 경우에 다음에 주어진 경험적인 사항을 참조할 수 있다.

- $\hat{\varepsilon} > 0.9$: 구형성 가정을 만족하기 때문에 보정이 불필요하다.
- $0.7 < \hat{\varepsilon} < 0.9$: 구형성 가정을 만족하지 않기 때문에, 그린하우스-가이서 또는 휸-펠트가 제안한 추정값 $\hat{\varepsilon}_{GG}$ 또는 $\hat{\varepsilon}_{HF}$를 사용한다.
- $\hat{\varepsilon} < 0.7$: 구형성 가정을 만족하는 정도에서 심하게 벗어나므로, 자유도를 보정한 검정방법을 적용하는 것이 무리일 수 있다. 그 대신 다변량 분산분석방법을 고려한다.

2.3 단일요인 반복측정 분산분석: 확률화블록설계

2.1절에서 살펴본바와 같이, 관심요인이 하나인 경우의 반복실험설계는 실험에 가하는 개체(토끼)를 확률블록요인으로 간주하는 확률화블록설계를 고려할 수 있다. 이에 관련된 자료구조와 통계적 모형은 이미 〈표 2-2〉와 (2-1)식에서 설명한바 있다.

$$y_{ij} = \mu + \tau_i + \beta_j + \varepsilon_{ij}, \quad i=1, \cdots, t, \ j=1, \cdots, n$$

단일요인 반복측정 설계가 확률화블록설계와 다른 첫 번째 차이점은, 확률화블록설계에서는 β_j(피실험자 j의 효과)가 정규성과 등분산성을 가정한 독립인 확률변수이어야 하는데 반복측정 설계에서는 β_j가 독립이 아닐 수 있다는 점이다. 즉, 처리효과(τ_i)는 고정요인효과인 반면에, 블록으로 간주하는 n명의 피실험자(β_j)는 모집단에서 추출한 확률표본이기 때문에 확률요인효과(변동이 있음)로 가정한다는 점이다. 두 번째 차이점은, 확률화블록설계에서는 실험오차(ε_{ij})가 실험에

참여한 피실험자 효과들(β_j)과 관계없이 독립적으로 발생하지만, 반복측정설계에서는 실험오차가 피실험자 효과의 영향을 받을 수 있다는 점이다. 추가적으로, 확률화블록설계에서 사용되는 개체(토끼)의 총수는 tn마리인 반면에 반복측정설계에서는 n마리가 필요하므로 작은 수의 실험단위로 실험이 가능하다는 장점을 차이점으로 들 수 있다.

2.2절에 언급한 (2-2)식 또는 (2-3)식에서 $\sigma_c = 0$ 또는 $\rho = 0$이 되면, 단일요인 반복측정설계가 확률화블록설계와 같게 된다. 이런 점이 단일요인 반복측정실험을 분석하기 위해서 단변량분석방법 중의 하나인 확률화블록설계를 사용할 수 있는 근거가 된다.

단일요인 반복측정 분산분석모형에서 주관심은 모든 처리 수준에서의 모평균이 모두 같다(즉, 처리효과의 차이가 없다)는 가설

$$H_0 : \mu_1 = \mu_2 = \cdots = \mu_t \ (\text{또는 } H_0 : \tau_1 = \tau_2 = \cdots = \tau_t = 0)$$

을 검정하는 것이다. 이 가설을 검정하기 위해서 필요한 F 통계량을 도출하는 과정은 다음과 같다.

복합대칭성 가정이 성립하는 경우의 단일요인 반복측정설계를 고려해보자. 일단 자료의 전체변동(total variation)을 피실험자(개체)간(within-subject) 변동과 피실험자(개체)내(between-subject) 변동으로 나눌 수 있다. 이를 방정식으로 표현하면 다음과 같다.

$$(y_{ij} - \overline{y}_{..}) = (\overline{y}_{.j} - \overline{y}_{..}) + (y_{ij} - \overline{y}_{.j}) \qquad (2\text{-}4)$$

여기에서, $\overline{y}_{.j}$는 j번째 피실험자(개체)의 평균반응값, $\overline{y}_{..}$는 자료의 전체평균이다. 즉, (한 관측값의 총평균과의 편차)=(j번째 피실험자의 평균반응값과 전체평균의 편차)+(한 관측값과 j번째 피실험자의 평균 반응값과의 편차)가 된다. (2-4)식에 각각 제곱합을 취하면,

$$\sum_i^t \sum_j^n (y_{ij} - \overline{y}_{..})^2 = \sum_i^t \sum_j^n (\overline{y}_{.j} - \overline{y}_{..})^2 + \sum_i^t \sum_j^n (y_{ij} - \overline{y}_{.j})^2 \qquad (2\text{-}5)$$

이 되며, $SS_{전체} = SS_{피실험자간} + SS_{피실험자내}$로 표기하기도 한다(SS: sum of squares의 준말로서 제곱합이라 부른다. 자세한 내용에 대해서는 분산분석을 다룬 통계학 책 참조). 여기에서 $SS_{전체}$는 전체변동이라 하며, 자료들이 총 평균으로부터 떨어져 있는 정도를 나타낸다. $SS_{피실험자간}$은 피실험자(개체)간 제곱합이라고 하며, 각 피실험자의 평균반응값이 전체평균과 떨어진 정도를 합한 값이다. $SS_{피실험자내}$

는 피실험자(개체)내 제곱합이며, 각 피실험자마다 처리에 대한 반응값이 피실험자별로 나는 차이를 측정한다. $SS_{피실험자간}$이 크다는 것은 피실험자(개체)들의 반응 차이가 크다는 것을 의미한다.

피실험자(개체)내 변동은 처리간 차이뿐만 아니라 설명할 수 없는 오차 때문에 발생할 수 있기 때문에 다음과 같이 다시 두 부분으로 나누면,

$$\sum_i^t \sum_j^n (y_{ij} - \bar{y}_{.j})^2 = \sum_i^t \sum_j^n (\bar{y}_{i.} - \bar{y}_{..})^2 + \sum_i^t \sum_j^n (y_{ij} - \bar{y}_{i.} - \bar{y}_{.j} + \bar{y}_{..})^2 \qquad (2-6)$$

이 되며, $SS_{피실험자내} = SS_{처리} + SS_{오차}$로 표기하기도 한다. 여기에서 $SS_{처리}$는 처리제곱합이라고 부르며, 처리간 효과차이의 정도를 나타낸다. 이 값이 크면 클수록 처리수준간 효과차이가 뚜렷함(평균차이가 존재함)을 의미한다. $SS_{오차}$는 자료의 변동을 피실험자(개체)간 변동 또는 처리간 변동으로 설명할 수 없는 변동이며, 이 값이 작으면 작을수록 전체변동이 피실험자(개체)간 변동 또는 처리간 변동으로 더 많이 설명됨을 의미한다.

(2-5)식과 (2-6)식을 정리하면, 다음과 같은 등식으로 표현할 수 있다.

전체변동 = 피실험자간 변동 + (처리간 변동 + 오차변동)
　　　　 = 피실험자간 변동 + 피실험자내 변동

제곱합을 자유도로 나누면 평균제곱(MS, mean squares)을 구할 수 있다. 즉, 평균처리제곱합과 오차평균제곱합은 각각

$$MS_{처리} = \frac{SS_{처리}}{t-1}, \quad MS_{오차} = \frac{SS_{오차}}{(n-1)(t-1)}$$

이며, 앞에서 살펴본 제곱합, 자유도, 평균제곱합을 요약한 단일요인 반복측정설계에 대한 분산분석표는 다음과 같다.

〈표 2-3〉 단일요인 반복측정설계에 대한 분산분석표

요 인	제곱합	자유도	평균제곱합	F-통계량
피실험자간	$SS_{피실험자간}$	$n-1$		
피실험자내	$SS_{피실험자내}$	$n(t-1)$		
처리	$SS_{처리}$	$t-1$	$MS_{처리}$	$MS_{처리}/MS_{오차}$
오차	$SS_{오차}$	$(t-1)(n-1)$	$MS_{오차}$	
전체	$SS_{전체}$	$nt-1$		

따라서, $F = \dfrac{MS_{처리}}{MS_{오차}} > F_{t-1,\,(n-1)(t-1),\,\alpha}$이면 귀무가설 H_0를 기각한다. 누차 언급하지만, 이 검정방법은 복합대칭성이 만족한다는 가정하에서만 적용할 수 있음을 유의하기 바란다.

지금까지 진행된 사항들을 SPSS를 사용하여 임플란트 제품자료에 적용시켜 보자. 우선 데이터편집기창에 각 셀마다 각 토끼의 경골로부터 반응값 (제거시 필요한 회전력)을 다음과 같이 입력한다(임플란트제품.sav 참조).

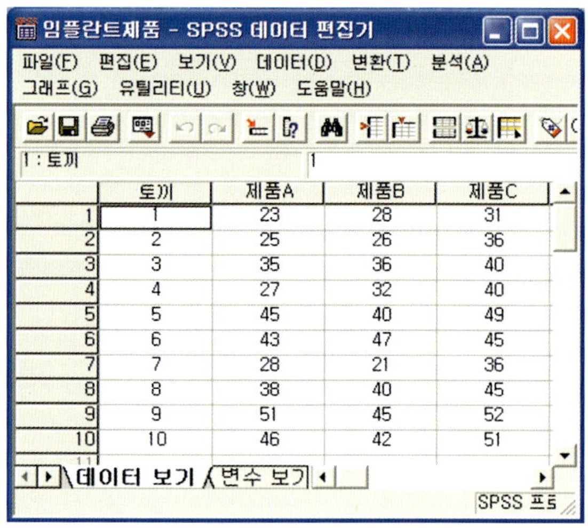

SPSS의 팝업메뉴에서 **분석(A) > 일반선형모형(G) > 반복측정(R)...** 을 선택한 후, **반복측정 요인정의** 대화상자에서 **개체-내 요인이름(W):** 과 **수준의 수(L):** 를 지정한다. 이 경우 임플란트 제품은 3개의 수준(A, B, C)이 존재하기 때문에 **개체-내 요인이름(W):** 과 **수준의 수(L):** 란에 각각 **제품종류**와 3을 입력한다.

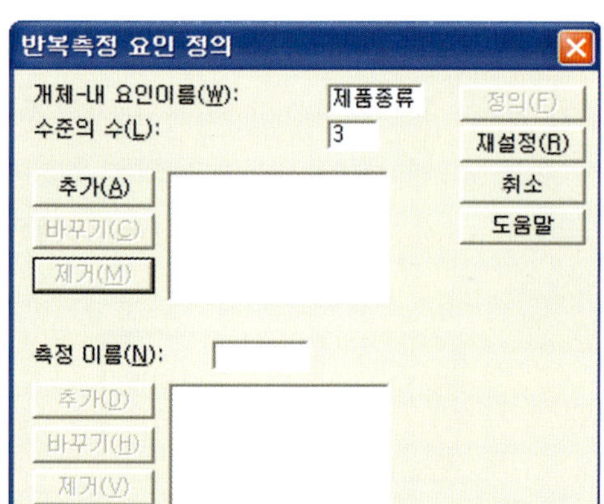

추가(A) 단추와 **정의(F)** 단추를 순서대로 누른다. 다음에는 **반복측정** 대화상자의 변수목록에서 **제품*A*, 제품*B*, 제품*C*** 즉, 3개의 수준을 모두 **개체-내 변수(W):** 란으로 이동시킨다.

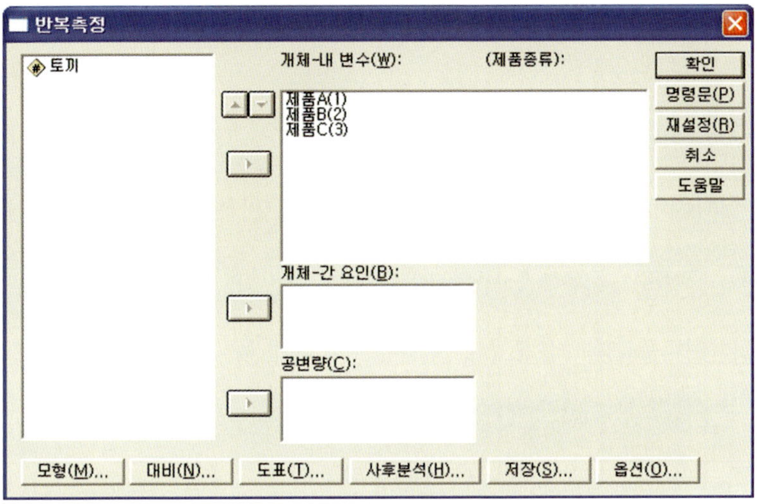

2.3.1 가정 점검 단계

해당표본이 무작위로 추출되었는지 여부를 판단하기 위해서 런(Run)검정을 SPSS를 사용하여 실행해보자.

SPSS 팝업메뉴에서 **분석(A) > 비모수검정(N) > 런(R)...** 을 선택한 후, **런검정** 대화상자의 변수목록에서 **제품*A*, 제품*B*, 제품*C*를 검정변수(T):** 란으로 이동시킨다.

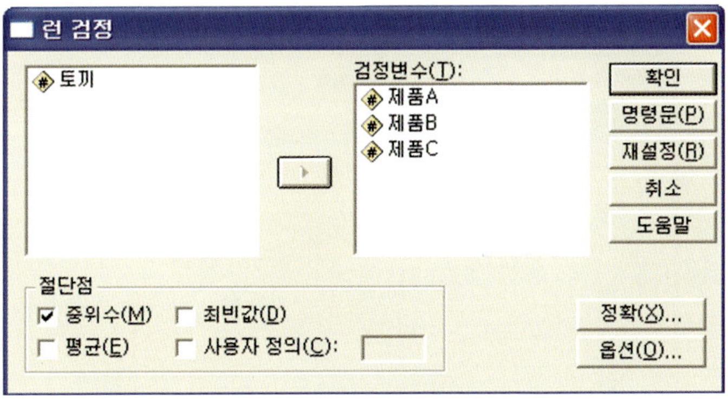

런 검정

	제품A	제품B	제품C
검정값[a]	37	38	43
케이스 < 검정값	5	5	5
케이스 >= 검정값	5	5	5
전체 케이스	10	10	10
런의 수	4	4	4
Z	-1.006	-1.006	-1.006
근사 유의확률(양측)	.314	.314	.314

a. 중위수

앞에서 출력된 p값(각각 0.314) 모두 유의수준(α = 0.05)보다 월등히 크기 때문에 표본이 무작위로 추출된 확률표본으로 판단된다.

다음은 표본이 정규분포에서 추출되었는지 여부를 알기 위해서, SPSS의 팝업 메뉴에서 **분석(A) > 기술통계량(E) > 데이터탐색(E)...** 을 선택한 후, **데이터탐색** 대화상자의 변수목록에서 **제품*A*, 제품*B*, 제품*C***를 **종속변수(D):** 란으로 이동시킨다.

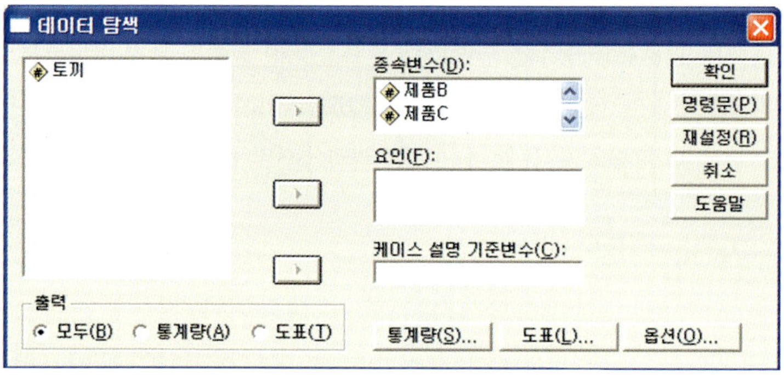

도표(L) 단추를 누른 후, **데이터탐색: 도표** 대화상자에서 **검정과 함께 정규성 도표(O)** 를 체크한다. 이 옵션을 선택하는 이유는 정규성 검정을 위한 두 개의 통계량(Kolmogorov-Smirnov(KS), Shapiro-Wilk(SW))과 정규 Q-Q 도표를 출력하기 위함이다.

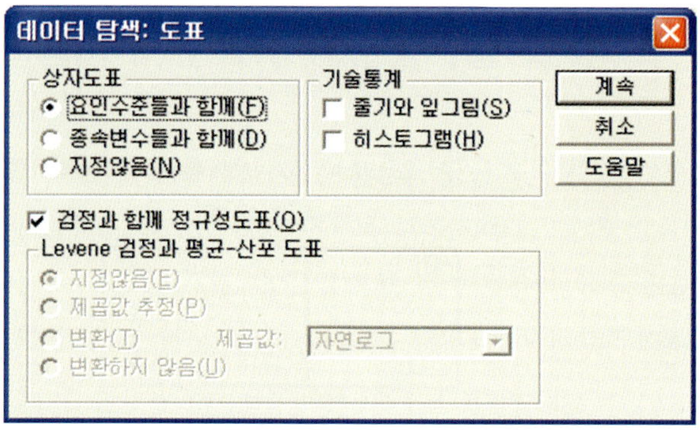

아래에 주어진 출력결과에 따르면, 세 변수 모두 KS검정과 SW검정에 대해서 큰 p값($>\alpha=0.05$)을 갖게 되므로 "모집단이 정규분포를 따른다"는 귀무가설을 채택하게 된다. 상자도표를 통해서 좌우대칭 형태의 분포를 한다고 볼 수 있으며, 추가로 Q-Q 도표에서 대체적으로 직선형태에 가깝다는 것을 확인할 수 있다(세 제품에 대한 상자도표와 Q-Q 도표의 형태가 거의 비슷하기 때문에 제품A에 관한 출력결과만을 수록).

정규성 검정

	Kolmogorov-Smirnov[a]			Shapiro-Wilk		
	통계량	자유도	유의확률	통계량	자유도	유의확률
제품A	.192	10	.200*	.926	10	.413
제품B	.190	10	.200*	.950	10	.673
제품C	.139	10	.200*	.949	10	.655

*. 이것은 참인 유의확률의 하한값입니다.

a. Lilliefors 유의확률 수정

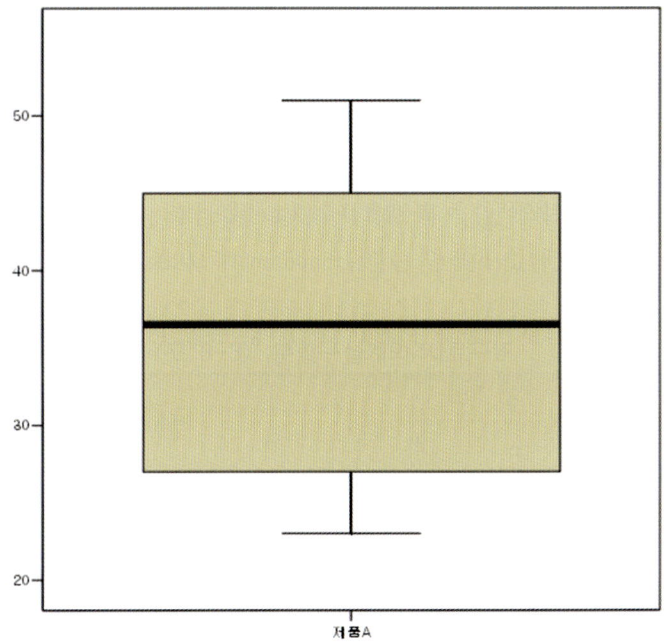

제품B의 정규 Q-Q 도표

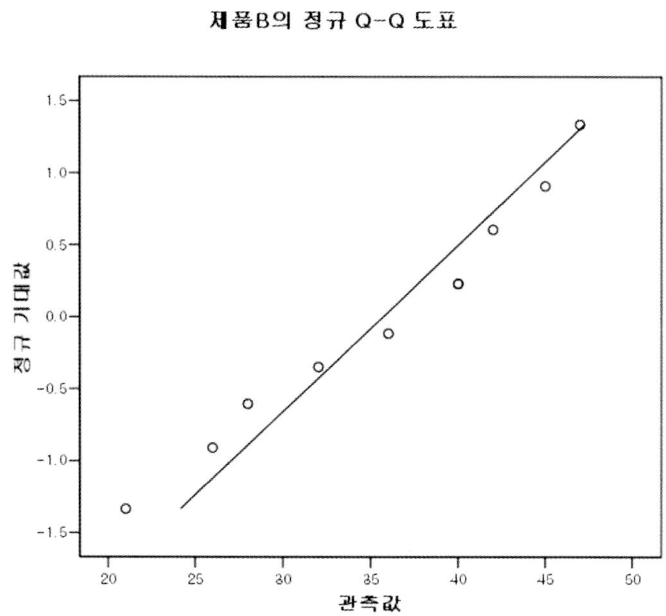

마지막으로 본 절에서 다룬 단변량 접근방법을 적용하기 위해서는 우선 복합대칭성을 만족하는지 여부를 검정해야 한다. 복합대칭성 가정의 충족여부를 검정하기 위해서 분산-공분산행렬에 대한 구형성 검정을 실시한다(Mauchly, 1940). 구형성 검정의 귀무가설은 "구형성 조건을 만족한다"이다. 이 검정은 SPSS에서 따로 특정한 프로시저를 지정하지 않고 반복측정요인 정의만을 지정하면 다음과 같이 자동적으로 출력된다.

Mauchly의 구형성 검정[b]

측도: MEASURE_1

개체-내 효과	Mauchly의 W	근사 카이제곱	자유도	유의확률	엡실런[a]		
					Greenhouse-Geisser	Huynh-Feldt	하한값
제품종류	.935	.536	2	.765	.939	1.000	.500

정규화된 변형 종속변수의 오차 공분산행렬이 단위행렬에 비례하는 영가설을 검정합니다.

a. 유의성 평균검정의 자유도를 조절할 때 사용할 수 있습니다. 수정된 검정은 개체내 효과검정 표에 나닙니다.

b.
계획: Intercept
개체-내 계획: 제품종류

유의확률이 0.765(>0.05)이므로 통계적으로 유의하지 않다. 즉 구형성 조건을 만족한다는 귀무가설을 채택한다. 따라서, 그린하우스-가이서 또는 휸-펠트가 제안한 단변량 엡실런 수정법을 고려할 필요가 없다. 즉, 확률화블록설계 분석방식으로 진행하면 된다.

2.3.2 모형식별 및 설정

프로파일도표(profile plot)는 주어진 모형에서 주변평균들을 시각적으로 비교하는 데 유용한데, 요인의 한 수준에서 종속변수의 추정된 평균값을 원으로 표시하고 각 원을 선으로 연결한 도표이다.

프로파일도표는 한 요인에 대한 추정된 주변평균이 여러 수준에서 증가하는지 또는 감소하는지 여부를 보여준다. 둘 이상의 요인을 한 프로파일도표에 그릴 경우 두 선이 평행을 그리면 두 요인 간 상호작용이 없음을 나타내고, 두 선이 평행하지 않으면 두 요인 간 상호작용이 존재함을 의미한다.

앞선 사례의 3개의 임플란트 제품의 골유착 정도를 비교할 때, 반복측정 대화상자에서 **도표(T)** 단추를 누른 뒤 **반복측정: 프로파일도표** 대화상자 **요인(F):** 란의 **제품종류**를 수평축 **변수(H):** 로 이동시킨다. 그 다음 **추가(A)** 단추를 누른다.

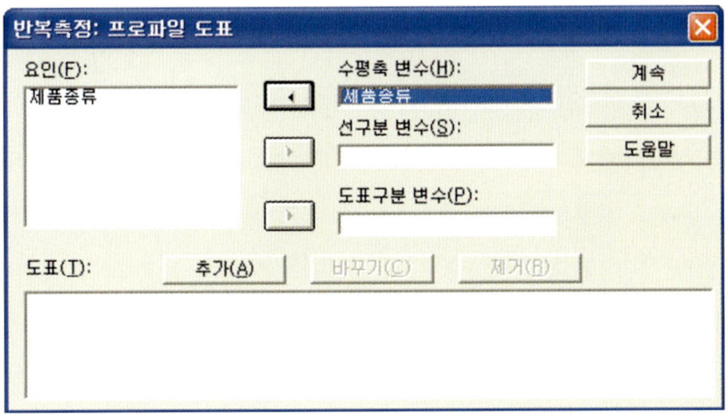

다음에 나타난 프로파일도표 결과를 통해서, 제품C가 제품A와 제품B에 대해 상대적으로 평균회전력이 크다는 것을 시각적으로 확인할 수 있다.

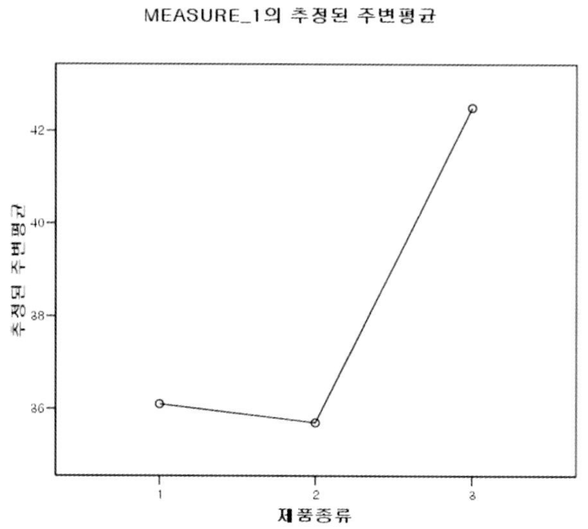

2.3.3 피실험자내 분석

프로파일도표를 통해서 시각적으로 세 제품간 골유착 정도(제거에 필요한 평균회전력)의 차이가 있다는 것을 한 눈에 알 수 있었지만, 좀 더 구체적인 통계모형을 사용하여 그 유의성을 규명할 필요가 있다. 모형을 설정하기 위해서, 반복측정 대화상자에서 **모형(M)** 단추를 누른 뒤, 반복측정: 모형 대화상자에서 **사용자정의(C)** 를 체크하여 **개체-내 모형(M):** 란으로 변수 **제품종류**를 이동시킨다. 참고로 단일요인 반복측정은 개체간 효과에 관련된 변수가 존재하지 않기 때문에 **개체-간 모형(D):** 란은 공백으로 둔다. 제곱합들 중에 제 Ⅲ유형 제곱합이 통상적으로 많이 사용되며 이 값이 디폴트이다.

각 수준에서의 개체수가 동일할 경우 4개의 유형의 제곱합은 동일하기 때문에 어느 것을 사용해도 무방하다.

각 수준에서의 피실험자수가 동일하지 않고 비례적이지도 않지만, 모든 수준에서에서 적어도 하나 이상의 피실험자가 존재할 경우는 제 Ⅲ유형 제곱합을 사용해야 한다.

반면에 각 수준에서의 피실험자수가 동일하지 않고 비례적이지도 않고, 어느 수준에서는 피실험자가 없는 경우에는 제 Ⅳ유형 제곱합을 사용한다. 나머지 구체적인 사항은 SPSS Advanced Models 10.0 23-24쪽을 참조하길 바란다.

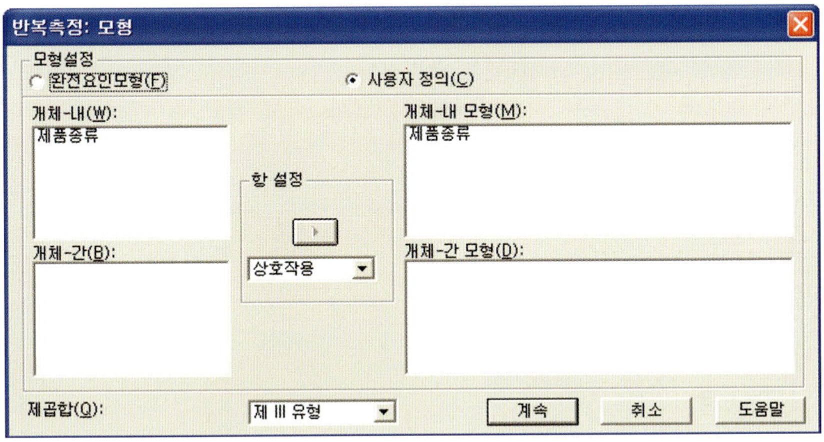

개체-내 효과 검정

측도: MEASURE_1

소스		제 III유형 제곱합	자유도	평균제곱	F	유의확률
제품종류	구형성 가정	291.200	2	145.600	15.225	.000
	Greenhouse-Geisse	291.200	1.878	155.036	15.225	.000
	Huynh-Feldt	291.200	2.000	145.600	15.225	.000
	하한값	291.200	1.000	291.200	15.225	.004
오차(제품종류)	구형성 가정	172.133	18	9.563		
	Greenhouse-Geisse	172.133	16.904	10.183		
	Huynh-Feldt	172.133	18.000	9.563		
	하한값	172.133	9.000	19.126		

앞에서 살펴본 바와 같이, 구형성 조건을 만족하기 때문에 그린하우스-가이서 또는 휸-펠트가 제안한 단변량 엡실런 수정법을 고려할 필요가 없다. 즉, 위의 표에서 "구형성 가정"이라는 줄의 값을 읽으면 되는데, 해당하는 p값(=0.000)이 0.05보다 훨씬 작기 때문에 처리효과가 매우 유의하다. 즉, 임플란트 제품 종류에 따라 골유착 정도의 차이가 있음을 알 수 있다.

유의성 검정(F 검정)을 하기 위해서는 F 검정통계량을 계산하기 위한 분자와 분모에 해당하는 자유도에 각각 엡실런값을 곱해주어야 하는데, 그린하우스-가이서 보정의 경우 앞서 Mauchly의 구형성 검정에서 계산된 값이 0.939이므로, 보정된 자유도는 구형성이 가정된 F 통계량의 자유도에(예를 들어 '제품종류'의 경우; 2, 오차항; 18)에 그린하우스-가이서 엡실런 값(0.939)을 곱한 값(제품종류; 1.878, 오차항; 16.904)이 됨을 유의하자. 휸-펠트 보정의 경우도 마찬가지이다.

만일 구형성 조건을 만족하지 않고 표본의 크기가 작을 경우, 그린하우스-가이서 엡실론은 휸-펠트 엡실론 비해 매우 보수적이기 때문에 후자의 방법을 선택하길 권한다. 통계학에서 어떤 검정이 "보수적"이라는 의미는 해당 검정법에 의하여 도출된 검정통계량의 임계값이 더 꼬리쪽에 치우친다는(크다는) 의미로서, 연구결과 계산된 검정통계량 값이 임계값보다 커야만 귀무가설을 기각하게 되므로, "귀무가설을 기각하기 더 어렵다"는 의미이다.

구형성 가정을 만족하지 않고 엡실론값이 0.7보다 작을 때는 다변량 해석방법을 따르는 것이 좋다.

2.3.4 피실험자간 분석

다음에 주어진 피실험자간 효과에 관한 분석결과를 살펴보면, 절편의 p값이 0.000(<0.05)이므로 통계적으로 매우 유의하다. 반복측정 분산분석을 하는 이유는 피실험자에 따라서 측정값이 영향을 받을 수 있다는 전제 때문인데, 피실험자간 분석에서 산출하는 p값은 이렇게 피실험자간의 차이가 있는가를 확인하는 셈이다. 만약 피실험자간 차이가 없다면 반복측정 분산분석 설계를 적용할 필요가 없을 수 있다는 의미가 된다.

만약 피실험자간 효과에 대한 p값이 유의하지 않다면 실험계획상에 문제가 있다는 의미일 수 있으며 다른 분석방법을 고려할 필요가 있을 수 있음을 의미한다.

개체-간 효과 검정

측도: MEASURE_1
변환된 변수: 평균

소스	제 III 유형 제곱합	자유도	평균제곱	F	유의확률
절편	43548.300	1	43548.300	212.619	.000
오차	1843.367	9	204.819		

2.4 다변량 분석방법

2.2절에서 살펴본바와 같이, 구형성 가정을 만족하지 않고, 경험적인 근거에서 엡실런값이 0.7보다 작을 때에는 다변량 분석방법을 사용하길 권했다. 그렇다면 다변량 분석방법이란 무엇일까?

다변량 분석방법이란 각 집단에서 관측되는 반응변수가 두 개 이상인 경우에 모든 반응변수들간의 상관관계를 고려하면서, 각 집단간별 차이가 있는지(각 집단의 모평균이 다른지) 여부를 검정하는 분산분석방법이다. 즉, 각 집단에서 관측되는 반응변수의 수가 하나인지 복수인지를 제외하고는, 각 집단간의 차이가 있는지 여부를 검정하는 면에서는 단일변량이든 다변량이든 두 분석방법은 동일하다.

다변량 접근방법을 단일요인 반복측정설계에 연관시켜 생각하면, 반응변수의 수를 처리집단의 수로 간주하여 분석하면 된다. 예를 들어, 앞서 세 개의 서로 다른 임플란트 제품간 골유착정 도의 차이가 있는지를 알기 위한 실험에서 다변량 분석을 하기 위해 세 개의 다른 제품에서 측정한 회전력을 반응변수로 간주할 수 있다.

집단(제품)별로 측정한 반응변수(회전력)가 세 개라는 것을 감안하면, 각 집단의 모평균은 각 반응변수의 모평균으로 이루어진 벡터가 된다. 따라서 3×1 모평균벡터 μ를

$$\mu = \begin{pmatrix} \mu_1 \\ \mu_2 \\ \mu_3 \end{pmatrix}$$

라고 정의하면, 다변량 분산분석에서 고려한 귀무가설은

$$H_0 : \mu_1 = \mu_2 = \mu_3 \text{ 또는 } H_0 : \tau_1 = \tau_2 = \tau_3 = 0 \qquad (2\text{-}7)$$

이 되며, 여기에서 $\mu_i = \mu + \tau_i$ $(i=1,2,3)$이다. 다변량 분산분석을 하기 위해서 반드시 고려해야 할 가정은 분산-공분산 행렬의 형태에 관계없이 반응값들이 다변량 정규분포를 따라야 한다는 점이다.

임플란트 제품 자료를 예를 들어 보자. $y_j = (y_{1j}\ y_{2j}\ y_{3j})'$, $j = 1, 2, \cdots, n$는 j번째 피실험자의 세 개 처리에 대한 열벡터가 된다고 하면 $(n > 3)$, y_j는 3변량 정규분포를 따르며, 각 처리의 모평균으로 이뤄진 평균벡터 μ와 각 처리간 모집단 분산-공분산 행렬 Σ를 따른다. 여기에서 μ와 Σ는 각각

$$\mu = \begin{pmatrix} \mu_1 \\ \mu_2 \\ \mu_3 \end{pmatrix}, \quad \Sigma = \begin{bmatrix} \sigma_{11} & \sigma_{12} & \sigma_{13} \\ \sigma_{21} & \sigma_{22} & \sigma_{23} \\ \sigma_{31} & \sigma_{32} & \sigma_{33} \end{bmatrix}$$

이다.

그렇다면 가설검정 (2-7)식에 필요한 검정절차는 어떻게 하나? 단변량 분산분석에서 처리평균제곱합($MS_{처리}$)과 오차평균제곱합($MS_{오차}$)의 비를 이용하여 각 집단간의 차이를 있는지 여부를 검정하는 것과 동일하다.

$SS_{처리} = H$, $SS_{오차} = W$라고 정의하면, 다변량 분산분석에 사용되는 검정 통계량은 다음과 같다.

- Wilks의 람다 (Λ) : $\frac{|W|}{|H+W|}$
- Pillai의 트레이스(trace) : $trace\left(\frac{H}{H+W}\right)$
- Hotelling-Lawley의 트레이스 : $trace(W^{-1}H)$
- Roy의 최대근 : $W^{-1}H$의 가장 큰 고유치

이상의 검정통계량들 모두는 귀무가설이 사실일 경우 근사적으로 F분포를 따른다.

이제 임플란트 제품 자료에 근거하여 다변량 분산분석을 실시해보자.

다변량 검정

효과		값	F	가설 자유도	오차 자유도	유의확률
제품종류	Pillai의 트레이스	.802	16.179[a]	2.000	8.000	.002
	Wilks의 람다	.198	16.179[a]	2.000	8.000	.002
	Hotelling의 트레이스	4.045	16.179[a]	2.000	8.000	.002
	Roy의 최대근	4.045	16.179[a]	2.000	8.000	.002

a. 정확한 통계량

b.

계획: Intercept

개체-내 계획: 제품종류

제품종류에 관한 네 개의 검정통계량(Pillai의 트레이스, Wilks의 람다, Hotelling의 트레이스, Roy의 최대근)에 근거한 p값 모두가 0.002(<0.05)이기 때문에 통계적으로 매우 유의하다. 이것은 앞에서 다룬 단변량 분석결과와 마찬가지이다. 그러나 이 자료의 경우 구형성 가정을 만족하기 때문에, 단변량 분석방법에 비해 다변량 분석방법의 검정력이 떨어지며, 이에 따라 단변량 분석방법이 선호된다.

2.5 관측평균에 대한 사후분석 다중비교

2.3-4절에서 살펴본바와 같이, 임플란트 제품 실험에서 요인 군에 3개의 수준(다른 종류의 임플란트 제품)가 존재하였으며, 처리수준들간에 차이가 있다고 판단하였다. 그렇다면, 다음 단계로 어느 수준(제품)간에 골유착 정도 차이가 있는지 살펴봐야 할 것이다. 즉, 세 임플란트 제품 중 어느 것이 평균적으로 효과가 더 좋은지 여부를 판단하기 위하여 사후분석을 행한다.

그러나, 단일요인 반복측정설계에서 다중비교를 하기 위해서는 SPSS의 반복측정 프로시저를 적용할 수 없다. 2.2-2.3절에서 살펴본 바와 같이, 임플란트 제

품의 자료의 경우 구형성 가정을 만족하기 때문에 단변량 분석방법으로 확률화블록설계를 그대로 적용하여 사후분석 다중비교를 할 수 있다.

확률화블록설계를 적용하기 위해서는 자료입력 방식이 반복측정설계를 위한 자료입력 방식과 달라야 한다. 다시 말해서 각 개체(토끼)를 블록으로 간주하기 때문에, 각 개체(토끼)에 세 번의 처리(제품)를 가한 것(개체와 처리를 분류변수)으로 입력해야 한다(임플란트제품_2.sav). 세 제품의 반응변수를 횡으로 같은 줄에 넣었던 것을, 세로로 세워 아래와 같이 입력해야 한다.

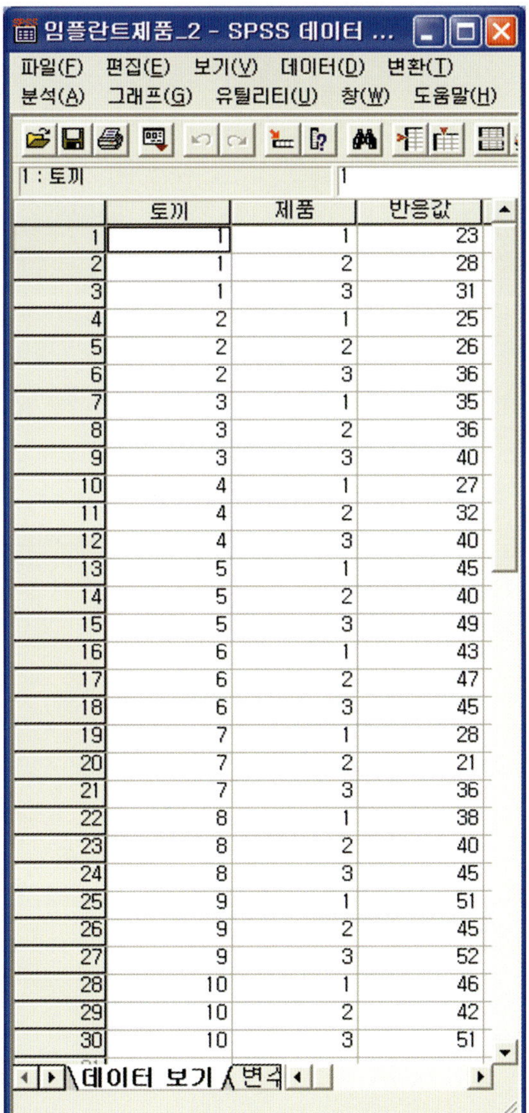

	토끼	제품	반응값
1	1	1	23
2	1	2	28
3	1	3	31
4	2	1	25
5	2	2	26
6	2	3	36
7	3	1	35
8	3	2	36
9	3	3	40
10	4	1	27
11	4	2	32
12	4	3	40
13	5	1	45
14	5	2	40
15	5	3	49
16	6	1	43
17	6	2	47
18	6	3	45
19	7	1	28
20	7	2	21
21	7	3	36
22	8	1	38
23	8	2	40
24	8	3	45
25	9	1	51
26	9	2	45
27	9	3	52
28	10	1	46
29	10	2	42
30	10	3	51

여기에서 변수 제품 1,2,3은 각각 A,B,C를 의미한다.

SPSS 팝업메뉴에서 **분석(A) > 일반선형모형(G) > 일변량(U)...** 을 선택한 후, **일변량** 대화상자의 변수목록에서 **반응값**, **제품**, **토끼**를 각각 **종속변수(D): 모수요인(F): 변량요인(A):** 란으로 이동시킨다.

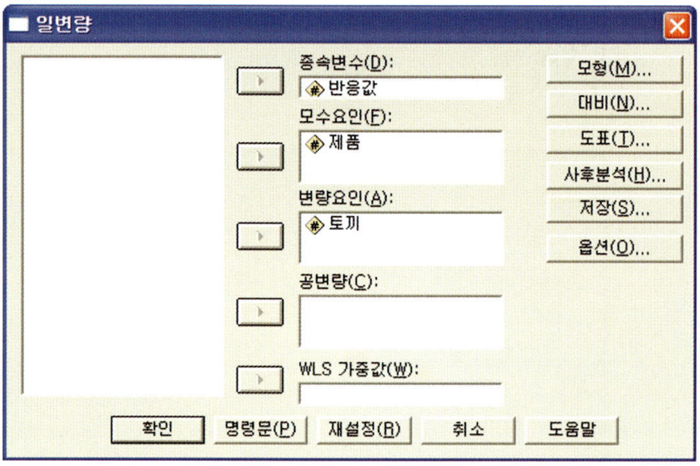

모형(M)... 단추를 눌러 **일변량: 모형** 대화상자를 연 후, **모형(M):** 란으로 변수 **제품**과 **토끼**를 이동시키고, 항 설정에 **주효과**를 선택한다.

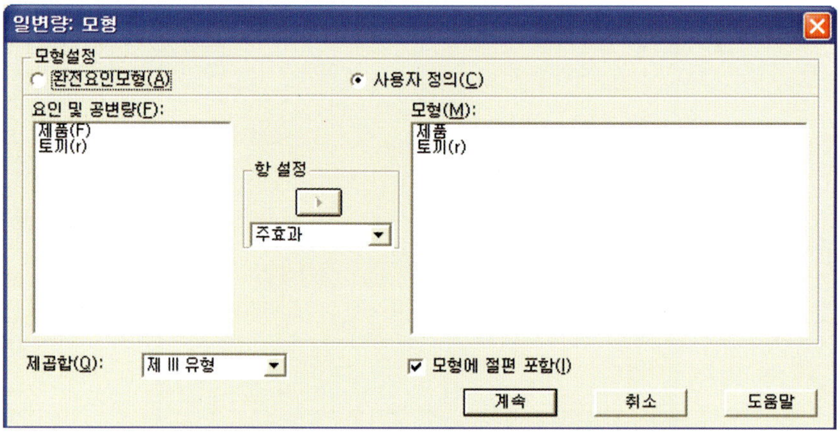

다음은 **사후분석(H)...** 단추를 눌러 **일변량: 관측평균의 사후분석 다중비교** 대화상자를 연 후, 여러 검정방법 중 그 특성에 맞는 것을 선택한다.

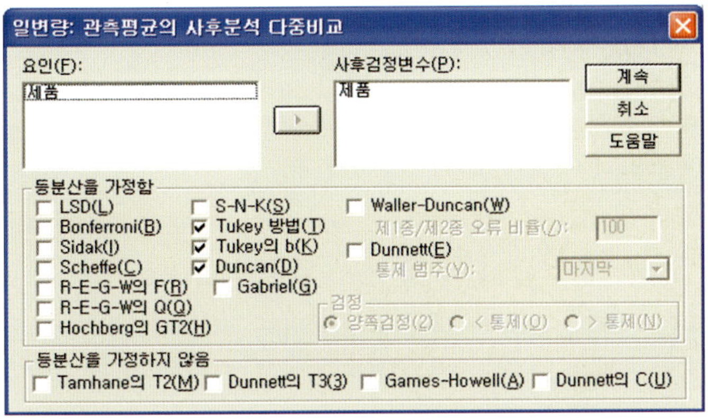

각 사후분석에 대한 특성은 3.6절을 참조하기 바라며, 흔히 사용하는 두 개의 방법인 Tukey **방법**(T)과 Duncan(D) **방법**을 체크한 후에 실행한다.

다중 비교

종속변수: 반응값

	(I) 제품	(J) 제품	평균차(I-J)	표준오차	유의확률	95% 신뢰구간 하한값	95% 신뢰구간 상한값
Tukey HSD	1	2	.40	1.383	.955	-3.13	3.93
		3	-6.40*	1.383	.001	-9.93	-2.87
	2	1	-.40	1.383	.955	-3.93	3.13
		3	-6.80*	1.383	.000	-10.33	-3.27
	3	1	6.40*	1.383	.001	2.87	9.93
		2	6.80*	1.383	.000	3.27	10.33

관측된 평균에 기초합니다.
*. .05 수준에서 평균차는 유의합니다.

앞 출력결과는 Tukey **방법**(T)을 선택하여 사후분석한 것으로, 평균반응값(회전력)에 대해 (제품 *A*와 제품 *C*), (제품 *B*와 제품 *C*)는 각각 다르다(p값이 각각 0.001, 0.000)고 판단된다.

반응값

	제품	N	집단군 1	집단군 2
Tukey HSD[a,b]	2	10	35.70	
	1	10	36.10	
	3	10		42.50
	유의확률		.955	1.000
Tukey B[a,b]	2	10	35.70	
	1	10	36.10	
	3	10		42.50
Duncan[a,b]	2	10	35.70	
	1	10	36.10	
	3	10		42.50
	유의확률		.776	1.000

동일집단군의 그룹에 대한 평균이 표시됩니다.
유형 III 제곱합에 기초합니다.
오차항은 평균제곱(오차) = 9.563입니다.
a. 조화평균 표본 크기 10.000을(를) 사용합니다.
b. 유의수준 = .05.

앞 출력결과를 통해서 제품 *B*와 제품 *A*는 골유착 정도에 대해 제품 *C*와 다른 집단으로 간주할 수 있으며, 제품 *C*에 비해 제거에 필요한 평균회전력이 작다고 판단된다(평균반응값이 42.5). 결론적으로 세 개의 임플란트 제품 중 제품 *C*가 임플란트 효과 면에서 제품 *A*나 제품 *B*에 비해서 낫다고 할 수 있다. 여기에서 유의해야 할 점은 이러한 단변량 분산분석을 통해 사후분석 다중비교를 할 수 있는 근거는 구형성 가정이 성립할 때이어야 한다는 것이다.

참고로 이 자료의 경우 구형성 가정이 성립하기 때문에 앞에서 살펴본 반복측정 프로시저에 근거한 분산분석 결과와 본 절에서 살펴본 단변량 분산분석의 것과 동일함은 당연할 것이다(아래 결과 참조).

개체-간 효과 검정

종속변수: 반응값

소스		제 III 유형 제곱합	자유도	평균제곱	F	유의확률
절편	가설	43548.300	1	43548.300	212.619	.000
	오차	1843.367	9	204.819[a]		
제품	가설	291.200	2	145.600	15.225	.000
	오차	172.133	18	9.563[b]		
토끼	가설	1843.367	9	204.819	21.418	.000
	오차	172.133	18	9.563[b]		

a. MS(토끼)

b. MS(오차)

2.6 범주형 반응변수의 반복측정설계

지금까지 살펴본 반응변수는 연속형 변수로 비율척도나 구간척도로 측정된 자료만을 다루었다. 만일 반복측정설계에서 반응변수가 범주형일 경우에는 지금까지 다룬 모수적 접근방법에 근거한 분산분석은 적용할 수 없다. 그렇다면 어떤 분석방법을 고려해야 할까?

다음에 주어진 세 가지 비모수적 접근방법을 사용하여 관심 있는 처리효과의 차이를 검정할 수 있다. 프리드만(Friedman) 검정법은 단일요인 반복측정계획에서 반응값이 순서형 척도로 측정되었을 때(예: 선호도) 사용되는 비모수적 분석방법으로, k개의 처리효과가 동일하다는 귀무가설을 검정한다. 각 개체는 k개 처리에 대해 1부터 k까지의 순서를 나타내고 검정 통계량은 이 순위를 기준으로 한

다. 검정통계량은

$$\chi^2 = \frac{표본수(처리수-1)\cdot 처리제곱합}{개체내제곱합}$$

이며, 이 값이 $\chi^2_{처리수-1,\alpha}$ 보다 크면 귀무가설을 기각한다.

캔달(Kendall)의 일치계수 W는 처리에 대한 순위를 고려하여 개체들간의 순서형 척도(예: 선호도)에 대한 일치도를 측정하는 도구로 사용된다. 전체변동을 처리제곱합으로 나눈 값이며, 고려하는 귀무가설은 "모집단의 일치계수는 0"이 된다.

분석사례를 들도록 하겠다. 한 조사자가 각기 다른 4개 회사에서 제조한 4종류의 미백제에 대해서 임의로 추출한 치과의사 10명을 대상으로 각자의 선호도를 기준으로 한 순위(1, 2, 3, 4)를 정하도록 하였다. 조사된 데이터는 다음과 같다. 여기에서 관심사는 네 개의 처리간 효과 차이가 존재하는지 여부 즉, 미백제에 대한 선호도의 차이가 있는지를 알고 싶다.

치과의사	미백제 선호순위			
	A	B	C	D
1	3	2	1	4
2	4	3	1	2
3	2	4	1	3
4	1	3	2	4
5	2	3	1	4
6	1	4	2	3
7	2	3	1	4
8	1	4	2	3
9	2	1	3	4
10	3	1	2	4

앞에서 다룬 검정법을 SPSS를 사용하여 이 데이터에 적용시켜 보자. 우선 데이터 편집기에 각 셀마다 각 실험자로부터 얻은 자료를 입력한다(Friedman.sav).

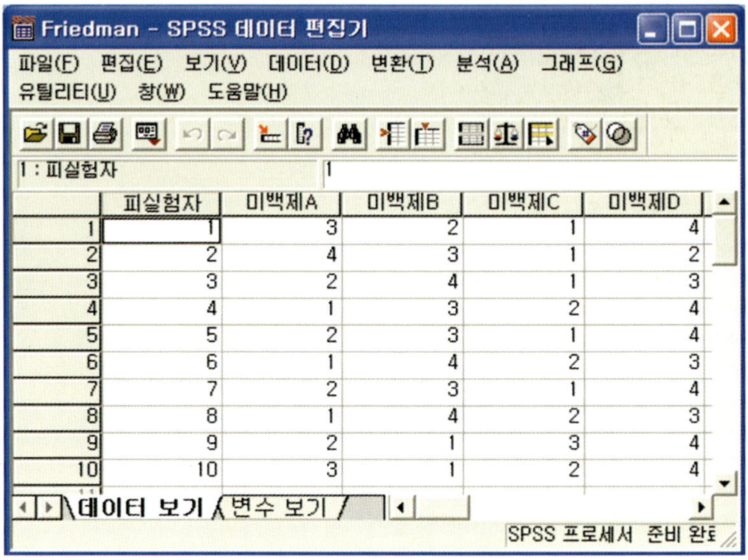

SPSS 팝업메뉴에서 **분석(A) > 비모수검정(N) > 대응 K-표본(S)...** 을 선택한 후, **대응 K-표본 비모수검정** 대화상자의 **검정변수(T):** 란에 4개의 미백제를 이동시키고, **검정유형**에서 Friedman(F)과 Kendall의 W(K)를 체크한다.

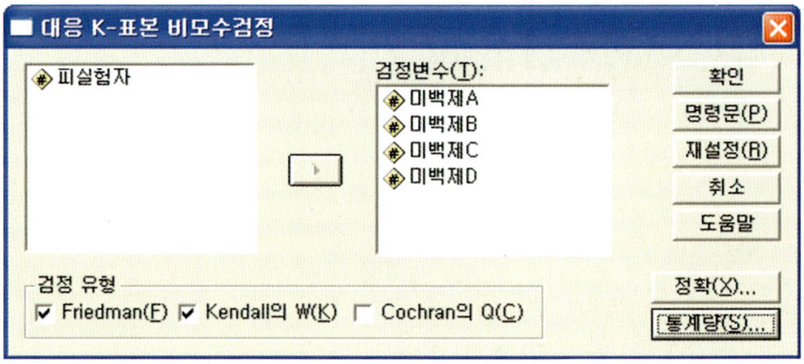

아래에 주어진 출력결과(p값=0.006)에 따르면, 우선 처리간 효과차이가 존재 즉, 4개의 미백제 선호도 차이가 있다고 결론내릴 수 있다.

검정 통계량[a]

N	10
카이제곱	12.360
자유도	3
근사 유의확률	.006

a. Friedman 검정

검정 통계량

N	10
Kendall의 W[a]	.412
카이제곱	12.360
자유도	3
근사 유의확률	.006

a. Kendall의 일치계수

또한 Kendall의 일치계수는 0.412이며, 모집단의 일치계수가 0이 아님을 알 수 있다(p값=0.006).

만약 반복측정설계에서 반응값이 이분형(반응값이 둘 중 하나) 데이터인 경우 어떤 분석방법을 사용하여야 하나?

또 다른 비모수적인 접근방법으로 코크란(Cochran)이 제시한 측도 Q를 고려할 수 있으며, Q를 사용하여 "여러 개의 이분형 변수가 동일한 평균을 가진다"는 귀무가설을 검정한다. 아래의 예를 보자.

조사자가 임의로 추출한 피실험자 10명을 대상으로 미백제 신제품을 5회에 걸쳐 도포를 한 후, 각 도포회수마다 피실험자가 미백효과를 느끼는지 여부(0: 효과 없음, 1: 효과 있음)를 물었다. 조사된 데이터는 다음과 같다. 여기에서 관심사는 치아색이 밝아졌다고 느끼는지 여부를 알고 싶은 것이다.

피실험자	도포횟수				
	1회	2회	3회	4회	5회
1	0	0	0	0	1
2	0	0	1	1	1
3	0	0	1	1	1
4	0	1	1	1	1
5	0	0	0	0	1
6	0	1	0	1	1
7	0	0	1	1	1
8	1	0	0	1	1
9	1	1	1	1	1
10	0	1	1	1	1

앞에서와 마찬가지로, 우선 데이터 편집기에 각 셀마다 각 실험자로부터 얻은 자료를 입력한다(Cochran.sav).

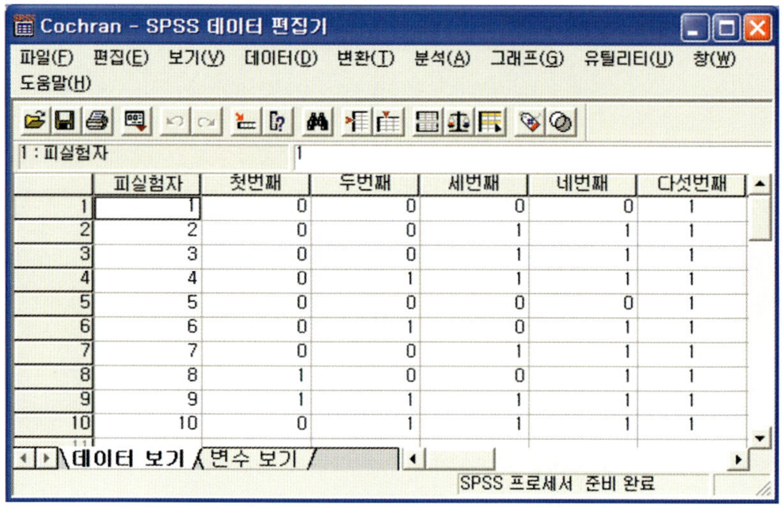

	피실험자	첫번째	두번째	세번째	네번째	다섯번째
1	1	0	0	0	0	1
2	2	0	0	1	1	1
3	3	0	0	1	1	1
4	4	0	1	1	1	1
5	5	0	0	0	0	1
6	6	0	1	0	1	1
7	7	0	0	1	1	1
8	8	1	0	0	1	1
9	9	1	1	1	1	1
10	10	0	1	1	1	1

SPSS 팝업메뉴에서 **분석(A) > 비모수검정(N) > 대응 K-표본(S)...** 을 선택한 후, **대응 K-표본 비모수검정** 대화상자의 **검정변수(T):** 란에 4개의 미백제를 이동시키고, **검정유형**에서 Cochran의 Q(C)를 체크한다.

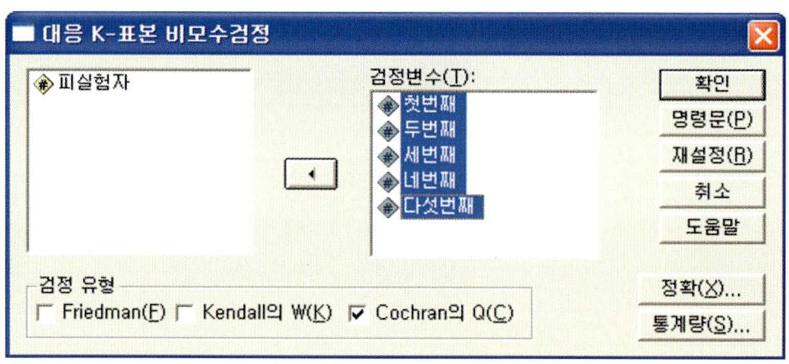

다음에 주어진 출력결과(p값=0.002)에 따르면, 미백의 변화가 있음을 알 수 있으며, 실제자료의 패턴을 보면 시간이 흐름에 따라 미백효과에 대한 만족도가 높아지고 있음을 알 수 있다.

검정 통계량

N	10
Cochran의 Q	17.391a
자유도	4
근사 유의확률	.002

a. 0은(는) 성공한 것으로 처리됩니다.

앞서 언급한바와 같이, 여기에서 다룬 세 가지 비모수적 접근방법은 반복측정 설계에서 관심요인이 하나인 경우에만 사용할 수 있음을 유의하기 바란다.

[사례분석 2]
특정양치액의 세균막 형성 억제효과

C2.1 자료설명 및 실험설계

새로 개발한 양치액 X의 치면세균막 형성 억제효과를 확인하기 위하여, 이중맹검법을 적용하여 양치용액 사용에 따른 치면세균막 수준을 연구하였다. 실험대상자로는 실험과정에 대하여 설명을 듣고, 참여하기로 동의한 구강건강이 양호한 남녀 12명만을 선정하였다.

실험에 사용한 양치액은 세 종류로서, 관심의 대상인 신제품 양치액 X를 실험양치액으로 하고, 음성대조양치액으로는 증류수를 사용하며, 양성대조양치액으로는 0.1% 클로로헥시딘 용액을 사용하였다. 연구자는 한 피실험자가 세 종류의 양치액을 순서에 따라 모두 사용하게 해서 비교하고자 하였는데, 각 피실험자에게 주어지는 양치액의 순서는 피실험자마다 독립적으로 무작위로 배치되었으며, 각 실험주기의 시작시기에는 치면을 깨끗이 세정하고, 무작위로 정해진 순서에 따라 양치액을 배분하고 양치액 사용을 제외한 모든 치면세균막관리 행위를 중지하게 하였다.

양치는 4일 동안 매일 2회씩(아침식사 후 및 저녁식사 후) 15 ml의 양치액으로 1분간 시행하게 하고, 4일째에 근심협면, 중앙협면, 원심협면의 치면세균막지수(Plaque index of Sillness and Loë)를 측정하였다.

하나의 양치액이 뒤따르는 양치액의 효과에 미치는 영향을 최소화하기 위해서 각 실험주기 사이에는 10일간의 회귀기간을 둔다. 실험주기 시작전 일주일간과 회귀기간에 실험대상자들은 실험실에서 제공한 동일한 불소함유세치제와 잇솔을 사용하도록 하였다. 이와 같이 하여 측정된 치면세균막지수는 다음과 같았다.

피실험자	양치액 종류		
	증류수	양치액 X	양치액 C
1	2.38	1.00	0.52
2	3.00	3.00	0.42
3	2.13	2.00	0.54
4	2.96	2.88	2.63
5	2.63	2.79	1.25
6	2.92	1.92	0.79
7	2.04	1.96	0.29
8	2.33	1.13	0.71
9	1.50	1.04	0.25
10	2.13	1.00	0.75
11	2.58	1.83	0.29
12	2.04	1.71	0.58

C2.2 SAS 프로그램과 출력결과 설명

```
DATA case2;
    INPUT person y1 y2 y3;
    CARDS;

1  2.38 1.00 0.52
2  3.00 3.00 0.42
3  2.13 2.00 0.54
4  2.96 2.88 2.63
5  2.63 2.79 1.25
6  2.92 1.92 0.79
7  2.04 1.96 0.29
8  2.33 1.13 0.71
9  1.50 1.04 0.25
10 2.13 1.00 0.75
11 2.58 1.83 0.29
12 2.04 1.71 0.58
;

PROC GLM DATA=case2;
  MODEL y1-y3= / NOUNI;
  REPEATED y 3 (1 2 3) / PRINTE;
RUN;
```

SAS 프로그램에서 $y1$, $y2$, $y3$는 각각 증류수, 양치액 X, 양치액 C에 대해 측정한 치면세균막지수를, y는 3개의 수준을 포함하는 양치액종류(요인)이다(사례분석2_1.sas).

이 분석에 고려하는 집단(양치액의 종류)은 하나이기 때문에 CLASS 문을 생략하였고, MODEL문의 왼쪽에 3개의 모든 반복측정 변수들(*y*1, *y*2, *y*3)을, 오른쪽에 위치하는 독립변수 역시 생략하였다. NOUNI 옵션(No Univariate)을 사용하면 3개의 변수(y1, y2, y3) 각각에 대한 1원배치 분산분석을 출력하지 않는다. 왜냐하면 반복측정분석을 하는데 각각의 3개의 종속변수에 대해 1원배치 분산분석을 하는 것은 주요한 관심사가 아니고 단지 참고사항이기 때문이다.

반복측정설계에 관련된 REPEATED문은 피실험자내 반복측정효과 변수인 y를 포함한다. 그 다음에 3회에 걸쳐 반복측정을 하였기 때문에 요인의 수준수인 3을 입력하고, 출력에서 이해를 돕고자 3개의 수준인 (1 2 3)을 지정하지만 반드시 입력할 필요는 없다.

The GLM Procedure
Repeated Measures Analysis of Variance

Repeated Measures Level Information

Dependent Variable	y1	y2	y3
Level of y	1	2	3

앞 출력결과는 반복측정요인 *y*의 수준을 나타내준다. Level of y에 "1 2 3"은 프로그램에서 (1 2 3)에 기인함을 알 수 있다. 이 출력결과를 통해서 REPEATED 문에 명시된 설계가 제대로 입력되었는지 확인할 수 있다.

다음에 주어진 출력결과는 PRINTE 옵션을 실행하여 얻어진 첫 번째 결과로, 각 3개의 반복측정(*y*1, *y*2, *y*3)과 3개의 변수를 변환시켜 얻은 세 변수(*y*_1, *y*_2, *y*_3)에 대한 오차제곱합과 교차곱 행렬을 계산한 편상관계수들이다. 이 값들은 통해서 집단에서 3쌍의 두 종속변수간(*y*1과 *y*2, *y*1과 *y*3, *y*2과 *y*3)에 어느 정도 상관되어 있을지를 알 수 있으며, *y*1과 *y*2만이 통계적으로 유의하다(p값<0.05). 추가로 *y*1과 *y*2의 상관계수(0.6874)가 나머지 상관계수에 비해 큰 경향이 있어, 구형성 가정을 만족하지 않을 수 있음을 시사한다. 그러나 단변량분석을 실행할 수 있는 근거를 제공하는 구형성 가정의 검정을 살펴보기로 하자.

Partial Correlation Coefficients from the Error SSCP Matrix / Prob > |r|

DF = 11	y1	y2	y3
y1	1.000000	0.687400 0.0135	0.507600 0.0921
y2	0.687400 0.0135	1.000000	0.493926 0.1027
y3	0.507600 0.0921	0.493926 0.1027	1.000000

(1) 구형성 가정 점검

앞에 나타난 결과는 피실험자내 변환된 변수에 대한 편상관행렬이다. 변환을 통해 직교변수들이 되었다면 이 행렬의 상관계수들이 0 주위에 있어야 한다. 이러한 성질은 변환된 변수들의 구형성 검정을 실행하여 점검할 수 있다. 구형성 검정은 변환된 변수들의 오차상관행렬이 대각행렬(즉, 모든 비대각요소들이 0의 표본오차 내에 있음)인지 여부를 검정하는 것이다. 이 검정은 **REPEATED**문의 **PRINTE** 옵션을 실행하여 마지막으로 얻을 수 있는 결과이다. 두 개의 구형성 검정(Mauchly 1940; Anderson 1958)을 할 수 있다. 만일 χ^2값이 작고 p값이 크면, 변환된 변수는 구형성(즉, 상관되지 않음)을 만족한다. 특히 두 번째 검정(Orthogonal component: 직교성분)은 휸-펠트(1970)가 고려한 소위 H 유형 공분산(Type H Covariances)이라 부르는, 피실험자 내에서 특정 공분산행렬 패턴 구조를 갖는지 여부를 점검한다. 피실험자내 분산-공분산 행렬이 H 유형 공분산 구조일 때에만 단변량 반복측정의 F 통계량이 귀무가설 하에서 F 분포를 따르게 된다. 이러한 면에서 두 번째 구형성 검정이 선호된다. 이 경우 p값이 0.5487이므로 구형성을 만족한다. 이것은 y에 대한 단변량 검정을 해야 한다는 것을 의미한다.

Sphericity Tests

Variables	DF	Mauchly's Criterion	Chi-Square	Pr > ChiSq
Transformed Variates	2	0.5382742	6.1938717	0.0452
Orthogonal Components	2	0.8868886	1.2003587	0.5487

만일 p값이 작을 경우 구형성 가정을 만족하지 않는다. 수정된 유의수준(그린하우스-가이서의 p값, 휸-펠트 p값)을 사용하여 단변량 분석을 계속 진행한다. 그러나, p값이 매우 작을 경우(예: p값 〈0.0001), 이렇게 조정된 유의수준을 의심하고 다변량 해석방법을 시도한다.

(2) 피실험자내 분석-다변량 분산분석

피실험자내(반복측정) 효과에 대한 두 가지 형태의 검정방법이 있다. 첫 번째 방법은 다변량 분산분석(MANOVA) 검정으로, 구형성 가정이 필요하지 않기 때문에 어느 상황에서나 사용할 수 있다. 요인 y 효과에 대한 다변량 분산분석은 각 3개 수준에 대한 평균들이 동일한지 여부를 검정한다.

앞에서 살펴본 Mauchly 검정에서 다변량분석을 할 필요가 없지만, y에 대한 피실험자내 효과에 대한 다변량 검정 결과는 다음과 같다. 이 경우 이 검정은 유용하지만 단변량 검정보다 검정력이 떨어진다.

```
                        The GLM Procedure
              Repeated Measures Analysis of Variance

 MANOVA Test Criteria and Exact F Statistics for the Hypothesis of no y Effect
                     H = Type III SSCP Matrix for y
                        E = Error SSCP Matrix

                        S=1     M=0     N=4

Statistic                        Value    F Value    Num DF    Den DF    Pr > F

Wilks' Lambda               0.10008650      44.96         2        10    <.0001
Pillai's Trace              0.89991350      44.96         2        10    <.0001
Hotelling-Lawley Trace      8.99135721      44.96         2        10    <.0001
Roy's Greatest Root         8.99135721      44.96         2        10    <.0001
```

물론 이 자료의 경우 다변량분석은 큰 의미는 없지만, 요인 y에 해당하는 Wilk's Lambda를 포함한 4가지 검정방법의 p값(<0.0001)이 매우 작기 때문에, 요인 양치액종류(y)가 통계적으로 유의한 것을 확인할 수 있다($\alpha=0.05$). 즉, 평균치면세균막지수가 양치액종류에 따라 변한다는 것을 알 수 있다.

(3) 피실험자내 분석-단변량 분석

다음에 주어진 단변량 분석의 피실험자내 효과에 관한 분석결과를 살펴보면, p값이 <0.001이므로 통계적으로 매우 유의하다. 다변량해석과 마찬가지로, 양치액종류에 따라 평균치면세균막지수의 차이가 있다는 것을 알 수 있다.

두 개의 추정된 엡실런값을 보면, 거의 '1'에 가까운 값을 가지기 때문에 다변량 분석방법 보다 단변량 분석방법이 선호됨을 추가로 확인할 수 있다.

```
                          The GLM Procedure
                Repeated Measures Analysis of Variance
           Univariate Tests of Hypotheses for Within Subject Effects

                                                                    Adj Pr > F
Source             DF   Type III SS   Mean Square  F Value  Pr > F   G - G   H - F

y                   2   16.69295556    8.34647778    45.03  <.0001  <.0001  <.0001
Error(y)           22    4.07811111    0.18536869


                  Greenhouse-Geisser Epsilon    0.8984
                  Huynh-Feldt Epsilon           1.0627
```

C2.3 관측평균에 대한 사후분석 다중비교

C2.2절에서 살펴본 바와 같이, 양치액 실험에서 요인 군에 처리수준들 간에 차이가 있다고 판단하였다. 다음 단계로 어느 양치액 간에 평균 치면세균막 지수 차이가 있는지 살펴봐야 할 것이다. 즉, 세 양치액 중 어느 것이 평균적으로 세균막형성 억제효과가 더 좋은지 여부에 관심이 있을 것이다. 이러한 사후분석으로 다중비교를 고려할 수 있다.

그러나 단일요인 반복측정설계에서 다중비교를 하기 위해서는 앞에서 사용한 SAS 프로그램을 그대로 적용할 수 없다. C2.2절에서 살펴본바와 같이, 양치액자료의 경우 구형성 가정을 만족하기 때문에 단변량 분석방법으로 확률화블록설계를 그대로 적용하여 사후분석 다중비교를 할 수 있다.

확률화불록설계를 하기 위해서는 반복측정설계를 위한 SAS 자료입력(C2.1절)과 다른 방식으로 처리해야 한다. 다시 말해서 각 피실험자를 블록으로 간주하기 때문에, 각 피실험자에 세 번의 처리(양치액)를 가한 것으로 입력해야 한다(사례분석2_2.sav).

```
DATA case2;
   INPUT person  trt  y @@ ;
 CARDS;
 1    1   2.38   1    2   1.00    1   3   0.52
 2    1   3.00   2    2   3.00    2   3   0.42
 3    1   2.13   3    2   2.00    3   3   0.54
 4    1   2.96   4    2   2.88    4   3   2.63
 5    1   2.63   5    2   2.79    5   3   1.25
 6    1   2.92   6    2   1.92    6   3   0.79
 7    1   2.04   7    2   1.96    7   3   0.29
 8    1   2.33   8    2   1.13    8   3   0.71
 9    1   1.50   9    2   1.04    9   3   0.25
10    1   2.13  10    2   1.00   10   3   0.75
11    1   2.58  11    2   1.83   11   3   0.29
12    1   2.04  12    2   1.71   12   3   0.58
   ;

PROC GLM DATA=case2;
   CLASS person trt;
   MODEL y=person trt;
   MEANS trt / DUNCAN TUKEY;
 RUN;
```

여기에서 변수 trt는 양치액종류, person은 피실험자, y는 치면세균막지수를 나타낸다.

피실험자(person)와 양치액종류(trt)를 **CLASS**문을 사용하여 분류변수로 지정하고, **MODEL**문의 왼쪽에 종속변수 y를, 오른쪽에 독립변수 person과 trt를 위치시킨다. 양치액에 대한 사후분석 대중비교를 위해서 **MEANS**문 옵션에 **DUNCAN** 검정방법과 **TUKEY** 검정방법을 사용한다. 사후분석에 사용되는 여러 검정방법에 대한 특성은 3.6절을 참조하기 바란다.

다음에 주어진 두 개의 다중비교 출력결과를 통해서 세 종류의 양치액(증류수, 양치액 X, 양치액 C)은 평균치면세균막지수에 대해 각각 다른 집단으로 간주할 수 있으며, 양치액 C>양치액 X>증류수 순으로 세균막형성 억제효과가 좋은 것으로 판단된다(평균반응값이 각각 0.7517, 1.8550, 2.3867). 여기에서 유의해야 할 점은 이러한 단변량 분산분석을 통해 사후분석 다중비교를 할 수 있는 전제조건은 구형성 가정을 충족시켜야 한다는 것이다.

The GLM Procedure

Duncan's Multiple Range Test for y

노트: This test controls the Type I comparisonwise error rate, not the experimentwise error rate.

Alpha	0.05
Error Degrees of Freedom	22
Error Mean Square	0.185369

Number of Means	2	3
Critical Range	.3645	.3828

Means with the same letter are not significantly different.

Duncan Grouping	Mean	N	trt
A	2.3867	12	1
B	1.8550	12	2
C	0.7517	12	3

```
                  The GLM Procedure

          Tukey's Studentized Range (HSD) Test for y

노트: This test controls the Type I experimentwise error rate, but it generally has a higher
                  Type II error rate than REGWQ.

          Alpha                                    0.05
          Error Degrees of Freedom                   22
          Error Mean Square                    0.185369
          Critical Value of Studentized Range   3.55259
          Minimum Significant Difference         0.4415

     Means with the same letter are not significantly different.

     Tukey Grouping          Mean      N    trt

              A            2.3867     12    1
              B            1.8550     12    2
              C            0.7517     12    3
```

C2.2절에서 살펴본 바와 같이, 이 자료는 구형성 가정이 성립하기 때문에 앞에서 살펴본 반복측정 프로시저에 근거한 분산분석 결과와 본 절에서 살펴본 단변량 분산분석의 것과 동일함은 당연할 것이다(아래 결과 참조). 다시 말해서, 변수 trt에 대한 F Value(=45.03) 또는 p값(<0.0001)은 C2.2절의 변수 *y*에 대한(피실험자내분석-단변량분석) F Value 또는 p값과 동일하다는 것이다.

Source	DF	Type I SS	Mean Square	F Value	Pr > F
person	11	8.81062222	0.80096566	4.32	0.0017
trt	2	16.69295556	8.34647778	45.03	<.0001

Source	DF	Type III SS	Mean Square	F Value	Pr > F
person	11	8.81062222	0.80096566	4.32	0.0017
trt	2	16.69295556	8.34647778	45.03	<.0001

추가로 단변량 분석관점에서 이 실험은 각 피실험자를 블록효과로 간주하는 확률화블록설계이므로, 변수 person에 관련된 p값(=0.0017)은 어느 정도의 블록효과가 있는지 여부를 나타낸다. 이 경우 통계적으로 매우 유의하기 때문에 블록효과가 크며, 이는 반복측정설계를 실시하여 실험의 정밀도가 매우 높아짐을 시사한다.

C2.4 대비(contrast)

만일 증류수를 대조군으로 고려한다면 다른 두 개의 실험군(양치액 *X*와 양치액 *C*)이 유의하게 차이가 있는지 여부에 관심이 있을 것이다.

이와 같이 피실험자내 요인의 수준들 간의 차이를 비교하기 위한 검정을 대비(contrast)라고 부르며, 모형에서 각 피실험자내 요인에 대한 대비를 모수의 선형결합으로 지정할 수 있다. 이 경우 SAS 프로그램(사례분석2_1.sav)에서 REPEATED문을 다음과 같이 바꿔서 실행할 수 있다.

```
REPEATED y 3 (1 2 3) CONTRAST(1) / PRINTM PRINTE SUMMARY;
```

여기에서 CONTRAST(1)은 옵션 SUMMARY와 함께 사용하여 대조군(참조범주)을 첫 번째 수준(즉, y1, 증류수)로 지정한 대비이다. 옵션 PRINTM은 이러한 대비와 연관된 변환행렬이다(아래 참조). 첫 번째 행은 y1과 y2를, 두 번째 행은 y1과 y3을 비교하는 행렬로 이뤄졌음을 확인할 수 있다.

```
y_N represents the contrast between the nth level of y and the 1st
        M Matrix Describing Transformed Variables
                 y1              y2              y3
  y_2    -1.000000000     1.000000000     0.000000000
  y_3    -1.000000000     0.000000000     1.000000000
```

아래에 주어진 첫 번째 출력결과(Contrast Variable: *y*2)는 *y*1과 *y*2에 관한 비교를, 두 번째 출력결과(Contrast Variable: y2)는 *y*1과 *y*2에 관한 비교이다. 각각 p값(0.0056, <0.0001)이 0.05보다 작기 때문에, 대조군인 증류수의 평균 치면세균막지수는 양치액 *X*(또는 양치액 *C*)의 것과 다르다는 것을 알 수 있다.

```
                    The GLM Procedure
             Repeated Measures Analysis of Variance
             Analysis of Variance of Contrast Variables

y_N represents the contrast between the nth level of y and the 1st

Contrast Variable: y_2

  Source            DF   Type III SS   Mean Square   F Value   Pr > F

  Mean               1    3.39203333    3.39203333     11.78   0.0056
  Error             11    3.16756667    0.28796061

Contrast Variable: y_3

  Source            DF   Type III SS   Mean Square   F Value   Pr > F

  Mean               1   32.07870000   32.07870000     96.81   <.0001
  Error             11    3.64510000    0.33137273
```

참고로 대조군(참조범주)이 처음이 아닌 마지막에 위치한다면, 다음과 같이 REPEATED문에서 CONTRAST(1)만을 제거하여 실행하면 된다.

```
REPEATED y 3 (1 2 3) / PRINTM PRINTE SUMMARY;
```

물론 이 밖에도 여러 다른 상황에서 관심 있는 요인의 수준들 간의 차이를 비교하기 위한 대비를 고려할 수 있다. 이에 관련된 사항은 3.5절에서 자세히 다루기로 한다.

C2.5 [사례분석 2]를 마치며...

본 사례분석에서는 관심요인이 단지 하나인 경우 반복측정설계를 하였다. 구형성 가정에 대한 검정을 통해서 단변량 또는 다변량 분석의 향방을 결정하였다. 만일 구형성 가정이 만족하여 단변량 분석방법을 실행하게 되면, 피실험자(개체)를 확률블록요인으로 간주하는 확률화블록설계를 고려해야 한다. 추가로 구형성 가정이 만족할 때 다변량 분석방법이 단변량 분석방법에 비해 검정력이 떨어진다는 것을 유의해야 할 것이다. 다음에 주어진 로드맵은 이러한 분석과정을 도식화하여 요약한 것이다.

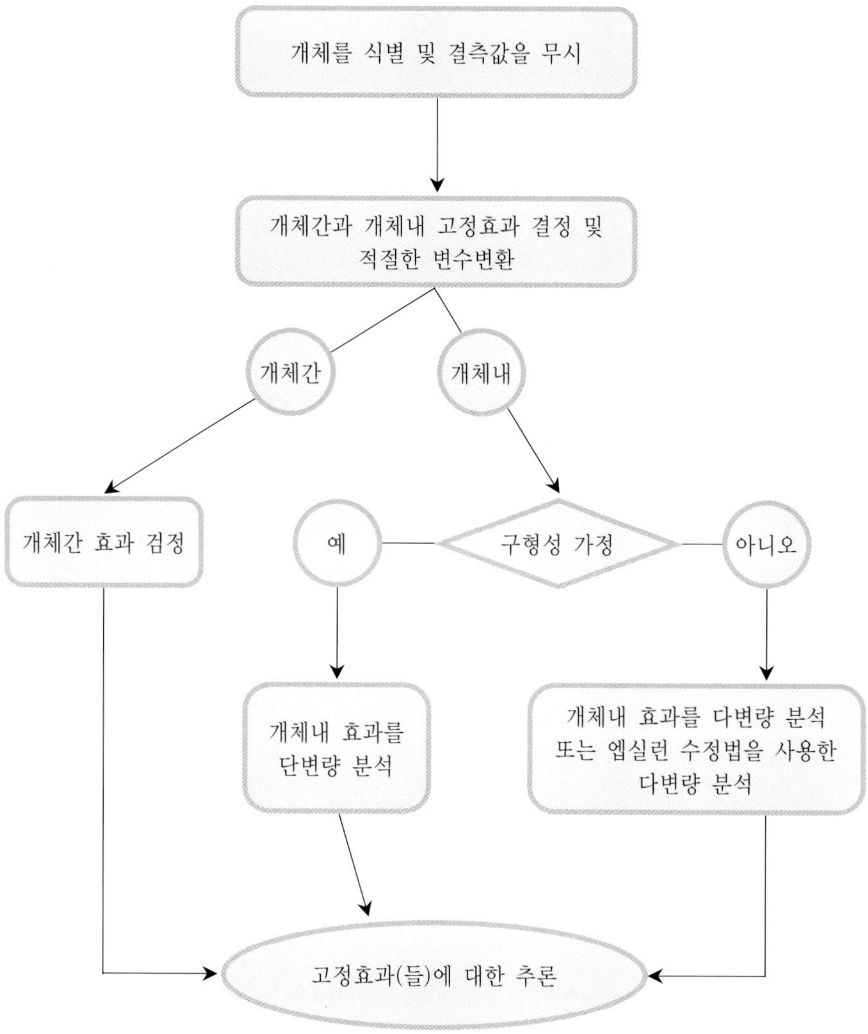

일반선형모형(GLM)을 이용한 반복측정분석 로드맵

Chapter three **03**

2요인 반복측정설계

|배경예제 3.1|

모기업에서 신개발한 미백제 효과를 알기 위해서, 미백제를 사용하는 실험군과 미백효능 없는 위약(placebo)을 사용하는 대조군에 각각 33명씩을 무작위로 배치하고, 21일간의 도포기간에 걸쳐 사용하게 한 후 5회(0일, 3일, 7일, 14일, 21일)에 걸쳐 상악 4전치 순면의 치아명도를 기계(Shade-Eye Ex: 측정치를 Vita 색조값으로 출력함)를 사용하여 측정하고, 각 색조값을 서열변수화한 값을 이용하여 평균을 산출하였다. 여기에서 처리경과일 중 첫 번째 수준 0은 아무런 처리를 하지 않은 상태, 즉 미백제 또는 위약사용 전의 상태를 나타낸다. 실험도중 대조군의 한명이 개인사정상 중도에 실험을 중단하여, 실험을 완료한 대조군의 피실험자는 총 32명이었다. 이 실험에 관련된 사항을 표로 나타내면 다음과 같다.

집단	피실험자	도포기간(일)				
		0	3	7	14	21
대조군	1	14.25	13.50	14.25	13.50	14.25
	2	11.25	12.25	12.00	12.00	12.25
	⋮	⋮	⋮	⋮	⋮	⋮
	32	8.50	8.50	9.50	8.25	9.50
실험군	33	12.50	11.25	12.50	12.50	12.50
	34	12.50	12.50	14.00	14.25	14.25
	⋮	⋮	⋮	⋮	⋮	⋮
	65	10.00	11.50	13.25	12.25	12.00

이 실험의 경우 관심사는 다음과 같다.

• 신개발한 미백제는 효과가 있을까? (3.3-3.4절)

- 미백제를 사용한 도포기간에 따라 미백효과의 차이가 있을까? (3.3-3.4절)
- 미백제종류(군)와 미백도포기간사이에 상호작용효과가 존재할까? 즉, 미백도포기간에 따른 미백변화(효과) 패턴이 미백제 사용여부(대조군과 실험군)에 따라 다를까? (3.3-3.4절)
- 미백제를 사용하지 않은 상태(기간 0)에서 측정한 평균치아명도가(미백제를 도포기간에 따라 사용한) 다른 날(3일, 7일, 14일, 21일)에서 측정한 평균치아명도와 각각 차이가 있을까? (3.5절)
- 도포처리기간의 연속된 4개의 수준쌍 즉, (기간 0, 기간 3), (기간 3, 기간 7), (기간 7, 기간 14), (기간 14, 기간 21)에서 측정한 평균치아명도가 각각 차이가 있을까? (3.5절)
- 도포처리기간의 연속된 4개의 수준쌍 중 어느 것에서 가장 평균미백명도 효과가 가장 크거나 작을까? (3.5절)
- 측정한 평균치아명도의 차이는 대조군과 실험군에 따라 어느 시기부터 달라질까? 즉, 효능이 나타나기 시작하는 시점은 언제일까?(3.5절)

만일 요인 집단에 다른 종류의 미백제를 하나 더 추가시킨다면(즉, 두 종류의 실험군 미백제와 대조군이 존재하는 3개의 수준을 고려), 다음과 같은 사항을 추가로 관심을 가질 수 있다(3.6절).

- 두 미백제 중 평균적으로 어느 것이 미백효과가 더 나을까?
- 두 미백제에 대한 미백변화(효과) 패턴은 동일할까?

물론 이를 확장시켜 서로 다른 세 종류 이상의 미백제를 고려할 수도 있다.

3.1 2요인 반복측정설계와 완전확률화설계

앞에서 살펴본 사례에서 관심요인이 두 개(미백제집단과 도포기간)이고, 두 요인의 수준들이 서로 교차하는 조합마다 33회씩(실험시작시 피실험자 수) 반복측정이 이루어진 사실을 감안하면, 완전확률화설계 중 반복이 있는 2원배치법(two way factorial design)이 언뜻 머리에 떠오를 수 있다.

반복이 있는 2원배치법의 실험설계방식은 반복이 있는 1원배치법과 마찬가지로 완전확률화설계를 기반으로 한다. 두 요인 A, B의 수준수가 각각 a(미백제

종류), b(측정시기)이고 수준의 각 조합마다 반복수가 r(피실험자 수)이라고 하면, 총 $a \times b \times r$회의 실험을 무작위로 선택된 순서로 다음과 같이 실시한다(표 3-1 참조). 즉, 한 피실험자에 대해서 두 요인 중에서 요인 A의 수준들 중 하나를 무작위로 선택한 후, 나머지 요인 B의 수준 중에서 역시 하나를 무작위로 선택하여 반응값을 측정한다. 이런 실험설계방법으로 서로 다른 총 $a \times b \times r$명의 피실험자에 대해 반응값을 계속 측정한다.

앞에서 언급한 미백제자료와 같이 반복측정된 자료를 2원배치법에 적용한다면, 우선 실험전체의 실험횟수(즉, 미백제와 시간과 반복횟수의 조합)인 $a \times b \times r = 2 \times 5 \times 33$회(각 집단에 33명을 투입하였다는 가정)를 완전확률화하여 실험순서를 난수표에 의해서 정해야 한다. 그리고 부여된 번호순서대로 실험을 실시하여 미백명도를 측정하여 반응값을 얻는다. 그러나, 이러한 완전확률화설계를 그대로 진행한다면 시간과 비용이 많이 들 수 있다. 치아색은 한번 변하면 원래색으로 되돌리기 어렵기도 하거니와(실험미백제와 대조미백제 사용 사이에 이월효과 제거기간인 washout period 배정곤란), 더 심각한 점은 각 피실험자에게 시간요인의 5개의 모든 수준을 가하였기 때문에 각 피실험자에게 반복측정된 자료는 서로 상관되기 마련이다. 각 피실험자가 모두 동일한 실험기간을 갖고 동일하게 5회의 측정을 받는다는 걸 감안한다면 미백제자료에 투입되는 총 피실험자수는 $a \times b \times r = 2 \times 5 \times 33$명이 아니라 $a \times r = 2 \times 33$명이다. 따라서, 2원배치법을 실시하기 위한 가정 중 "관측값들간에는 독립해야 한다"를 위배할 소지가 다분히 존재하기 때문에 관심

〈표 3-1〉 반복이 있는 2원배치법의 자료구조

요인 A	요인 B			
	B_1	B_2	…	B_b
A_1	y_{111} y_{112} ⋮ y_{11r}	y_{121} y_{122} ⋮ y_{12r}	…	y_{1b1} y_{1b2} ⋮ y_{1br}
A_2	y_{211} y_{222} ⋮ y_{21r}	y_{221} y_{222} ⋮ y_{22r}	…	y_{2b1} y_{2b2} ⋮ y_{2br}
⋮	⋮	⋮	⋮	⋮
A_a	y_{a11} y_{a12} ⋮ y_{a1r}	y_{a21} y_{a22} ⋮ y_{a2r}	…	y_{ab1} y_{ab2} ⋮ y_{abr}

요인이 두 개인 반복측정자료에 대한 실험설계로 2원배치법을 고려하는 것은 적절하지 않다(표 3-1).

그렇다면 관심요인이 두 개이며 반복측정된 관측값들($y_{i1k}, y_{i2k}, \cdots, y_{ibk}$; $i=1,\cdots,a$, $k=1,\cdots,r$)간에 상관관계가 존재하고, 요인 A의 각 수준에 속하는 r명의 피실험자가 다를 때(실험군과 대조군의 피실험자가 서로 다를 때) 어떤 실험설계방법을 고려해야 할까?

2장에서와 마찬가지로 두 가지 방법을 소개할 수 있다. 첫 번째 방법은 단일변량 접근방법 중 2원배치법 발생하는 문제를 극복하기 위해서 소위 분할구설계(split-plot design)라고 부르는 실험계획법을 고려할 수 있다. 두 번째 방법은 반복측정된 관측값들간의 상관성(분산-공분산 행렬)에 의존하지 않는 다변량 접근법이 있다. 두 번째 방법은 차후에 다루기로 하고, 우선 2요인 반복측정설계를 분할구설계에 적용시켜 그 쓰임도를 이해하도록 하자.

앞에서 논의한 바와 같이, 2요인 반복측정설계는 2원배치법과는 다른 형태의 설계 및 분석방법을 고려해야 한다. 즉, 실험을 진행하기 위해서 우선 ar명의 피실험자를 구하고, r명의 피실험자를 임의로 요인 A(집단)의 수준마다 배치한다(완전확률화설계). 그 다음에 요인 A의 수준마다 배치된 r명의 피실험자에 요인 B의 수준(시간요인)을 순서대로 적용한다. 즉, 한 피실험자를 블록으로 간주하고 각 측정시기마다 측정을 반복한다(확률화블록설계). 다시 말해서, 요인 A의 각 수준에 각각 다른 r명의 피실험자가 배치되며, 각 피실험자는 요인 B의 모든 수준의 처리를 받아야 한다. 이 때문에 요인 A를 피실험자(개체)간 요인(between-

〈표 3-2〉 2요인 반복측정설계의 자료구조

요인 A	피실험자	요인 B			
		B_1	B_2	$\cdots$	B_b
A_1	S_{11}	y_{111}	y_{121}		y_{1b1}
	S_{12}	y_{112}	y_{122}	$\ddots$	y_{1b2}
	$\vdots$	$\vdots$	$\vdots$		$\vdots$
	S_{1r}	y_{11r}	y_{12r}		y_{1br}
A_2	S_{21}	y_{211}	y_{221}		y_{2b1}
	S_{22}	y_{222}	y_{222}	$\ddots$	y_{2b2}
	$\vdots$	$\vdots$	$\vdots$		$\vdots$
	S_{2r}	y_{21r}	y_{22r}		y_{2br}
$\vdots$	$\vdots$	$\vdots$	$\vdots$	$\ddots$	$\vdots$
A_a	S_{a1}	y_{a11}	y_{a21}		y_{ab1}
	S_{a2}	y_{a12}	y_{a22}	$\ddots$	y_{ab2}
	$\vdots$	$\vdots$	$\vdots$		$\vdots$
	S_{ar}	y_{a1r}	y_{a2r}		y_{abr}

subject factor), 요인 B를 피실험자(개체)내 요인(within-subject factor)이라고 부른다.

미백제자료에 관련된 자료구조를 일반화하여 표로 나타내면 다음과 같다. 여기에서 반응값 y_{ijk} $(i=1,2,\cdots,a;\ j=1,2,\cdots,b;\ k=1,2,\cdots,r)$는 요인 A의 i번째 수준에 있는 k번째 피실험자를 요인 B의 j번째 수준에 실험을 가해서 얻어진 값이다. 예를 들어 y_{132}이란 대조미백제 사용군에 있는 두 번째 피실험자를 3회차(도포기간 7일)에서 측정한 평균치아명도값(12.00)이다(표 3-2).

미백제자료의 피실험자를 반복(replication)요인 R로 간주하면, 미백제집단 수준과 도포기간 수준들간을 조합한 한 묶음이 1회 반복이 된다(총 $a\times b$개의 조합). 즉, 피실험자를 블록요인으로 간주한다. 분할구설계에서 요인의 수준을 구분하는 명칭을 고려하면, 먼저 수준을 결정하는 요인수준을 주구(主區, 주된 구획, whole plot)라고 하고, 주구를 결정한 후 나중에 결정하는 요인수준을 분할구 또는 세구(細區, split-plot)라고 한다. 미백제 자료의 경우, 요인 미백제집단의 2(= a)개 수준(대조군과 실험군)이 주구이고, 각 주구들을 다시 분할하는 요인 도포기간의 5(= b)개의 수준들이 분할구가 된다. 분할구설계에 대한 자료구조는 다음과 같다. 추가로 미백제의 자료를 이에 적용하면, $a=2$, $b=5$, $r=33$이 된다(표 3-3).

이와 같이 분할구설계는 두 관심요인 중 하나는 주구에 배정하고, 주구에 배치된 요인을 블록요인처럼 간주하여 실험을 실시한다. 이 때문에 주구에 배치되는 요인 A의 효과와 피실험자집단효과(블록효과)를 독립적으로 구별할 수 없게 된다. 즉, 두 요인의 효과가 교락(confound)된다는 단점이 있다. 미백제자료의 경우

〈표 3-3〉 분할구설계의 자료구조

반복 R (피실험자)	요인 A	요인 B			
		B_1	B_2	$\cdots$	B_b
R_1	A_1 A_2 $\vdots$ A_a	y_{111} y_{121} $\vdots$ y_{1b1}	y_{211} y_{221} $\vdots$ y_{2b1}	$\ddots$	y_{a11} y_{a21} $\vdots$ y_{ab1}
R_2	A_1 A_2 $\vdots$ A_a	y_{112} y_{122} $\vdots$ y_{1b2}	y_{212} y_{222} $\vdots$ y_{2b2}	$\ddots$	y_{a12} y_{a22} $\vdots$ y_{ab2}
$\vdots$	$\vdots$	$\vdots$	$\vdots$	$\ddots$	$\vdots$
R_r	A_1 A_2 $\vdots$ A_a	y_{11r} y_{12r} $\vdots$ y_{1br}	y_{21r} y_{22r} $\vdots$ y_{2br}	$\ddots$	y_{a1r} y_{a2r} $\vdots$ y_{abr}

요인 집단의 각 수준(대조군과 실험군)에 배치되는 각각 33명으로 구성된 피실험자 집단들이 서로 다르기 때문에, 미백제 집단간의 효과차이가 있다하더라도 그 차이가 처리효과에서 기인한 것인지, 아니면 각 수준에 속한 피실험자들이 가지고 있는 본래의 차이에서 기인한지 명확히 구분할 수 없게 된다. 이러한 면에서 더 관심 있게 알고 싶은 요인을 분할구에 배치하는 것이 2요인 반복측정 설계의 요령이다.

분할구설계에 관련된 통계적인 모형은 다음과 같이 표현된다.

$$y_{ijk} = \mu + \alpha_i + \rho_k + (\alpha\rho)_{ik} + \beta_j + (\alpha\beta)_{ij} + (\beta\rho)_{jk} + (\alpha\beta\rho)_{ijk} \qquad (3\text{-}1)$$
$$(i = 1, 2, \cdots, a;\ j = 1, 2, \cdots, b;\ k = 1, 2, \cdots, r)$$

여기에서, α_i는 주구요인 A의 i번째 수준효과이며 $\sum_{i=1}^{a} \alpha_i = 0$(고정요인), β_j는 분할구요인 B의 j번째 수준효과이며 $\sum_{j=1}^{b} \beta_j = 0$(고정요인), ρ_k는 블록요인 R의 k번째 수준효과이며 정규성과 등분산성을 만족하는 서로 독립인 확률변수라고 가정한다(확률요인).

따라서 (3-1)식에서 4개의 상호작용항 중에서 $(\alpha\beta)_{ij}$을 제외한 나머지 세 개의 상호작용항은 모두 확률효과가 된다. 결론적으로 $(\alpha\rho)_{ik}$는 주구요인과 반복요인의 상호작용효과이며 ρ_k과 합한 것이 주구부분의 오차가 되며, 두 개의 항 ($(\beta\rho)_{jk}$와 $(\alpha\beta\rho)_{ijk}$)는 각각 분할구요인과 블록요인의 상호작용효과와 주구요인과 분할구요인과 반복요인의 상호작용효과가 되며, 이들을 합한 것이 분할구부분의 오차가 된다. (3-1)식을 분할구설계 형식으로 다시 정리하면,

$$y_{ijk} = \mu + \alpha_i + \varepsilon_{ik}^{주구} + \beta_j + (\alpha\beta)_{ij} + \varepsilon_{ijk}^{분할구} \qquad (3\text{-}2)$$

이다. 즉 $\varepsilon_{ij}^{주구} = \rho_k + (\alpha\rho)_{ik}$, $\varepsilon_{ij}^{분할구} = (\beta\rho)_{jk} + (\alpha\beta\rho)_{ijk}$이다.

그러나, 미백제 자료실험과 같이 각 피실험자는 여러 개의 처리를 수용하기 때문에 산출되는 반응값들간에 서로 상관이 존재한다. 앞에서 설명한 바와 같이, 분할구설계는 완전확률화설계의 한 방법으로 각 실험단위(피실험자)간에 서로 독립하며, 이들에게는 단지 한 번의 처리만이 가해진다. 물론 완전확률화설계 방법들 중 2요인 반복측정설계와 흡사한 분할구설계를 차용하지만(2장에서는 확률화블록설계를 차용), 이러한 면에서 반복측정설계가 완전확률화설계와 본질적으로 차이가 있다. 특히 미백제자료실험에서 도포기간을 요인으로 고려할 경우 실험자가 관측시점을 마음대로 무작위화할 수 없기 때문에, 각 피실험자마다 시간에 흐름에 따라 나타나는 반응값들간에 서로 상관되므로 공분산행렬을 고려해야 할 것이다.

일반적으로 반복측정설계에서 반복측정된 관측값들간에 존재하는 상관성과 나머지 가정은 3.2절에서 다루기로 한다. 다음 절에서 고려할 구형성 가정이 성립하면, 2요인 반복측정설계는 분할구설계와 일치하게 된다.

3.2 구형성 가정

구형성에 관한 사항은 2.2절에서 대략적으로 이미 설명한바 있다. 마찬가지로 요인이 두 개인 경우의 반복측정설계에도 구형성 가정을 동일하게 적용시킬 수 있다. 위의 미백제 실험자료에 대한 구형성 가정을 설명하기로 한다.

구형성 가정을 만족하기 위해서는 첫째, 대조군 32명의 피실험자에 대응하는 5개의 도포기간 수준간에 존재하는 분산-공분산 행렬과 실험군 33명의 피실험자에 대응하는 5개의 도포기간 수준간에 존재하는 분산-공분산 행렬이 동일해야 한다. 즉 미백제자료의 경우, 집단요인의 수준별(대조군과 실험군) 공분산행렬을 각각

$$\Sigma_{\text{대조군}} = \begin{bmatrix} \sigma_{11}^{\text{대조}} & \sigma_{12}^{\text{대조}} & \sigma_{13}^{\text{대조}} & \sigma_{14}^{\text{대조}} & \sigma_{15}^{\text{대조}} \\ \sigma_{21}^{\text{대조}} & \sigma_{22}^{\text{대조}} & \sigma_{23}^{\text{대조}} & \sigma_{24}^{\text{대조}} & \sigma_{25}^{\text{대조}} \\ \sigma_{31}^{\text{대조}} & \sigma_{32}^{\text{대조}} & \sigma_{33}^{\text{대조}} & \sigma_{34}^{\text{대조}} & \sigma_{35}^{\text{대조}} \\ \sigma_{41}^{\text{대조}} & \sigma_{42}^{\text{대조}} & \sigma_{43}^{\text{대조}} & \sigma_{44}^{\text{대조}} & \sigma_{45}^{\text{대조}} \\ \sigma_{51}^{\text{대조}} & \sigma_{52}^{\text{대조}} & \sigma_{53}^{\text{대조}} & \sigma_{54}^{\text{대조}} & \sigma_{55}^{\text{대조}} \end{bmatrix},$$

$$\Sigma_{\text{실험군}} = \begin{bmatrix} \sigma_{11}^{\text{실험}} & \sigma_{12}^{\text{실험}} & \sigma_{13}^{\text{실험}} & \sigma_{14}^{\text{실험}} & \sigma_{15}^{\text{실험}} \\ \sigma_{21}^{\text{실험}} & \sigma_{22}^{\text{실험}} & \sigma_{23}^{\text{실험}} & \sigma_{24}^{\text{실험}} & \sigma_{25}^{\text{실험}} \\ \sigma_{31}^{\text{실험}} & \sigma_{32}^{\text{실험}} & \sigma_{33}^{\text{실험}} & \sigma_{34}^{\text{실험}} & \sigma_{35}^{\text{실험}} \\ \sigma_{41}^{\text{실험}} & \sigma_{42}^{\text{실험}} & \sigma_{43}^{\text{실험}} & \sigma_{44}^{\text{실험}} & \sigma_{45}^{\text{실험}} \\ \sigma_{51}^{\text{실험}} & \sigma_{52}^{\text{실험}} & \sigma_{53}^{\text{실험}} & \sigma_{54}^{\text{실험}} & \sigma_{55}^{\text{실험}} \end{bmatrix}$$

이라고 하면(예: $\sigma_{12}^{\text{대조}}$는 (33명 피실험자들이 투입된) 대조군의 도포처리경과 0일과 3일간의 공분산) $\Sigma_{\text{대조군}} = \Sigma_{\text{실험군}} = \Sigma$를 만족해야 한다는 것이다(공분산행렬의 동질성). 이에 관련된 가설검정은 Box에 의해 제안되었으며, 3.3절에서 SPSS 예시를 통해 다시 살펴보기로 한다.

둘째, 요인 도포기간의 각 수준에서 65명에 대해 계산된 평균치아명도가 5개가 존재하며, 이들간 가능한 모든 조합인 10개($={}_5C_2$) 처리쌍(즉, (0일과 3일), (0일과 7일), …, (14일과 21일))을 고려할 수 있다. 이때 수준 평균간의 차에 대한 분산이 모두 동일해야 한다(즉, 상수가 된다). 이를 수식으로 표현하면,

$$Var(\text{시간수준}_i\text{평균} - \text{시간수준}_j\text{평균}) = \text{상수}, \quad i \neq j$$

이며, 이 조건을 만족하는 공분산형태가 복합대칭성행렬이다(복합대칭성).

2.2절에서 언급한바와 같이 두 가지 가정을 만족하지 않을 경우에는 3.1절에서 살펴본 분할구설계를 사용한 분산분석결과는 신뢰성이 없을 수 있다. 이에 관련하여 취해야 할 경험적인 분석방법은 2.2절 끝부분을 참조하기 바란다.

3.3 2요인 반복측정 분산분석 : 분할구설계

3.1절에서 살펴본 바와 같이, 관심요인이 두 개인 경우의 반복실험설계는 피실험자(개체)를 확률블록요인으로 간주하는 분할구설계를 고려할 수 있고, 구형성 가정이 성립할 때 2요인 반복측정설계는 분할구설계와 일치하게 된다. 이에 관련된 자료구조와 통계적 모형은 이미 〈표 3-2〉와 (3-1)식에서 설명한 바 있다.

$$\begin{aligned} y_{ijk} &= \mu + \alpha_i + \rho_k + (\alpha\rho)_{ik} + \beta_j + (\beta\rho)_{jk} + (\alpha\beta)_{ij} + (\alpha\beta\rho)_{ijk} \\ &= \mu + \alpha_i + \varepsilon_{ik}^{\text{주구}} + \beta_j + (\alpha\beta)_{ij} + \varepsilon_{ijk}^{\text{분할구}} \end{aligned} \qquad (3\text{-}3)$$

$$(i = 1, 2, \cdots, a;\ j = 1, 2, \cdots, b;\ k = 1, 2, \cdots, r)$$

이미 3.1절에서 두 요인 A(미백제)와 B(도포기간)는 모두 고정요인이며, 반복요인 R인 피실험자는 블록요인으로 간주하고 확률요인으로 가정한 바 있다. 분할구계획에 투입되는 피실험자의 총수는 $a \times b \times r$(=요인 A의 수준 수×요인 B의 수준 수×요인 A의 수준마다 배정할 피실험자수)명이지만, 반복측정설계에서는 $a \times r$(=요인 A의 수준 수×요인 A의 수준마다 배정할 피실험자 수)명이 필요하므로 작은 수의 실험단위로 실험이 가능하다는 장점이 있다.

2요인 반복측정 분산분석에서 주된 관심은 2원배치 분산분석의 고려사항과 마찬가지로

(1) 반응값의 평균이 요인 A의 수준들 간에 차이가 있는지 여부(주효과)
(2) 반응값의 평균이 요인 B의 수준들 간에 차이가 있는지 여부(주효과)
(3) 요인 B의 수준들간에 대한 평균반응값이 요인 A의 수준들에 따라 달라지는지 여부(상호작용효과)

등이다.

미백제 자료와 연관하여 위의 관심사를 표현하면 다음과 같다.

- 신 개발된 미백제가 효과가 있는지 여부
- 미백제를 사용한 도포기간에 따라 미백효과의 차이가 있는지 여부
- 미백제종류(군)와 미백도포기간 사이의 상호작용효과가 존재하는지 여부 즉, 미백도포기간에 따른 미백변화(효과) 패턴이 미백제 사용여부(대조군과 실험군)에 따라 다른지 여부

이에 관련된 귀무가설은 각각 다음과 같다.

$H_0 : \alpha_1 = \alpha_2 = \cdots = \alpha_a = 0$ (피실험자(개체)간 분석-관심요인 A)

$H_0 : \beta_1 = \beta_2 = \cdots = \beta_b = 0$ (피실험자(개체)내 분석-관심요인 B)

$H_0 : (\alpha\beta)_{11} = \cdots = (\alpha\beta)_{ab} = 0$ (피실험자(개체)내 분석-관심요인 AB)

이 가설들을 검정하기 위해서 필요한 F 통계량을 도출하는 과정을 살펴보자.

복합대칭성 가정이 성립하는 경우의 2요인 반복측정설계를 고려해보자. 일단 자료의 전체변동을 피실험자간 변동과 피실험자내 변동으로 나눌 수 있다. 이를 방정식으로 표현하면 다음과 같다.

$$(y_{ijk} - \overline{y}_{...}) = (\overline{y}_{i.k} - \overline{y}_{...}) + (y_{ijk} - \overline{y}_{i.k}) \qquad (3-4)$$

여기에서, $\overline{y}_{i.k}$는 요인 A의 i번째에 투입된 피실험자들의 평균반응값, $\overline{y}_{..}$는 자료의 전체평균이다. 즉, (한 관측값의 총평균과의 편차)=(요인 A의 i번째에 투입된 피실험자들의 평균반응값과 전체평균의 편차)+(한 관측값과 요인 A의 i번째에 투입된 피실험자들의 평균 반응값과의 편차)가 된다.

(3-3)식에 각각 제곱합을 취하면,

$$\sum_{i=1}^{a}\sum_{j=1}^{b}\sum_{k=1}^{r}(y_{ijk} - \overline{y}_{...})^2 = \sum_{i=1}^{a}\sum_{j=1}^{b}\sum_{k=1}^{r}(\overline{y}_{i.k} - \overline{y}_{...})^2 + \sum_{i=1}^{a}\sum_{j=1}^{b}\sum_{k=1}^{r}(y_{ijk} - \overline{y}_{i.k})^2 \qquad (3-5)$$

가 되며, $SS_{전체} = SS_{피실험자간} + SS_{피실험자내}$ 로 표기하기도 한다. 여기에서 $SS_{전체}$는 전체변동이라 하며, 자료들이 총평균으로부터 떨어져 있는 정도를 나타낸다. $SS_{피실험자간}$은 피실험자간 제곱합이라고 하며, 각 피실험자의 평균반응값이 전체평균과 떨어진 정도를 합한 값이다. $SS_{피실험자내}$는 피실험자내 제곱합이며, 각 피실

험자마다 처리에 대한 반응값이 피실험자별로 나는 차이를 측정한다. $SS_{피실험자간}$이 크다는 것은 피실험자들 사이에 반응 차이가 크다는 것을 의미한다.

분할구설계에 관련된 모형 (3-3)식에서 보는바와 같이, 주구요인(피실험자간 요인)에서 요인 A를, 분할구요인(피실험자내 요인)에서 요인 B와 상호작용 AB에 해당하는 제곱합항을 생성하기 위해서 (3-5)식을 다음과 같이 분해한다.

우선 (3-3)식의 오른쪽 첫째항(피실험자간 변동)을 다음과 같이 분해시켜, 각각 요인 A와 주구 오차항에 관련된 제곱합을 생성한다.

$$\sum_{i=1}^{a}\sum_{j=1}^{b}\sum_{k=1}^{r}(\bar{y}_{i.k}-\bar{y}_{...})^2=\sum_{i=1}^{a}\sum_{j=1}^{b}\sum_{k=1}^{r}(\bar{y}_{i..}-\bar{y}_{...})^2+\sum_{i=1}^{a}\sum_{j=1}^{b}\sum_{k=1}^{r}(\bar{y}_{i.k}-\bar{y}_{i..}) \qquad (3-6)$$

즉, $SS_{피실험자간}=SS_A+SS_{R|A}=SS_A+(SS_R+SS_{AR})$이다. 여기에서 $R|A$는 요인 A에 지분(枝分, nested)된 피실험자 R의 효과를 의미한다. 구체적으로, 대조군/실험군에 속한 각각 33명의 피실험자 개개인이 블록요인(R)으로, 이들은 서로 다른 개체일 때, 피실험자(R)가 군(A)에 지분되었다고 한다. 그리고, A를 상위요인, R을 하위요인이라 명명한다.

마찬가지로 (3-5)식의 오른쪽 두 번째 항(피실험자내 변동)을 다음과 같이 분해시켜 각각 요인 B, 상호작용 AB, 분할구 오차항에 관련된 제곱합을 생성한다.

$$\sum_{i=1}^{a}\sum_{j=1}^{b}\sum_{k=1}^{r}(y_{ijk}-\bar{y}_{i.k})^2=\sum_{i=1}^{a}\sum_{j=1}^{b}\sum_{k=1}^{r}(\bar{y}_{.j.}-\bar{y}_{...})^2+\sum_{i=1}^{a}\sum_{j=1}^{b}\sum_{k=1}^{r}(\bar{y}_{ij.}-\bar{y}_{i..}-\bar{y}_{.j.}+\bar{y}_{...})^2+\sum_{i=1}^{a}\sum_{j=1}^{b}\sum_{k=1}^{r}(y_{ijk}-\bar{y}_{i.k}-\bar{y}_{ij.}+\bar{y}_{i..})^2 \qquad (3-7)$$

즉 $SS_{피실험자내}=SS_B+SS_{AB}+SS_{B\times R|A}=SS_B+SS_{AB}+(SS_{BR}+SS_{ABR})$이다. 여기에서 $B\times R|A$는 요인 A에 지분된 피실험자 R과 요인 B의 상호작용효과를 의미한다.

SS_A와 SS_B는 각각 요인 A와 요인 B의 처리효과차이의 정도를 나타낸다. 이 값이 크면 클수록 처리수준간 효과차이가 뚜렷함(평균차이가 존재함)을 의미한다. $SS_{R|A}$와 $SS_{B\times R|A}$는 각각 피실험자간 요인과 피실험자내 요인의 오차

항에 해당하며, 이 값들이 작으면 작을수록 총변동에서 요인 A의 효과, 요인 B의 효과 및 상호작용 AB의 효과가 설명을 더 많이 하는 것을 의미한다.

(3-6)식과 (3-7)식을 정리하면, 다음과 같은 등식을 알 수 있다.

전체변동 = 피실험자간 변동 + 피실험자내 변동
= (A의 변동 + 주구 오차항 변동)
+ (B의 변동 + AB의 변동 + 분할구 오차항 변동)

각 제곱합을 해당하는 자유도로 나누면 평균제곱을 얻을 수 있다. 앞에서 살펴본 제곱합, 자유도, 평균제곱합을 요약한 2요인 반복측정설계에 대한 분산분석표는 다음과 같다.

〈표 3-4〉 2요인 반복측정설계에 대한 분산분석표

요인	제곱합	자유도	평균제곱합	F-통계량
피실험자간				
A	SS_A	$a-1$	MS_A	$MS_A/MS_{주구오차}$
$R\|A$	$SS_{R\|A}$	$a(r-1)$	$MS_{주구오차}$	
피실험자내				
B	SS_B	$b-1$	MS_B	$MS_B/MS_{분할구오차}$
AB	SS_{AB}	$(a-1)(b-1)$	MS_{AB}	$MS_{AB}/MS_{분할구오차}$
$B\times(R\|A)$	$SS_{B\times(R\|A)}$	$a(b-1)(r-1)$	$MS_{분할구오차}$	
전체	$SS_{전체}$	$abr-1$		

따라서 다음과 같이 세 가지의 가설검정을 할 수 있다.

(1) $F=\dfrac{MS_A}{MS_{주구오차}} > F_{a-1,\, a(r-1),\, \alpha}$ 이면, $H_0 : \alpha_1 = \alpha_2 = \cdots = \alpha_a = 0$ 을 기각한다.

(2) $F=\dfrac{MS_B}{MS_{분할구오차}} > F_{b-1,\, a(b-1)(r-1),\, \alpha}$ 이면, $H_0 : \beta_1 = \beta_2 = \cdots = \beta_b = 0$을 기각한다.

(3) $F=\dfrac{MS_{AB}}{MS_{분할구오차}} > F_{(a-1)(b-1),\, a(b-1)(r-1),\, \alpha}$ 이면, $H_0 : (\alpha\beta)_{11} = \cdots = (\alpha\beta)_{ab}=0$을 기각한다.

다시 언급하지만, 이 검정방법은 복합대칭성이 만족한다는 가정 하에서만 적용할 수 있음을 유의하기 바란다.

지금까지 진행된 사항들을 SPSS를 사용하여 미백제자료에 적용시켜 보기로 하자. 우선 데이터 편집기창에 각 셀마다 각 피실험자로부터 얻은 자료를 다음과 같이 입력한다(미백제.sav 참조).

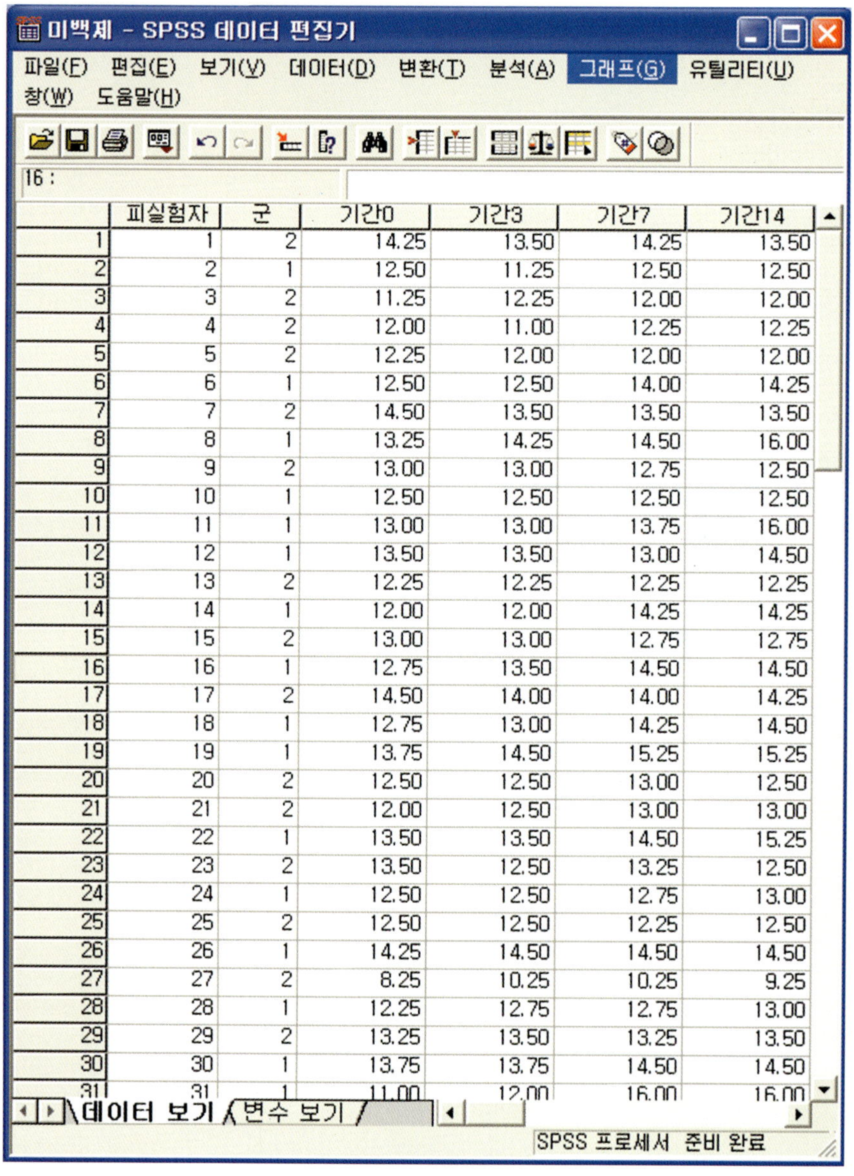

	피실험자	군	기간0	기간3	기간7	기간14
1	1	2	14.25	13.50	14.25	13.50
2	2	1	12.50	11.25	12.50	12.50
3	3	2	11.25	12.25	12.00	12.00
4	4	2	12.00	11.00	12.25	12.25
5	5	2	12.25	12.00	12.00	12.00
6	6	1	12.50	12.50	14.00	14.25
7	7	2	14.50	13.50	13.50	13.50
8	8	1	13.25	14.25	14.50	16.00
9	9	2	13.00	13.00	12.75	12.50
10	10	1	12.50	12.50	12.50	12.50
11	11	1	13.00	13.00	13.75	16.00
12	12	1	13.50	13.50	13.00	14.50
13	13	2	12.25	12.25	12.25	12.25
14	14	1	12.00	12.00	14.25	14.25
15	15	2	13.00	13.00	12.75	12.75
16	16	1	12.75	13.50	14.50	14.50
17	17	2	14.50	14.00	14.00	14.25
18	18	1	12.75	13.00	14.25	14.50
19	19	1	13.75	14.50	15.25	15.25
20	20	2	12.50	12.50	13.00	12.50
21	21	2	12.00	12.50	13.00	13.00
22	22	1	13.50	13.50	14.50	15.25
23	23	2	13.50	12.50	13.25	12.50
24	24	1	12.50	12.50	12.75	13.00
25	25	2	12.50	12.50	12.25	12.50
26	26	1	14.25	14.50	14.50	14.50
27	27	2	8.25	10.25	10.25	9.25
28	28	1	12.25	12.75	12.75	13.00
29	29	2	13.25	13.50	13.25	13.50
30	30	1	13.75	13.75	14.50	14.50
31	31	1	11.00	12.00	16.00	16.00

여기에서 변수 군의 1은 실험군, 2는 대조군을 의미한다.

SPSS의 팝업메뉴에서 **분석(A)>일반선형모형(G)>반복측정(R)...** 을 선택한 후, **반복측정 요인정의** 대화상자에서 **개체-내 요인이름(W):** 과 **수준의 수(L):** 를 지정한다. 이 경우 도포기간은 5개의 수준이 존재하기 때문에 **개체-내 요인이름(W):** 과 **수준의 수(L):** 란에 각각 **도포기간**과 5를 입력한다.

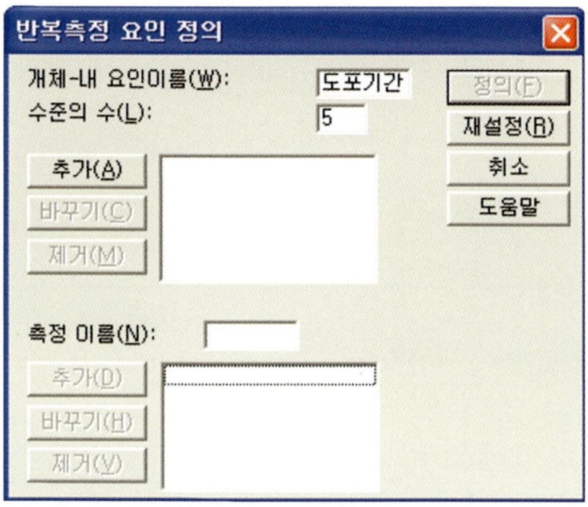

추가(A) 단추와 **정의(F)** 단추를 순서대로 누른다. 그 다음 **반복측정** 대화상자의 변수목록에서 5개의 변수를 모두 **개체-내 변수(W):** 란으로, 변수 군을 **개체-간 요인(B):** 란으로 각각 이동시킨다.

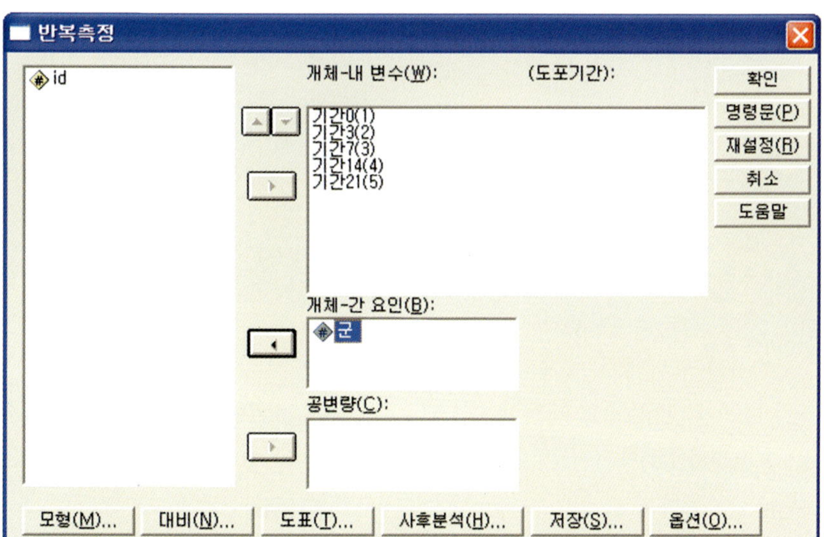

3.3.1 가정 점검 단계

본 절에서 다룬 단변량 접근방법을 적용하기 위해서는 우선 구형성 가정의 두 번째 조건인 복합대칭성(피실험자내 효과에 관련된 분산-공분산)을 만족하는지 여부를 검정해야 한다. 이 가정을 검정하기 위해서 직규정규 변환된 종속변수의 분산-공분산행렬에 대한 구형성 검정을 실시한다(Mauchly 1940). 이 검정은 SPSS의 반복측정분석을 행할 때 다음과 같이 자동적으로 출력된다.

Mauchly의 구형성 검정[b]

측도: MEASURE_1

개체-내 효과	Mauchly의 W	근사 카이제곱	자유도	유의확률	엡실런[a]		
					Greenhouse-Geisser	Huynh-Feldt	하한값
도포기간	.621	29.232	9	.001	.787	.847	.250

정규화된 변형 종속변수의 오차 공분산행렬이 단위행렬에 비례하는 영가설을 검정합니다.

a. 유의성 평균검정의 자유도를 조절할 때 사용할 수 있습니다. 수정된 검정은 개체내 효과검정 표에 나타납니다.

b.

계획: Intercept+군

개체-내 계획: 도포기간

유의확률이 0.001(<0.05)이므로 통계적으로 매우 유의하다. 즉 구형성 조건이 만족되지 않는다. 이 경우 두 개의 엡실런값 모두가 0.7보다 조금 크기 때문에 그린하우스-가이서 또는 휸-펠트가 제안한 단변량 엡실런 수정법을 사용하여 피실험자내 효과(미백제자료의 경우, 도표기간과 도포기간×군)를 검정할 수 있다. 참고로 Mauchly 검정은 표본수가 적은 경우 검정력이 떨어짐을 유의하자.

3.3.2 모형 식별 및 설정

2.3절에서 언급한바와 같이, 처리평균의 패턴을 탐색하기 위해서 각 처리평균을 연결한 꺾은선그래프이다.

미백제 자료의 경우, 5개의 도포기간에 따라 두 개의 군의 평균치아명도를 비교하기 때문에, 반복측정 대화상자의 변수목록에서 **도표(T)** 단추를 누른 뒤 **반복측정: 프로파일도표** 대화상자에서 **수평축 변수(H):** 와 **선구분 변수(S):** 란으로 각각 변수 **도포기간**과 **군**을 이동시킨다. 그 다음 **추가(A)** 단추를 누른다.

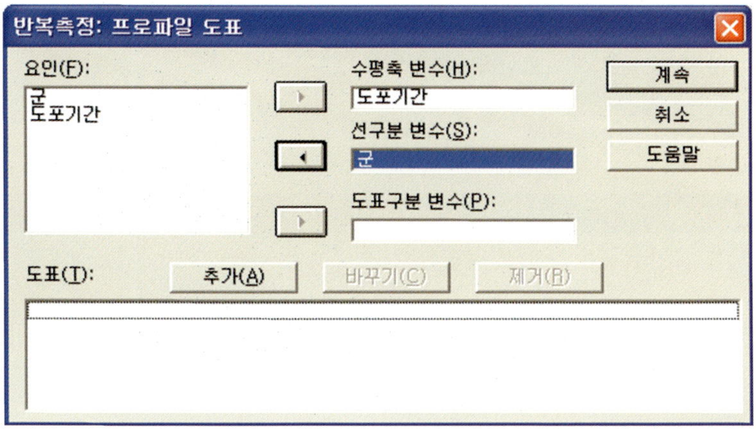

다음에 나타난 프로파일도표 결과를 통해서, 실험군은 도포기간이 경과함에 따라 평균치아명도가 증가하고 대조군은 별다른 추세(증가 또는 감소)를 보이지 않고 있다. 또한 두 선은 평행하지 않기 때문에 군과 도포기간에 대한 상호작용이 존재함을 알 수 있다.

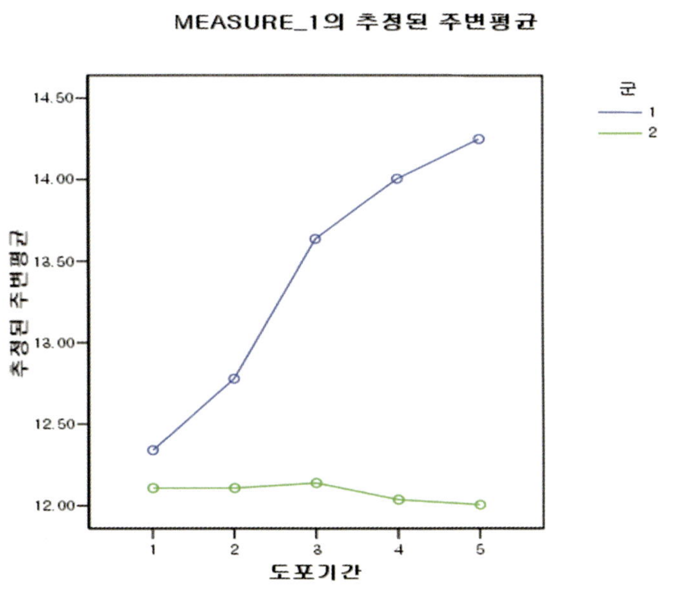

프로파일도표를 통해서 두 요인 간에 상호작용이 존재함을 알 수 있었다. 이를 모형설정에 반영하기 위해서, 반복측정 대화상자에서 **모형(M)** 단추를 누른 뒤, **반복측정: 모형** 대화상자에서 **사용자정의(C)** 를 체크하여 **개체-내 모형(M):** 란과 **개체-간 모형(D):** 란에 각각 변수 **도포기간**과 **군**을 이동시킨다. 참고로 **완전요인**

모형(F) 을 체크하면, 모든 주효과와 모든 상호작용효과를 출력한다. 결측값이 존재하지 않는 피실험자간 모형에 대해서는 제Ⅲ유형의 제곱합이 가장 많이 사용되며 디폴트이다. 나머지 유형에 관련된 사항은 2.3절을 참조하길 바란다.

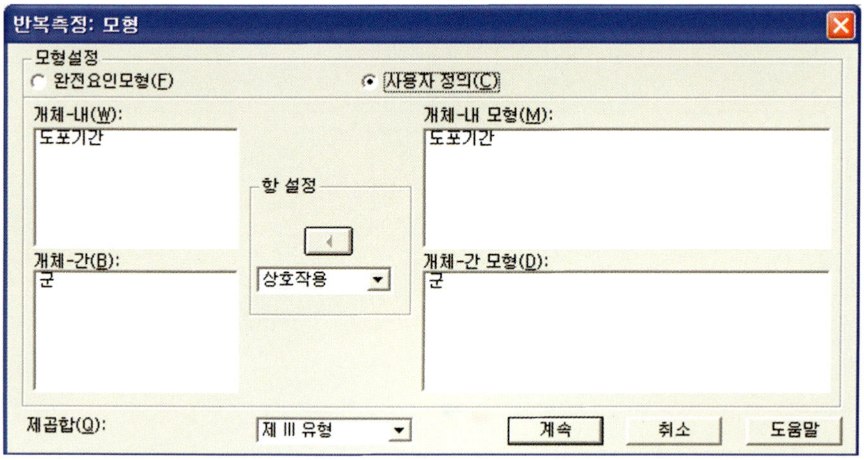

또는

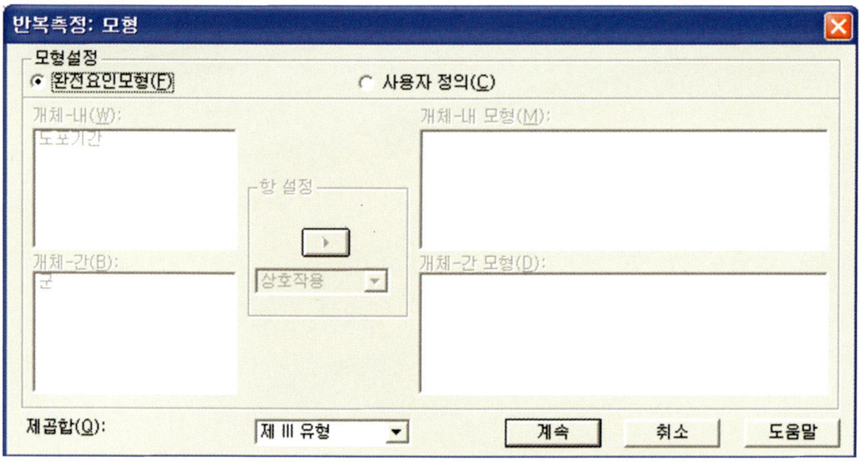

3.3.3 피실험자내 분석

다음은 피실험자내 효과에 관한 단변량 분석결과이다.

개체-내 효과 검정

측도: MEASURE_1

소스		제 III 유형 제곱합	자유도	평균제곱	F	유의확률
도포기간	구형성 가정	39.364	4	9.841	22.407	.000
	Greenhouse-Geisser	39.364	3.149	12.501	22.407	.000
	Huynh-Feldt	39.364	3.386	11.624	22.407	.000
	하한값	39.364	1.000	39.364	22.407	.000
도포기간 * 군	구형성 가정	47.243	4	11.811	26.891	.000
	Greenhouse-Geisser	47.243	3.149	15.003	26.891	.000
	Huynh-Feldt	47.243	3.386	13.951	26.891	.000
	하한값	47.243	1.000	47.243	26.891	.000
오차(도포기간)	구형성 가정	110.677	252	.439		
	Greenhouse-Geisser	110.677	198.379	.558		
	Huynh-Feldt	110.677	213.340	.519		
	하한값	110.677	63.000	1.757		

앞에서 살펴본 바와 같이, 구형성 조건이 만족하지 않고 엡실론 수정값이 0.7보다 크기 때문에(경험적으로) 각 열에 나타난 구형성 가정을 제외한 (엡실런을 사용한) 세 가지 방법에 근거하여 가설 검정을 실시한다.

우선 도포기간에 관한 세 개의 엡실론 수정방법에 근거한 p값 모두 0.000(<0.05)이므로 통계적으로 유의하다. 즉, 도포기간에 따라 평균치아명도가 달라진다(미백제를 사용한 도포기간에 따라 미백효과의 차이가 있다).

마찬가지로 세 개의 엡실론 수정방법에 근거한 유의성 검정을 실행하면 상호작용효과(도포기간*군) 역시 통계적으로 매우 유의하기 때문에(p값=0.000), 군과 도포기간 사이에 상호작용효과가 존재한다. 즉, 두 군에 대한 평균치아명도가 도포기간에 따라 달라진다는 것을 (도포기간에 따른 미백변화(효과) 패턴은 군에 따라 동일하지 않음을) 알 수 있다.

참고로 만일 구형성 조건을 만족하면 피실험자내 효과에 관한 검정은 각 열의 첫 번째 행에 나타난 '구형성 가정'란에 해당하는 p값을 선택한다. 그리고 2장에서도 언급했지만 표본수가 적을 경우 그린하우스-가이서 엡실론은 휸-펠트 엡실론 비해 보수적이기 때문에 후자의 방법을 선택하기를 권한다. 물론 구형성 가정을 만족하지 않고 엡실론값이 0.7보다 작을 때에는 다변량 해석방법을 따르는 것이 좋다.

3.3.4 피실험자간 분석

다음에 주어진 피실험자간 효과에 관한 분석결과를 살펴보면, p값이 0.000(<0.05)이므로 통계적으로 매우 유의하다. 즉, 대조군에 대한 총 평균치아명도가 실험군에 대한 것과 차이가 있음을 알 수 있다.

개체-간 효과 검정

측도: MEASURE_1
변환된 변수: 평균

소스	제 III 유형 제곱합	자유도	평균제곱	F	유의확률
절편	52755.205	1	52755.205	6351.588	.000
군	141.919	1	141.919	17.087	.000
오차	523.267	63	8.306		

3.4 다변량 분석방법

2요인 반복측정설계는 2.4절에서 다룬 1원 다변량 분산분석(one-way MANOVA)을 확장시켜 2원 다변량 분산분석(two-way MANOVA) 형식으로 분석할 수 있다. 다시 말해서, 관측되는 반응변수가 두 개 이상인 경우에 모든 반응변수들간의 상관관계를 고려하면서, 반응변수에 영향을 주는 두 개의 요인이 이 반응변수들과의 어떤 함수관계가 있는지에 대해 분산분석을 통해서 두 요인의 유의성을 검정하는 방법이다. 2.4절에서 언급한바와 같이, 다변량 분산분석방법은 구형성 가정에 대해 규제를 받지 않고 다만 주어진 자료가 다변량 정규분포를 따르기만 하면 적용할 수 있다.

다변량분석에서 피실험자간 분석은 배경예제 3.1의 요인 A에 대한 유의성검정에 해당하며, 3.3절에서 언급한 분할구설계에 근거한 단변량 분산분석과 동일하다. 이는 (주구)요인 A의 각 수준은 처음부터 서로 다른 피실험자 집단이 배치되어 독립성이 보장되기 때문이다.

요인 B와 상호작용 AB 효과의 유의성검정에 해당하는 피실험자내 분석은 어떨까? 다변량분석의 피실험자내 분석결과는, 주구요인 A의 각 수준에 배치된 각각의 피실험자들에서 분할구요인 B의 각 수준에서 관측되는 반응값들간에 상관이 존재하기 때문에 분할구설계에 근거한 단변량 분산분석결과와 다를 수 있다. 이런 이유로 다변량 분산분석은 피실험자내 분석에만 의미가 있다.

그렇다면 (2원) 다변량 분산분석은 어떻게 할까? 3.3절의 2요인 반복측정설계에 대한 분산분석 〈표 3-3〉과 같이, 즉 단변량 분산분석에서 검정하고자하는 효과에 대한 평균제곱을 오차평균제곱합으로 나누어 F 통계량을 계산한 후 임계값과 비교하는 방식으로 분석한다. 이를테면, 요인 B에 관한 유의성 검정을 하려면 $F=\frac{MS_A}{MS_{분할구오차}}$, 상호작용 AB에 관한 유의성 검정을 하려면 $F=\frac{MS_{AB}}{MS_{분할구오차}}$

를 계산하는 방식이다.

그러나, 다변량 분석에서 자료는 스칼라가 아닌 벡터 형태이므로, 평균제곱들이 행렬 형태가 된다. 단변량 분산분석의 처리제곱합과 오차제곱합을 다변량 분산분석에서는 각각 처리 제곱교차곱합 행렬(treatment sum of squares and cross products; treatment SSCP matrix) H, 오차 제곱교차곱합 행렬(error SSCP matrix) W이라 부른다. 유의성검정을 하기 위한 검정통계량은 이미 2.4절에서 살펴본 바와 같이 다음 네 가지가 있다.

- Wilks의 람다(Λ) : $\Lambda = \left|\frac{W}{H+W}\right|$
- Pillai의 트레이스(trace) : $trace\left(\frac{H}{H+W}\right)$
- Hotelling-Lawley의 트레이스 : $trace(W^{-1}H)$
- Roy의 최대근 : $W^{-1}H$의 가장 큰 고유치

이상의 검정통계량들 모두는 귀무가설이 사실일 경우 근사적으로 F 분포를 따른다.

결론적으로 요인 B에 대한 유의성검정($\beta_1 = \cdots = \beta_b = 0$)을 하기 위해서는 각 검정통계량의 H를 H_B(요인 B의 효과에 대한 처리 제곱교차제곱합 행렬)로 대치하면 된다. 한 예로 Wilks의 람다 검정통계량은 $\left|\frac{W}{H_B+W}\right|$이다. 마찬가지로 상호작용 AB효과에 대한 유의성검정($(\alpha\beta)_{11} = \cdots = (\alpha\beta)_{ab} = 0$)을 하기 위해서는 각 검정통계량의 H를 H_{AB}(상호작용 AB의 효과에 대한 처리 제곱교차제곱합 행렬)로 대치하면 된다.

실제자료에서 관측된 공분산행렬이 복합대칭성가정에서 벗어난 정도를 측정한 엡실론이 경험적으로 0.7보다 작다는 가정에서 다변량 분석방법을 적용할 수 있다.

3.4.1 가정 점검 단계

우선 다변량 접근방법은 표본이 다변량정규분포에서 뽑혀지고 피실험자간 효과에 관한 공분산행렬이 동일하다는 가정에서 사용할 수 있다. 따라서 이에 관련된 가정 즉, 피실험자간 효과에 대한 공분산행렬의 동질성(3.2절에서 살펴본 구형성 가정 중 첫 번째 조건)을 검정하기 위해서는 **반복측정: 옵션** 대화상자에서 **동질성 검정(R)** 을 체크하면 된다.

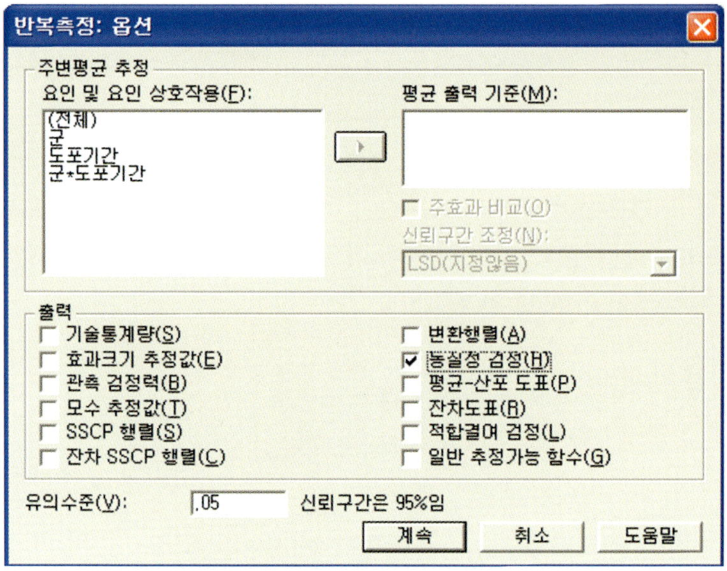

공분산행렬에 대한 Box의 동일성 검정[a]

Box의 M	18.008
F	1.098
자유도1	15
자유도2	15946.036
유의확률	.352

여러 집단에서 종속변수의 관측 공분산 행렬이 동일한 영가설을 검정합니다.

a. 계획: Intercept+군
개체-내 계획: 도포기간

유의확률이 0.352(>0.05)이므로, 대조군 32명의 피실험자에 대응하는 5개의 도포기간 수준간에 존재하는 분산-공분산 행렬과 실험군 33명의 피실험자에 대응하는 5개의 도포기간 수준간에 존재하는(피실험자간 효과) 분산-공분산 행렬이 동일하다는 귀무가설을 채택하게 된다.

3.4.2 피실험자내 분석과 피실험자간 분석

도포기간과 도포기간×군 각각에 관한 네 개의 검정통계량(Pillai의 트레이스, Wilks의 람다, Hotelling의 트레이스, Roy의 최대근)에 근거한 p값 모두가 0.000 (<0.05)이기 때문에 통계적으로 매우 유의하다. 이것은 앞에서 다룬 단변량 분석 결과와 동일하다. 구형성 가정이 만족하는 자료에 대해 다변량 해석방법은 단변량 분석방법에 비해 검정력이 떨어짐을 유의하자.

다변량 검정[b]

효과		값	F	가설 자유도	오차 자유도	유의확률
도포기간	Pillai의 트레이스	.460	12.798[a]	4.000	60.000	.000
	Wilks의 람다	.540	12.798[a]	4.000	60.000	.000
	Hotelling의 트레이스	.853	12.798[a]	4.000	60.000	.000
	Roy의 최대근	.853	12.798[a]	4.000	60.000	.000
도포기간 * 군	Pillai의 트레이스	.500	15.000[a]	4.000	60.000	.000
	Wilks의 람다	.500	15.000[a]	4.000	60.000	.000
	Hotelling의 트레이스	1.000	15.000[a]	4.000	60.000	.000
	Roy의 최대근	1.000	15.000[a]	4.000	60.000	.000

a. 정확한 통계량

b.

계획: Intercept+군
개체-내 계획: 도포기간

피실험자간 분석은 단변량분석과 동일한 결과를 얻는다. 왜냐하면 군의 각 수준(실험군과 대조군)에 처음부터 서로 다른 피실험자들이 배정되어 독립성이 보장되기 때문이다.

3.5 대 비

대비는 피실험자내 요인의 수준들 간의 차이를 비교하기 위한 검정이다. 모형에서 각 피실험자내 요인에 대한 대비를 모수의 선형결합으로 지정할 수 있다. 미백제자료를 통해 대비의 쓰임도를 설명해보기로 하자. 앞에서 언급한 여러 관심사 중 다음 사항을 고려해보자.

- 미백제를 사용하지 않은 상태(기간 0)에서 측정한 평균치아명도가 미백제 도포를 처리한 기간(3일, 7일, 14일, 21일)에서 측정한 평균치아명도와 각각 차이가 있는지 여부
- 도포처리기간 수준 중 연속된 4개의 수준쌍(즉, (0일, 3일), (3일, 7일), (7일, 14일), (14일, 21일))에서 측정한 평균치아명도가 각각 차이가 있는지 여부
- 도포처리기간의 연속된 4개의 수준 쌍 중 어느 수준에서 가장 평균미백명도 효과가 가장 크거나 작은가?
- 특정 수준(예를 들어 3일)에서 측정한 평균치아명도의 차이가 군에 따라 달라지는지 여부

SPSS를 사용하여 대비를 사용하기 위해서는 **반복측정** 대화상자에서 **대비(N)** 단추를 선택한 후, 다음에 주어진 5개 종류의 대비 중 관심있는 분석에 해당하는

것을 선택한다.

- **편차**(deviation) : 각 수준의 평균(참조범주 제외)을 모든 수준의 평균(전체 평균)과 비교하는 대비이다. 관심있는 요인(도포기간)을 고른 후 **대비(N):**에서 **편차**를 선택하고, 관심있는 참조변수를 둘 중 하나를 체크한다. 그 다음 **바꾸기(C)** 단추를 누른다.

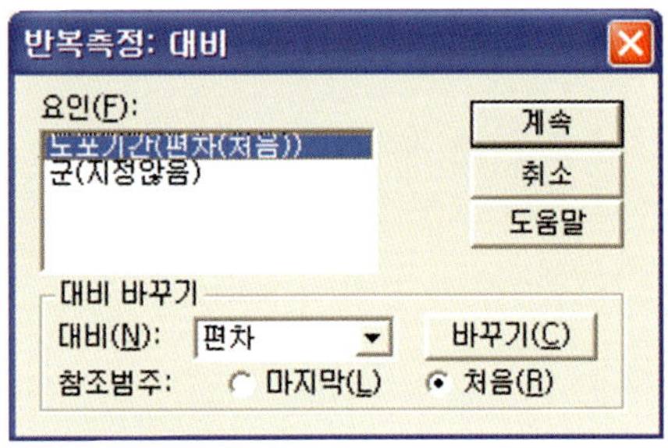

수준 기간 0(수준 1)을 참조범주로 지정하였기 때문에, 기간 0을 제외한 나머지 4개의 수준의 평균과 전체평균을 각각 비교한다. 이에 관련된 대비계수행렬을 출력하기 위해서는 **반복측정: 옵션** 대화상자에서 **변환행렬(A)**을 체크하면 된다.

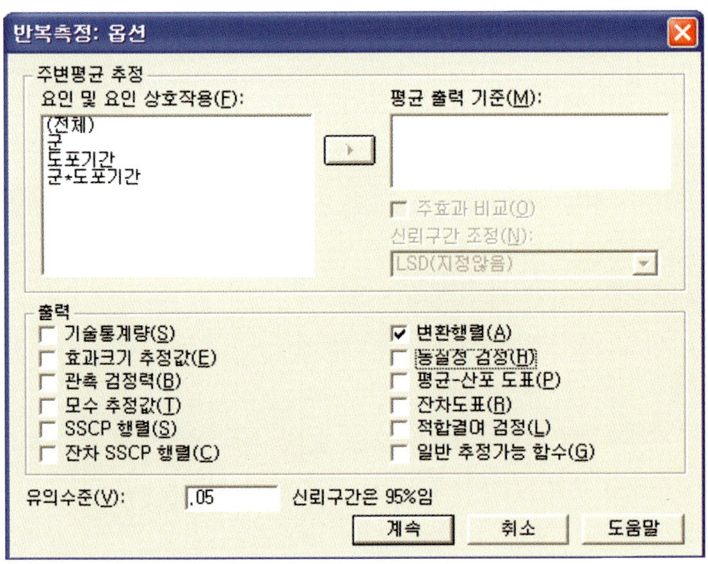

다음의 출력결과에서 첫 번째 열은 수준 2(3일)의 평균치아명도와 전체평균치아명도를 비교, 두 번째 열은 수준 3(7일)의 평균치아명도와 전체평균치아명도를

비교, 세 번째 열은 수준 4(14일)의 평균치아명도와 전체평균치아명도를 비교, 네 번째 열은 수준 5(21일)의 평균치아명도와 전체평균치아명도를 비교하는 것을 지정하는 변환행렬이다.

도포기간a

측도: MEASURE_1

종속변수	도포기간			
	수준 2 대 평균	수준 3 대 평균	수준 4 대 평균	수준 5 대 평균
기간0	-.200	-.200	-.200	-.200
기간3	.800	-.200	-.200	-.200
기간7	-.200	.800	-.200	-.200
기간14	-.200	-.200	.800	-.200
기간21	-.200	-.200	-.200	.800

a. In routine RepeatString read "]" when expected ":창(&W)

개체-내 대비 검정

측도: MEASURE_1

소스	도포기간	제 III 유형 제곱합	자유도	평균제곱	F	유의확률
도포기간	수준 2 대 평균	5.744	1	5.744	14.959	.000
	수준 3 대 평균	1.392	1	1.392	6.370	.014
	수준 4 대 평균	5.138	1	5.138	13.755	.000
	수준 5 대 평균	9.721	1	9.721	27.365	.000
도포기간 * 군	수준 2 대 평균	6.882	1	6.882	17.923	.000
	수준 3 대 평균	.492	1	.492	2.250	.139
	수준 4 대 평균	6.795	1	6.795	18.192	.000
	수준 5 대 평균	13.763	1	13.763	38.743	.000
오차(도포기간)	수준 2 대 평균	24.190	63	.384		
	수준 3 대 평균	13.766	63	.219		
	수준 4 대 평균	23.532	63	.374		
	수준 5 대 평균	22.380	63	.355		

도포기간에 대한 출력결과에 따르면, 요인 도포기간에 대한 각 수준(예를 들어, 3일차의 대조군과 실험군 치아명도를 구분하지 않고 계산한 값)의 평균치아명도가 해당수준을 제외하고 나머지 수준들을 합한 전체평균치아명도(예를 들어, 대조군 실험군의 값을 포괄하여 0, 7, 14, 21일차 치아명도를 합한 것의 평균)와 차이가 있음을 알 수 있다(p값=0.000)이다. 이 미백제실험 사례에서 이러한 대비는 임상적인 의미가 별로 없다. 그러나, 만약 단일요인 반복측정설계로서 한 사람에서 세치제 종류를 바꿔가며 치면세균막 감소효과를 보는 등의 실험을 할 때에 다섯 종류의 세치제 중 나머지 네 개 세치제에 비해 어느 세치제가 유효한가, 즉 전반적인 추세에서 특별히 두드러지는 세치제가 있는지를 알아보고자 하는 경우 등의 사례에서 유용한 대비이다.

이 실험에서의 임상적 의미는 별로 없으나, 다른 실험의 경우 상호작용의 효과를 보고자 하는 경우(위 표에서는 도포기간×군)의 대비도 위와 같이 해석하면 된다.

- **단순**(simple) : 반복측정의 특정수준(참조수준, 대조수준)을 다른 수준들과 비교할 때 유용하다. 만일 **반복측정: 대비** 대화상자에서 **참조범주: 처음(R)** 을 체크하면, 첫 번째 수준의 평균을 나머지 다른 수준의 평균과 각각 비교한다.

미백제자료의 경우, 첫 번째 수준(기간 0)을 참조(대조)범주로 선택하여 미백제를 사용하지 않은 상태(0일)에서 측정한 평균치아명도가 도포를 처리한 상태(3일, 7일, 14일, 21일)에서 측정한 4쌍의 평균치아명도와 각각 차이가 있는지 여부를 검정할 수 있다.

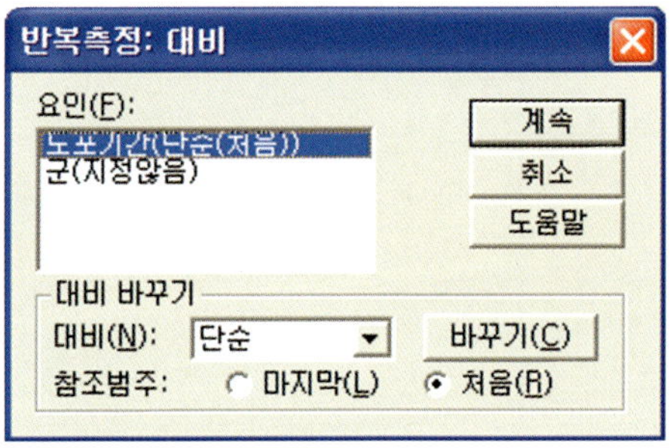

다음에 주어진 변환행렬을 살펴보면, 첫 번째 열은 수준 1(0일)의 평균치아명도와 수준 2(3일)의 평균치아명도를 비교, 두 번째 열은 수준 1(0일)의 평균치아명도와 수준 3(7일)의 평균치아명도를 비교, 세 번째 열은 수준 1(0일)의 평균치아명도와 수준 4(14일)의 평균치아명도를 비교, 네 번째 열은 수준 1(0일)의 평균치아명도와 수준 5(21일)의 평균치아명도를 비교한다.

도포기간[a]

측도: MEASURE_1

	도포기간			
종속변수	수준 2 대 수준 1	수준 3 대 수준 1	수준 4 대 수준 1	수준 5 대 수준 1
기간0	-1	-1	-1	-1
기간3	1	0	0	0
기간7	0	1	0	0
기간14	0	0	1	0
기간21	0	0	0	1

a. In routine RepeatString read "]" when expected ":창(&W)

개체-내 대비 검정

측도: MEASURE_1

소스	도포기간	제 III 유형 제곱합	자유도	평균제곱	F	유의확률
도포기간	수준 2 대 수준 1	3.137	1	3.137	4.403	.040
	수준 3 대 수준 1	28.596	1	28.596	33.040	.000
	수준 4 대 수준 1	41.401	1	41.401	34.268	.000
	수준 5 대 수준 1	53.079	1	53.079	48.316	.000
도포기간 * 군	수준 2 대 수준 1	3.137	1	3.137	4.403	.040
	수준 3 대 수준 1	25.965	1	25.965	30.000	.000
	수준 4 대 수준 1	49.016	1	49.016	40.572	.000
	수준 5 대 수준 1	65.679	1	65.679	59.786	.000
오차(도포기간)	수준 2 대 수준 1	44.879	63	.712		
	수준 3 대 수준 1	54.526	63	.865		
	수준 4 대 수준 1	76.113	63	1.208		
	수준 5 대 수준 1	69.210	63	1.099		

도포기간인 출력결과에 따르면, 첫째 줄은 요인 도포기간에 대한 수준 1(0일)과 수준 2(3일)의 평균치아명도를 각각 비교하는 대비이다. 이에 관련된 p값은 0.040(<0.05)이다. 즉, 미백제를 사용하지 않은 0일차의 평균치아명도는 3일차 때의 것과 다르다는 것(실험군 대조군 구분없이 합한 결과)을 의미한다. 마찬가지로 나머지 3쌍 즉, [(0일과 7일), (0일과 14일), (0일과 21일)]에 대한 평균치아명도의 차이가 각각 있음을 시사해 준다. 결론적으로 미백제를 도포하지 않은 상태(기간 0)에서 측정한 평균치아명도는 미백제를 도포한 상태(3일, 7일, 14일, 21일)에서 측정한 평균치아명도와 각각 차이가 있다.

다음은 도포기간 ×군의 상호작용을 고려해보자. 도포기간 0에서 측정한 평균치아명도와 나머지 4개의 수준(3, 7, 14, 21일차)에서 측정한 네 개의 평균치아명도를 각각 대비하였을 때 실험군이냐 대조군이냐에 따라 통계적으로 유의한 차이가 있다는 의미이다(p값<0.05). 결국, 도포전 상태를 기준으로 한 각 도포기간별 평균치아명도의 차이값은 실험군과 대조군 간에 따라 달라진다는 의미이다. 결국 실험을 통해 주되게 밝히고자 하는 것은 실험군 미백제가 효과가 있는지의 여부이므로, 실험군과 대조군을 구분않고 합해서 도포기간에 따른 차이를 대비해 보는 것보다는 도포기간 ×군 상호작용의 대비를 보는 것이 결론유도에 더 적절한 방법이다.

- **차분**(difference) : 각 수준(첫 수준은 제외)의 평균을 이전 수준의 평균들과 비교하며, 역 Helmert 대비라고도 한다.

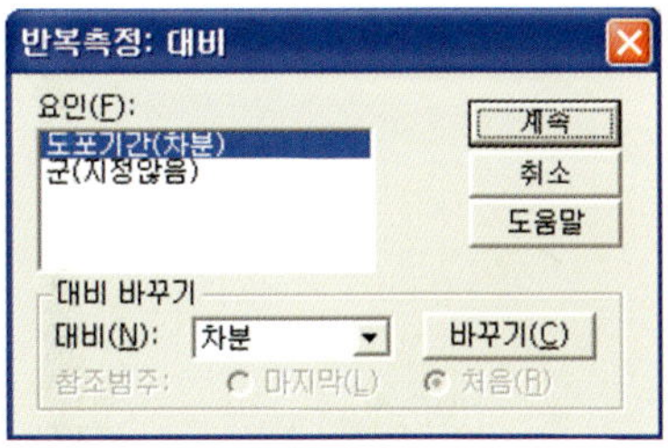

도포기간a

측도: MEASURE_1

종속변수	도포기간 수준 2 대 수준 1	수준 3 대 이전값	수준 4 대 이전값	수준 5 대 이전값
기간0	-1.000	-.500	-.333	-.250
기간3	1.000	-.500	-.333	-.250
기간7	.000	1.000	-.333	-.250
기간14	.000	.000	1.000	-.250
기간21	.000	.000	.000	1.000

a. In routine RepeatString read "]" when expected ":창 (&W)

다음에 주어진 변환행렬의 4개의 열은 (3일 대 0일), (7일 대 [3일과 0일]), (14일 대 [7일과 3일과 0일]), (21일 [14일과 7일과 3일과 0일])에 대한 평균치아명도를 각각 비교한다.

개체-내 대비 검정

측도: MEASURE_1

소스	도포기간	제 III 유형 제곱합	자유도	평균제곱	F	유의확률
도포기간	수준 2 대 수준 1	3.137	1	3.137	4.403	.040
	수준 3 대 이전값	19.909	1	19.909	33.702	.000
	수준 4 대 이전값	16.496	1	16.496	21.985	.000
	수준 5 대 이전값	15.189	1	15.189	27.365	.000
도포기간 * 군	수준 2 대 수준 1	3.137	1	3.137	4.403	.040
	수준 3 대 이전값	17.724	1	17.724	30.004	.000
	수준 4 대 이전값	22.206	1	22.206	29.595	.000
	수준 5 대 이전값	21.505	1	21.505	38.743	.000
오차(도포기간)	수준 2 대 수준 1	44.879	63	.712		
	수준 3 대 이전값	37.217	63	.591		
	수준 4 대 이전값	47.270	63	.750		
	수준 5 대 이전값	34.968	63	.555		

군에 관계없이 도포기간의 각 수준에서 측정한 평균치아명도가 바로 직전 도포기간까지의 평균치아명도와 도포기간 수준에 관계없이 모두 차이가 있다(p값<0.05).

도포기간의 각 수준에서 측정한 평균치아명도가 바로 직전 도포기간까지의 평균치아명도와의 차이가 도포기간에 수준에 관계없이 모두 군에 따라 달라진다(p값<0.05). 임상적 의미를 설명하자면, 측정시기가 언제이건 간에 해당 측정시기에 관측한 평균치아명도는 그 시기 이전까지의 평균치아명도와 유의하게 달라진다는 의미로서 실험종료시까지 계속해서 유의하게 밝아진다는 것을 의미한다.

- Helmert.: 각 수준(마지막 수준은 제외)의 평균을 후속수준의 평균과 비교하며, 수준비교를 차분대비와 반대방향으로 고려한다. 반응들의 변화가 멈추는 시점을 알고자 할 때 특히 유용한 대비이다.

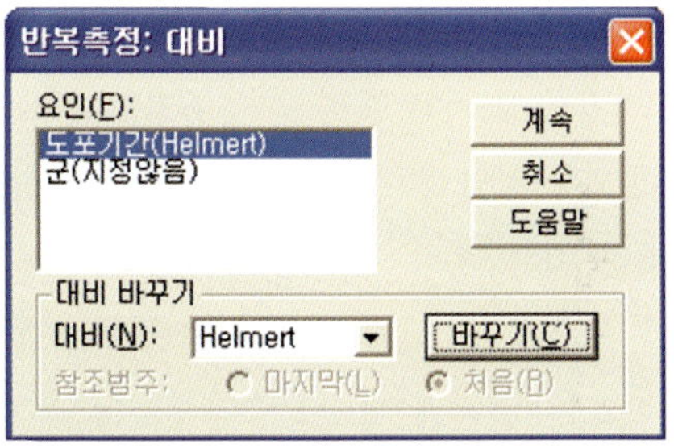

도포기간ª

측도: MEASURE_1

종속변수	도포기간			
	수준 1 대 이후값	수준 2 대 이후값	수준 3 대 이후값	수준 4 대 수준 5
기간0	1.000	.000	.000	.000
기간3	-.250	1.000	.000	.000
기간7	-.250	-.333	1.000	.000
기간14	-.250	-.333	-.500	1.000
기간21	-.250	-.333	-.500	-1.000

a. In routine RepeatString read "]" when expected ":창(&W)

다음에 주어진 변환행렬의 4개의 열은 (14일 대 21일), (7일 대 [14일과 21일]), (3일 대 [7일과 14일과 21일]), (0일 대 [3일과 7일과 14일과 21일])에 대한 평균치아명도를 각각 비교한다.

개체-내 대비 검정

측도: MEASURE_1

소스	도포기간	제 III 유형 제곱합	자유도	평균제곱	F	유의확률
도포기간	수준 1 대 이후값	27.140	1	27.140	40.816	.000
	수준 2 대 이후값	21.020	1	21.020	27.190	.000
	수준 3 대 이후값	2.288	1	2.288	4.576	.036
	수준 4 대 수준 5	.724	1	.724	1.162	.285
도포기간 * 군	수준 1 대 이후값	30.173	1	30.173	45.378	.000
	수준 2 대 이후값	24.628	1	24.628	31.856	.000
	수준 3 대 이후값	6.038	1	6.038	12.076	.001
	수준 4 대 수준 5	1.217	1	1.217	1.952	.167
오차(도포기간)	수준 1 대 이후값	41.890	63	.665		
	수준 2 대 이후값	48.704	63	.773		
	수준 3 대 이후값	31.496	63	.500		
	수준 4 대 수준 5	39.279	63	.623		

군에 관계없이 4개의 수준 쌍 중 세 개만이 통계적으로 차이가 있다. 즉, 0일차와 3일 이후의 평균치아명도, 0일차를 제외한 3일차와 7일 이후, 0일차 및 3일차를 제외한 7일차와 14일 이후의 평균치아명도와 차이가 있다(각각 $p<0.05$). 임상적인 의미로서, 이러한 대비는 어떠한 효과가 특정 시점 이후부터 사라지는 것을 알아낼 때 유용한 대비이다. 단기간 동안 계속 도포하고 치아명도 차이를 보는

배경예제와 같은 예에서는 차분대비가 적절하지만, 만약 도포는 21일까지만 하고 3, 6, 9, 12개월 등 장기간에 걸쳐서 밝아진 치아명도가 유지되는지를 보고자 한다면, 기간이 지남에 따라서 치아색은 다시 어두워 질 것인데, 어느 시점까지 미백효과가 유지되는지를 보기 위해서 이러한 대비를 사용해볼 수 있다.

단순대비의 예에서 언급한 바 있지만, 실험미백제와 대조미백제 간에 효과가 사라지는 시기를 비교하고자 한다면 도포기간의 p값을 볼 것이 아니라 도포기간×군의 p값을 읽어야 한다.

- **반복**(repeated) : 이 대비는 참조범주를 고려하지 않고, 각 수준의 평균(처음 제외)을 바로 이전 수준의 평균과 비교하기 때문에 순차적으로 나타나는 변동 및 패턴을 탐색하는 데 유용하다.

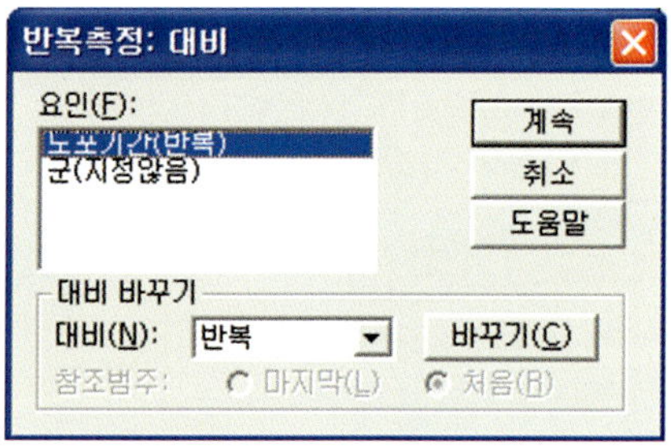

다음에 주어진 변환행렬의 4개의 열은 각각 4쌍의 수준 즉, (수준 1과 수준 2), (수준 2와 수준 3), (수준 3과 수준 4), (수준 4와 수준 5)에서 측정한 평균치아명도를 비교한다.

도포기간[a]

측도: MEASURE_1

종속변수	도포기간 수준 1 대 수준 2	수준 2 대 수준 3	수준 3 대 수준 4	수준 4 대 수준 5
기간0	1	0	0	0
기간3	-1	1	0	0
기간7	0	-1	1	0
기간14	0	0	-1	1
기간21	0	0	0	-1

a. In routine RepeatString read "]" when expected ":창 (&W)

개체-내 대비 검정

측도: MEASURE_1

소스	도포기간	제 III 유형 제곱합	자유도	평균제곱	F	유의확률
도포기간	수준 1 대 수준 2	3.137	1	3.137	4.403	.040
	수준 2 대 수준 3	12.791	1	12.791	19.029	.000
	수준 3 대 수준 4	1.181	1	1.181	1.927	.170
	수준 4 대 수준 5	.724	1	.724	1.162	.285
도포기간 * 군	수준 1 대 수준 2	3.137	1	3.137	4.403	.040
	수준 2 대 수준 3	11.052	1	11.052	16.443	.000
	수준 3 대 수준 4	3.631	1	3.631	5.923	.018
	수준 4 대 수준 5	1.217	1	1.217	1.952	.167
오차(도포기간)	수준 1 대 수준 2	44.879	63	.712		
	수준 2 대 수준 3	42.348	63	.672		
	수준 3 대 수준 4	38.623	63	.613		
	수준 4 대 수준 5	39.279	63	.623		

군에 관계없이 도포기간의 인접하는 두 쌍의 수준 즉, (0일과 3일), (3일과 7일)간의 평균치아명도는 각각 차이가 있다(각각 p값=0.040, 0.000). 추가로 도포기간의 인접하는 (수준 4와 수준 5) 즉, (14일과 21일)을 제외한 나머지 3쌍의 수준들간의 평균치아명도는 각각 군(미백제 사용여부)에 따라 달라진다(각각 p값=0.040, 0.000, 0.018). 배경예제 3.1의 경우와 같이, 일관되게 치아명도에 변화가 나타나는 경우에는 어느 시점부터 명도 차이가 나는가를 보는 데에 차분대비나 반복대비가 동일한 결과로 나타날 수 있지만, 평균측정값의 차이가 측정일에 따라 기복이 심한 경우에는 실험의 목적에 따라 때로는 차분대비가와 반복대비의 결과가 달라질 수 있으며, 이런 경우에는 반복대비가 더 적절한 대비일 수 있다.

- **다항**(polynomial) : 대비옵션에서 디폴트로 정해져 있는 대비이며, 다항추세를 추정하는데 사용된다. 3.4절과 3.5절에서 행한 분석은 도포기간과 군간의 상호작용효과의 존재여부를 평가하였지만, 좀 더 세밀한 분석은 하지 못했다. 다시 말해서 도포기간과 군간의 추세성분들의 상호작용을 살펴보지는 않았다. 실험군과 대조군이 시간흐름에 따라 영향을 받는 경향이 다를 수 있으며 그러한 추세를 살펴보기 위해 시행하는 대비이다.

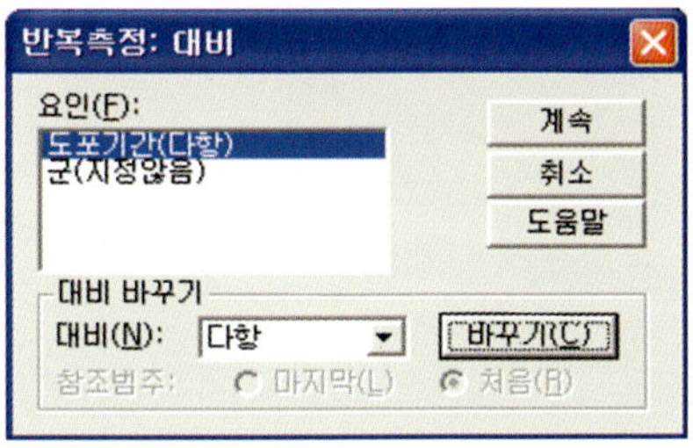

도포기간

측도: MEASURE_1

종속변수	도포기간			
	선형	2차형	삼차형	차수 4
기간0	-.632	.535	-.316	.120
기간3	-.316	-.267	.632	-.478
기간7	.000	-.535	.000	.717
기간14	.316	-.267	-.632	-.478
기간21	.632	.535	.316	.120

a. In routine RepeatString read "]" when exı (&W)

개체-내 대비 검정

측도: MEASURE_1

소스	도포기간	제 III 유형 제곱합	자유도	평균제곱	F	유의확률
도포기간	선형	36.996	1	36.996	49.045	.000
	2차형	1.339	1	1.339	3.455	.068
	삼차형	.417	1	.417	1.083	.302
	차수 4	.613	1	.613	2.662	.108
도포기간 * 군	선형	45.961	1	45.961	60.930	.000
	2차형	.542	1	.542	1.399	.241
	삼차형	.555	1	.555	1.442	.234
	차수 4	.184	1	.184	.799	.375
오차(도포기간)	선형	47.523	63	.754		
	2차형	24.409	63	.387		
	삼차형	24.245	63	.385		
	차수 4	14.501	63	.230		

위의 표에서 통계적으로 유의한 p값(<0.05)으로 나타나는 행이 평균치아명도 변화의 추세이다. 구체적으로, 위의 예에서는 5회에 걸쳐 측정한 평균치아명도들이 시간이 경과함에 따라 "선형(linear)"으로 변하는 패턴임을 알 수 있다(p값=0.000). 쉽게 설명해서, 변화의 추세는 1차방정식의 패턴이라는 의미이다. 마찬가지로 소스 도표기간×군 첫 행(선형)이 통계적으로 유의하기 때문에(p값=0.000), 대조군이 선형으로 증가(또는 감소)하는 패턴이 실험군의 것과 다르다는 것을 알 수 있다. 즉, 도포기간이 경과함에 따라 두 군 간의 직선 기울기가 다르다.

이러한 분석결과는 3.3절에서 살펴본 프로파일도표를 시각적으로 탐색한 패턴과 일맥상통하게 된다(아래 그림 참조).

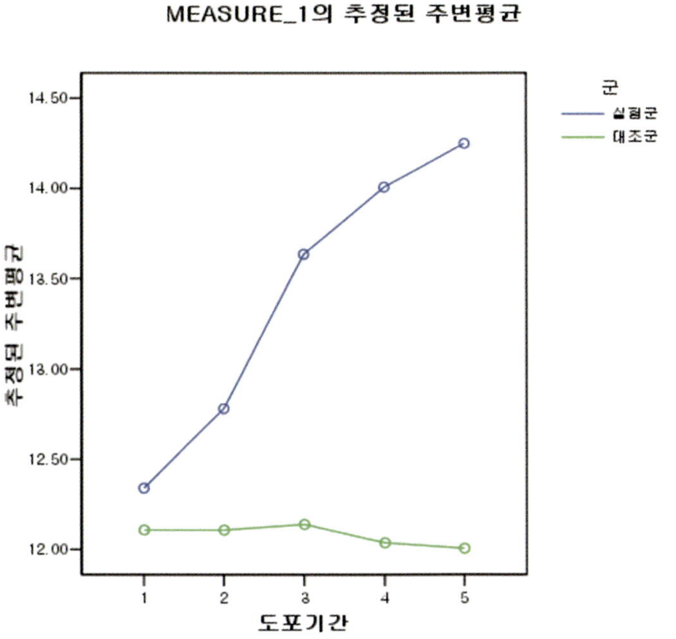

추가로 선형을 제외한 나머지 다차형들(2차형, 삼차형, 차수 4)의 p값들을 통해서 도포기간이 경과함에 따라 5회의 도포기간에서 측정한 평균치아명도들이 각각 한번(두 번, 세 번)굽은 곡선의 형태로 변화하고 있는지 여부를 검정할 수 있다. 선형을 제외한 모든 p값이 0.05 보다 크기 때문에, 2차, 3차, 4차형이 아님을 알 수 있다.

앞에서 살펴본 여섯 개의 대비 외에 사용자가 원하는 대비를 적용시키고 싶으면, **반복측정** 대화상자에서 **명령문(P)** 단추를 누른 뒤, special 문을 사용하여 실행한다. 앞선 대비의 예에서는 가능한 모든 대비의 결과를 보여주지만, 특정한 측정시기끼리만 콕 찍어서 비교해 보고자 할 때에 사용할 수 있는 방법이다. 이때 사용되는 대비계수행렬의 배열은 피실험자내요인의 수준수×수준수(미백제자료의 경우 5×5)되어야 하며, 대비계수행렬의 각 행의 원소들의 합은 0이 되어야 하며, 첫 번째 행의 모든 원소들은 모두 1로 놓는다. 다음은 미백제자료를 근거로 하여 4개의 관심있는(하이라이트된) 대비행렬을 고려한 SPSS 명령문이다. 물론 이를 실행하기 위해서는 상단에 있는 아이콘 ▶ 을 누르거나, 팝업메뉴에서 **실행(R)**을 사용한다. 예를 들어, 아래 그림의 반전된 부분 중 두 번째 행의 0 -1 0 1 0 은 3일차 값과 14일차 값을 비교하라는 의미이고, 맨 아랫줄의 0 0 -1 2 -1 은 7일차와 21일차를 평균한 값을 14일차와 비교하라는 의미이다.

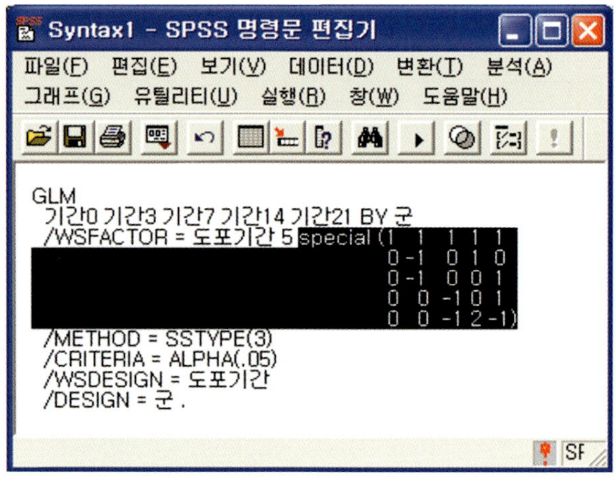

3.6 관측평균에 대한 사후분석 다중비교

앞서 대비는 피실험자내 요인의 수준간 짝비교이었다. 대비와 사후분석이 다른 점은 대비는 일부분끼리만 비교하는 방법임에 비해 사후분석은 모든 수준의 평균값들을 고려한 상태에서 특정 짝이 유의차가 있는지를 보는 방법이다.

만일 미백제실험에서 요인 군에 3개 이상의 수준(다른 종류의 미백제)이 존재하고 피실험자간 분석에서 수준들간에 차이가 있다고 판단되면, 어느 수준(미백제)간에 평균치아명도 차이가 있는지 짝비교를 통해 살펴봐야 할 것이다. 즉, 여러 미백제 중 어느 것이 평균적으로 미백효과가 더 나은지 여부에 관심이 있을 것이다. 물론 피실험자내 분석에서 요인 도포기간의 5개의 수준 중 어느 수준에서 미백효과가 가장 크거나 작은지 여부도 관심영역에 속할 것이다. SPSS 반복측정 프로시저는 단지 피실험자간 요인에 대한 사후검정만을 실행할 수 있다.

미백제자료의 경우 피실험자간 분석에 관련된 요인은 단지 두 개의 수준(대조군과 실험군)만이 존재하므로, 군 간에 평균치아미백에 차이가 있다하더라도 더 이상의 사후검정이 불필요하게 된다.

사후검정을 설명하기 위해, 실험에 사용한 미백제가 3종류 이상이었다고 가정하고 예시하겠다. 다음에 주어진 **반복측정: 관측평균의 사후분석 다중비교** 대화상자에서 요인 군을 **사후검정변수(P):** 란으로 이동시킨 후, 여러 검정방법 중 그 특성에 맞는 것을 선택한다.

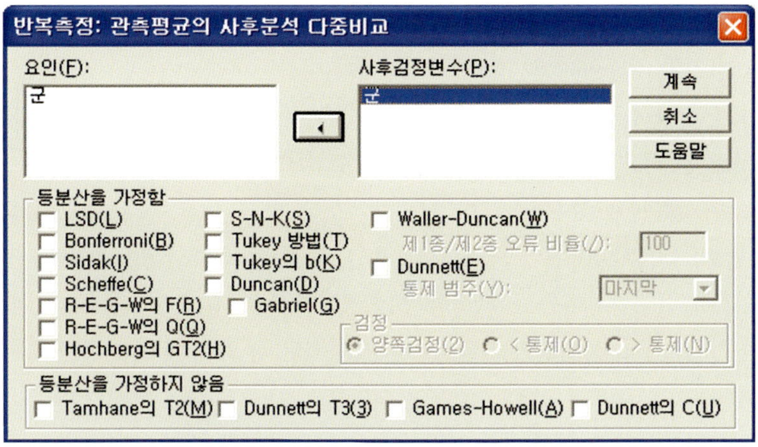

각 검정에 대한 특성을 살펴보기로 하자. Bonferroni와 Tukey의 정직유의차 검정(honestly significant difference test)은 보통 다중비교 검정에 사용된다.

스튜던트의 t 통계량을 기준으로 하는 Bonferroni 검정은 관측된 유의수준을 수정한다.

Sidak의 T 검정을 사용하는 경우에도 유의수준이 수정되며 Bonferroni 검정보다 덜 보수적이다. 즉 귀무가설을 기각할 가능성이 더 크다.

Tukey의 정직유의차 검정은 스튜던트화 범위 통계량(studentized range statistic)을 사용하여 모든 집단 간 대응별 비교를 수행하며 실험별 오차 비율을 모든 대응별 비교 집합의 오차 비율로 설정한다. 다수의 대응평균을 검정할 경우 Tukey의 정직유의차 검정이 Bonferroni 검정보다 효과적인 결과를 나타난다. 반면에 소수의 대응평균을 비교할 경우는 Bonferroni가 보다 효과적이다.

Hochberg의 GT2는 Tukey의 정직유의차 검정과 유사하나 스튜던트화 최대 계수가 사용된다. 대개 Tukey의 검정이 더 효과적이다.

Gabriel의 대응별 비교 검정 또한 스튜던트화 최대 계수를 사용하며 셀 크기가 동일하지 않을 경우 일반적으로 Hochberg의 GT2가 더 효과적인 방법이다. Gabriel의 검정은 셀 크기가 상당히 다양하게 분포할 경우 광범위하게 사용될 수 있다.

Dunnett의 대응별 다중비교 t 검정(pairwise multiple comparison t test)은 단일 수준(위 대화상자에서 "통제범주"라고 표시된 부분)을 대조평균으로 삼아 나머지 수준들을 묶어 비교하는 방식이다. 마지막 범주가 디폴트 대조평균이지만, 처음 범주를 대조변수로 선택할 수도 있다. 대화상자에 "검정"이라고 표시된 부분에서 양측검정을 선택할 수도 있고, 한 요인수준에서의 평균이 대조평균보다 작은지 여부를 검정하려면 〈**통제**를 선택하며, 마찬가지로 한 요인수준의 평균이 대조평균보다 큰지를 검정하려면〉 **통제**를 선택한다.

Ryan, Einot, Gabriel 및 Welsch(R-E-G-W)는 두 가지 다중 하향 범위 검정을 개발하였다. 다중 하향 프로시저는 우선 모든 평균이 동일한지 여부를 검정하고, 모든 평균이 동일하지 않으면 평균 부집단에 대한 동일성을 검정한다. R-E-G-W F는 F 검정을 기준으로 하며 R-E-G-W Q는 스튜던트화 범위를 기준으로 한다. 이들 검정은 Duncan의 다중범위검정과 Student- Newman-Keuls (다중하향 프로시저임)보다 더 효과적인 방법이지만 셀 크기가 다른 경우에는 적합하지 않다.

분산이 동일하지 않을 경우 Tamhane의 T2(t 검정을 기준으로 하는 보존성 대응별 비교 검정), Dunnett의 T3(스튜던트화 최대 계수를 기준으로 하는 대응별 비교 검정), Games-Howell 대응별 비교검정(경우에 따라 광범위하게 사용됨) 또는 Dunnett의 C(스튜던트화 범위를 기준으로 하는 대응별 비교 검정)를 사용한다.

Duncan의 다중범위검정(multiple range test), Student-Newman-Keuls (S-N-K), Tukey의 B는 집단 평균의 순위를 정하고 범위 값을 계산하는 범위 검정이다. 이들 검정은 앞서 언급한 다른 검정만큼 자주 사용되지 않는다.

Waller-Duncan t 검정은 Bayesian 접근법을 사용하며, 이 범위 검정은 표본의 크기가 동일하지 않을 경우 표본 크기의 조화평균을 사용한다.

Scheffé 검정의 유의수준은 이 기능에 사용할 수 있는 대응별 비교 뿐 아니라 검정할 집단 평균들의 가능한 모든 선형조합을 허용한다. 그 결과 Scheffé 검정은 다른 검정 방법보다 좀 더 보수적 특성을 갖는데, 이는 유의성을 위해 평균 차가 더 커야 한다는 것을 의미한다.

최소유의차(least significant difference; LSD) 대응별 다중비교검정은 모든 대응 집단 간 다중 개별 t 검정과 동일하고, 다중비교에 대한 관측유의수준을 수정할 수 없다는 단점이 있다.

다음에 주어진 두 개의 출력결과는 피실험자간 요인의 수준이 3개인 경우(3종류의 미백제)에 대해 사후분석 다중비교한 것이다(미백제_사후.sav).

다중 비교

측도: MEASURE_1

	(I) 군	(J) 군	평균차(I-J)	표준오차	유의확률	95% 신뢰구간	
						하한값	상한값
Tukey HSD	1	2	-1.4386	1.49984	.605	-5.0323	2.1552
		3	-6.6103*	1.51440	.000	-10.2389	-2.9817
	2	1	1.4386	1.49984	.605	-2.1552	5.0323
		3	-5.1717*	1.46622	.002	-8.6849	-1.6585
	3	1	6.6103*	1.51440	.000	2.9817	10.2389
		2	5.1717*	1.46622	.002	1.6585	8.6849
Scheffe	1	2	-1.4386	1.49984	.633	-5.1922	2.3151
		3	-6.6103*	1.51440	.000	-10.4003	-2.8203
	2	1	1.4386	1.49984	.633	-2.3151	5.1922
		3	-5.1717*	1.46622	.003	-8.8412	-1.5023
	3	1	6.6103*	1.51440	.000	2.8203	10.4003
		2	5.1717*	1.46622	.003	1.5023	8.8412
LSD	1	2	-1.4386	1.49984	.341	-4.4314	1.5543
		3	-6.6103*	1.51440	.000	-9.6322	-3.5884
	2	1	1.4386	1.49984	.341	-1.5543	4.4314
		3	-5.1717*	1.46622	.001	-8.0975	-2.2459
	3	1	6.6103*	1.51440	.000	3.5884	9.6322
		2	5.1717*	1.46622	.001	2.2459	8.0975
Bonferroni	1	2	-1.4386	1.49984	1.000	-5.1201	2.2430
		3	-6.6103*	1.51440	.000	-10.3276	-2.8930
	2	1	1.4386	1.49984	1.000	-2.2430	5.1201
		3	-5.1717*	1.46622	.002	-8.7708	-1.5727
	3	1	6.6103*	1.51440	.000	2.8930	10.3276
		2	5.1717*	1.46622	.002	1.5727	8.7708
Sidak	1	2	-1.4386	1.49984	.714	-5.1101	2.2330
		3	-6.6103*	1.51440	.000	-10.3175	-2.9031
	2	1	1.4386	1.49984	.714	-2.2330	5.1101
		3	-5.1717*	1.46622	.002	-8.7610	-1.5825
	3	1	6.6103*	1.51440	.000	2.9031	10.3175
		2	5.1717*	1.46622	.002	1.5825	8.7610
Gabriel	1	2	-1.4386	1.49984	.710	-5.1048	2.2277
		3	-6.6103*	1.51440	.000	-10.3132	-2.9074
	2	1	1.4386	1.49984	.710	-2.2277	5.1048
		3	-5.1717*	1.46622	.002	-8.7575	-1.5860
	3	1	6.6103*	1.51440	.000	2.9074	10.3132
		2	5.1717*	1.46622	.002	1.5860	8.7575
Hochberb	1	2	-1.4386	1.49984	.710	-5.1067	2.2296
		3	-6.6103*	1.51440	.000	-10.3140	-2.9065
	2	1	1.4386	1.49984	.710	-2.2296	5.1067
		3	-5.1717*	1.46622	.002	-8.7577	-1.5858
	3	1	6.6103*	1.51440	.000	2.9065	10.3140
		2	5.1717*	1.46622	.002	1.5858	8.7577
Dunnett t (양측)a	1	3	-6.6103*	1.51440	.000	-10.0323	-3.1883
	2	3	-5.1717*	1.46622	.001	-8.4849	-1.8586

관측된 평균에 기초합니다.

*. .05 수준에서 평균차는 유의합니다.

a. Dunnett t-검정은 한 집단을 하나의 제어로 취급하고 다른 모든 집단을 이 제어와 비교합니다.

MEASURE_1

	군	N	집단군 1	집단군 2
Student-Newman-Keuls[a,b]	1	22	57.4965	
	2	25	58.9351	
	3	24		64.1068
	유의확률		.339	1.000
Tukey HSD[a,b]	1	22	57.4965	
	2	25	58.9351	
	3	24		64.1068
	유의확률		.603	1.000
Tukey B[a,b]	1	22	57.4965	
	2	25	58.9351	
	3	24		64.1068
Duncan[a,b]	1	22	57.4965	
	2	25	58.9351	
	3	24		64.1068
	유의확률		.339	1.000
Scheffe[a,b]	1	22	57.4965	
	2	25	58.9351	
	3	24		64.1068
	유의확률		.631	1.000
Gabriel[a,b]	1	22	57.4965	
	2	25	58.9351	
	3	24		64.1068
	유의확률		.708	1.000
Ryan-Einot-Gabriel-Welsch F[b]	1	22	57.4965	
	2	25	58.9351	
	3	24		64.1068
	유의확률		.341	1.000
Ryan-Einot-Gabriel-Welsch 범위[b]	1	22	57.4965	
	2	25	58.9351	
	3	24		64.1068
	유의확률		.356	1.000
Hochberb[a,b]	1	22	57.4965	
	2	25	58.9351	
	3	24		64.1068
	유의확률		.708	1.000
Waller-Duncan[a,c]	1	22	57.4965	
	2	25	58.9351	
	3	24		64.1068

동일집단군의 그룹에 대한 평균이 표시됩니다.
유형 III 제곱합에 기초합니다
오차항은 평균제곱(오차) = 26.324입니다.

a. 조화평균 표본 크기 23.600을(를) 사용합니다.

b. 유의수준 = .05.

c. 제1종/제2종 오류 심각비율 = 100.

8개의 다중비교검정을 통해서 각 수준간의 평균의 차가 있는지 여부를 알 수 있으며, 10개의 검정을 사용한 결과 미백제 1과 미백제 2를 동일집단군으로 묶어 3과 다른 집단으로 구분되었다. 다시 말해서, 미백제 3이 미백제 1과 미백제 2에 비해서 미백효과가 좋고, 미백제 1과 미백제 2에 대한 미백효과는 동일시할 수 있음을 의미한다.

3.7 SAS 프로그램과 출력결과

3.3-3.6절에서 SPSS를 사용하여 피실험자내 요인이 하나인 2요인 반복측정설계에 관한 다변량과 다변량 분석방법에 대해 살펴보았다. 본 절에서는 본문에서 사용한 배경예제를 그대로 사용하여, 어떻게 SAS에 적용하는지를 프로그램(3장본문.sas)과 출력결과를 통해서 그 쓰임도를 숙지하도록 한다.

```
DATA chapter3_saspgm;
 INPUT subject group y1 y2 y3 y4 y5;
CARDS;

1  2  14.25 13.50 14.25 13.50 14.25
2  1  12.50 11.25 12.50 12.50 12.50
3  2  11.25 12.25 12.00 12.00 12.25
4  2  12.00 11.00 12.25 12.25 13.00
5  2  12.25 12.00 12.00 12.00 12.00
6  1  12.50 12.50 14.00 14.25 14.25
7  2  14.50 13.50 13.50 13.50 13.50
8  1  13.25 14.25 14.50 16.00 16.00
9  2  13.00 13.00 12.75 12.50 13.00
10 1  12.50 12.50 12.50 12.50 13.75
11 1  13.00 13.00 13.75 16.00 16.00
12 1  13.50 13.50 13.00 14.50 14.50
13 2  12.25 12.25 12.25 12.25 12.25
14 1  12.00 12.00 14.25 14.25 15.25
15 2  13.00 13.00 12.75 12.75 12.75
16 1  12.75 13.50 14.50 14.50 15.25
17 2  14.50 14.00 14.00 14.25 13.25
18 1  12.75 13.00 14.25 14.50 14.00

              중략

64 2  12.00 12.00 12.25 12.00 12.00
65 2   8.50  8.50  9.50  8.25  9.50
;

PROC GLM DATA=chapter3_saspgm;
 CLASS group;
 MODEL y1-y5=group/NOUNI;
 MEANS group;
 REPEATED time 5 (0 3 7 14 21) POLYNOMIAL/PRINTM PRINTE SUMMARY;
RUN;
```

앞에 주어진 SAS 프로그램에서 변수 **subject**는 피실험자, **group**은 군, y1,y2,y3,y4,y5는 각각 요인 도포기간의 첫 번째 수준일 0, 도포기간 3일차, 도포기간 7일차, 도포기간 14일차, 도포기간 21일차에서 측정한 치아명도이다. SAS 프로그램에서 사용하는 명령어는 대문자, 변수는 모두 소문자로 구분하여 표기하였다. 그리고 변수 **group**에서 실험군과 대조군을 각각 1, 2로 나타내었다.

변수 **group**은 유일한 분류효과이며, **MODEL**문에서 유일한 피실험자간 효과가 된다. 5개의 모든 반복측정 변수들 **(y1, y2, y3, y4, y5)**는 **MODEL** 문의 왼쪽에, 독립변수(들)는 오른쪽에 위치시킨다. 옵션 **NOUNI** 는 5개의 변수 각각에 대한 1원배치 분산분석(one-way ANOVA)을 출력하지 않도록 한다. 왜냐하면 반복측정분석을 하는데 각각의 4개의 종속변수에 대해 1원배치 분산분석을 하는 것은 주요한 관심사가 아니고 단지 참고사항이기 때문이다.

다음은 분류효과인 **group**의 수준과 관측값의 수를 출력한 결과이다.

The GLM Procedure

Class Level Information

Class	Levels	Values
group	2	1 2

Number of Observations Read	65
Number of Observations Used	65

만일 옵션 **NOUNI** 를 사용하지 않는다면, 다음과 같은 5개의 종속변수 각각에 대한 1원배치 분산분석 결과가 출력된다. 아래는 그 중 하나인 종속변수 **y1**에 대한 1원배치 분산분석 결과이며, 도포기간(time) 첫 번째 수준일 0에서 평균치아명도가 군(group)에 따라 차이가 없음을 알 수 있다(p값=0.5504).

The GLM Procedure

Dependent Variable: y1

Source	DF	Sum of Squares	Mean Square	F Value	Pr > F
Model	1	0.8709244	0.8709244	0.36	0.5504
Error	63	152.2194602	2.4161819		
Corrected Total	64	153.0903846			

R-Square	Coeff Var	Root MSE	y1 Mean
0.005689	12.71299	1.554407	12.22692

Source	DF	Type I SS	Mean Square	F Value	Pr > F
group	1	0.87092439	0.87092439	0.36	0.5504

Source	DF	Type III SS	Mean Square	F Value	Pr > F
group	1	0.87092439	0.87092439	0.36	0.5504

MEANS문을 사용하여 y1,y2,y3,y4,y5에 대해서 분류변수 group의 각 수준(1과 2)의 표본크기, 평균, 표준편차를 출력할 수 있다. 단지 군(group)과 도포기간(time)의 조합에서 계산한 두 개의 요약통계량을 파악하기 위함이다.

The GLM Procedure

Level of group	N	y1 Mean	y1 Std Dev	y2 Mean	y2 Std Dev	y3 Mean	y3 Std Dev
1	33	12.3409091	1.50236556	12.7803030	1.25430131	13.6363636	1.19420951
2	32	12.1093750	1.60636022	12.1093750	1.44932896	12.1406250	1.38677146

Level of group	N	y4 Mean	y4 Std Dev	y5 Mean	y5 Std Dev
1	33	14.0075758	1.27243131	14.2500000	1.45505584
2	32	12.0390625	1.46616322	12.0078125	1.55346176

반복측정설계에 관련된 REPEATED문은 피실험자내 반복측정효과 변수인 time을 포함한다. 그 다음에 5회에 걸쳐 반복측정을 하였기 때문에 요인의 수준수인 5를 입력하고, 출력에서 이해를 돕고자 5개의 수준인 (0 3 7 14 21)을 지정하지만 반드시 입력할 필요는 없다.

The GLM Procedure
Repeated Measures Analysis of Variance

Repeated Measures Level Information

Dependent Variable	y1	y2	y3	y4	y5
Level of time	0	3	7	14	21

앞 출력결과는 반복측정요인 도포기간(time)의 수준을 나타내준다. Level of time에 "0 3 7 14 21"은 프로그램의 (0 3 7 14 21)에 기인함을 알 수 있다. 이 출력결과를 통해서 REPEATED문에 명시된 설계가 제대로 입력되었는지 확인할 수 있다.

다음에 주어진 출력결과는 옵션 PRINTE 를 실행하여 얻어진 첫 번째 결과로, 각 5개의 반복측정(y1,y2,y3,y4,y5)과 5개의 변수를 명령문에서 지정한 다항변환(polynomial)시켜 얻은 네 개의 변수(time_1, time_2, time_3, time_4)에 대한 오차제곱합과 교차곱 행렬을 계산한 편상관계수들이다. 이 값들은 통해서 각 군(1과 2) 내에서 10쌍의 두 종속변수간(y1과 y2, …, y4와 y5)에 어느 정도 상관되어 있을지를 알 수 있으며, 그 결과 10쌍 모두가 통계적으로 유의함을 알 수 있다(p값 <0.05). 만일 모두 유의하지 않으면 반복측정분석이 아무런 의미가 없게 되며, 단

지 각 종속변수에 대한 분산분석을 따로 5회 실시하면 될 것이다. 즉, 편상관행렬을 통해서 반복측정분석을 할 수 있는 정당성을 찾을 수 있다.

Partial Correlation Coefficients from the Error SSCP Matrix / Prob > |r|

DF = 63	y1	y2	y3	y4	y5
y1	1.000000	0.840303 <.0001	0.801678 <.0001	0.724459 <.0001	0.765627 <.0001
y2	0.840303 <.0001	1.000000	0.809001 <.0001	0.682308 <.0001	0.732458 <.0001
y3	0.801678 <.0001	0.809001 <.0001	1.000000	0.828792 <.0001	0.831890 <.0001
y4	0.724459 <.0001	0.682308 <.0001	0.828792 <.0001	1.000000	0.853158 <.0001
y5	0.765627 <.0001	0.732458 <.0001	0.831890 <.0001	0.853158 <.0001	1.000000

옵션 PRINTM 을 사용해서 다음과 같은 변환행렬을 출력할 수 있다.

time_N represents the nth degree polynomial contrast for time

M Matrix Describing Transformed Variables

	y1	y2	y3	y4	y5
time_1	-.5284981976	-.3523321317	-.1174440439	0.2936101098	0.7046642634
time_2	0.5192478715	-.0344524654	-.4872562965	-.4946389676	0.4970998580
time_3	-.4207874089	0.4182767442	0.4172724783	-.6477515005	0.2329896870
time_4	0.2720464292	-.7069085244	0.6121044657	-.2225834421	0.0453410715

옵션 POLYNOMIAL 을 사용하여 5개의 종속변수들을 다항변환할 수 있으며, 이를 위해 5개의 종속변수(y1,y2,y3,y4,y5)로부터 4개의 새로운 변수(time_1, time_2, time_3, time_4)를 생성하게 된다. 첫 번째 변수 time_1은 시간의 선형효과, 두 번째 변수 time_2는 시간의 2차형 효과, 세 번째 변수 time_3은 시간의 3차형 효과, 네 번째 변수 time_4는 시간의 4차형 효과이다. 이러한 다항변환을 근거로 한 다항대비분석은 끝부분에서 다루기로 한다.

Partial Correlation Coefficients from the Error SSCP Matrix of the Variables Defined by the Specified Transformation / Prob > |r|

DF = 63	time_1	time_2	time_3	time_4
time_1	1.000000	-0.267828 0.0324	-0.188472 0.1358	0.189006 0.1347
time_2	-0.267828 0.0324	1.000000	0.005119 0.9680	-0.008635 0.9460
time_3	-0.188472 0.1358	0.005119 0.9680	1.000000	-0.202374 0.1088
time_4	0.189006 0.1347	-0.008635 0.9460	-0.202374 0.1088	1.000000

3.7.1 구형성 가정점검

앞에 나타난 결과는 피실험자내 변환된 변수에 대한 편상관행렬이다. 변환을 통해 직교변수들이 되었다면 이 행렬의 상관계수들이 0 주위에 있어야 한다. 이러한 성질은 변환된 변수들의 구형성 검정을 실행하여 점검할 수 있다. 구형성 검정은 변환된 변수들의 오차상관행렬이 대각행렬(즉, 모든 비대각요소들이 통계적으로 '0'인지 여부를 검정하는 것이다. 이 검정은 **REPEATED**문의 옵션 **PRINTE**를 실행하여 마지막으로 얻을 수 있는 결과이다. 두 개의 구형성 검정(Mauchly 1940; Anderson 1958)을 할 수 있다. 만일 χ^2값이 작고 p값이 크면, 변환된 변수는 구형성(즉, 상관되지 않음)을 만족한다. 특히 두 번째 구형성 검정(orthogonal Components)은 피실험자내 분산-공분산 행렬이 소위 H 유형 공분산구조(Huynh과 Feldt, 1970)를 갖는지 여부를 판정한다. 참고로 피실험자내 분산-공분산 행렬이 H유형일 경우에만 단변량 반복측정 F 통계량이 귀무가설하에서 F 분포를 따르게 된다. 이 경우 p값이 0.0006이므로 구형성 조건을 만족하지 않는다. 이것은 time과 group × time에 대한 다변량 검정을 해야 한다는 것을 의미한다.

Sphericity Tests

Variables	DF	Mauchly's Criterion	Chi-Square	Pr > ChiSq
Transformed Variates	9	0.6212855	29.232152	0.0006
Orthogonal Components	9	0.6212855	29.232152	0.0006

3.3절에서 언급한 바와 같이, 만일 p값이 작을 경우 구형성 가정이 만족하지 않는다. 물론 다른 대안으로 보정된 유의수준(그린하우스-가이서의 p값, 휸-펠트의 p값)에 근거하여 단변량 분석을 계속 진행할 수 있다. 그러나, p값이 매우 작을 경우에는(예: p값<0.0001), 이렇게 조정된 유의수준을 의심하고 다변량 해석방법을 시도할 수 있다.

3.7.2 피실험자내 분석-다변량 분산분석

피실험자내(반복측정) 효과에 대한 두 가지 형태의 검정방법이 있다. 그 중 다변량 분산분석(MANOVA)으로 구형성 가정을 만족하지 못하는 정도가 심할 때에 사용할 수 있다. 요인 time 효과에 대한 다변량 분산분석은 각 5개 수준에 대한 평균들이 동일한지 여부를 검정한다.

앞에서 살펴본 Mauchly 검정을 통해서 다변량분석을 실시할 필요성을 탐지하였고, 피실험자내 효과(time과 group×time)에 대한 다변량 검정결과 는 다음과 같다.

```
MANOVA Test Criteria and Exact F Statistics for the Hypothesis of no time Effect
                        H = Type III SSCP Matrix for time
                            E = Error SSCP Matrix

                          S=1    M=1    N=29

Statistic                        Value    F Value    Num DF    Den DF    Pr > F

Wilks' Lambda               0.53961262      12.80         4        60    <.0001
Pillai's Trace              0.46038738      12.80         4        60    <.0001
Hotelling-Lawley Trace      0.85318128      12.80         4        60    <.0001
Roy's Greatest Root         0.85318128      12.80         4        60    <.0001

MANOVA Test Criteria and Exact F Statistics for the Hypothesis of no time*group Effect
                        H = Type III SSCP Matrix for time*group
                            E = Error SSCP Matrix

                          S=1    M=1    N=29

Statistic                        Value    F Value    Num DF    Den DF    Pr > F

Wilks' Lambda               0.49999730      15.00         4        60    <.0001
Pillai's Trace              0.50000270      15.00         4        60    <.0001
Hotelling-Lawley Trace      1.00001079      15.00         4        60    <.0001
Roy's Greatest Root         1.00001079      15.00         4        60    <.0001
```

요인 time를 검정하기 위한 4개의 통계량(예: Wilk's Lamba)에 대한 p값 모두가 매우 작기 때문에(<0.0001), 요인 time이 통계적으로 유의한 것을 확인할 수 있다($\alpha=0.05$). 즉, 평균치아명도가 도포기간(time)에 따라 변한다는 것을 알 수 있다. 두 번째 피실험자내 요인인 group×time 효과를 검정하면, p값(<0.0001) 역시 0.05보다 훨씬 작기 때문에, 두 군에 대한 평균치아명도가 도포기간(time)에 따라 다르다고 판정할 수 있다.

3.7.3 피실험자간 분석

다음은 피실험자간 효과인 group에 대한 유형 Ⅲ *F* 검정 결과이다.

The GLM Procedure
Repeated Measures Analysis of Variance
Tests of Hypotheses for Between Subjects Effects

Source	DF	Type III SS	Mean Square	F Value	Pr > F
group	1	141.9185344	141.9185344	17.09	0.0001
Error	63	523.2672348	8.3058291		

통계적으로 유의하기 때문에(p값=0.0001), 실험군에 대한 평균치아명도는 대조군에 대한 평균치아명도와 동일하다는 귀무가설을 기각하게 된다. 참고로 피실험자간 분석을 하기 위해서는 구형성 검정이 필요하지 않다.

3.7.4 피실험자내 분석-단변량 분석

다음에 주어진 출력결과는 피실험자내 효과(time과 group ×time)에 관한 두 가지 형태의(통상적, 보정된) 단변량 F 검정 결과이다.

The GLM Procedure
Repeated Measures Analysis of Variance
Univariate Tests of Hypotheses for Within Subject Effects

Source	DF	Type III SS	Mean Square	F Value	Pr > F	Adj Pr > F G - G	Adj Pr > F H - F
time	4	39.3640527	9.8410132	22.41	<.0001	<.0001	<.0001
time*group	4	47.2425142	11.8106286	26.89	<.0001	<.0001	<.0001
Error(time)	252	110.6774858	0.4391964				

Greenhouse-Geisser Epsilon 0.7872
Huynh-Feldt Epsilon 0.8466

각 피실험자내 효과에 대해 3종류의 다른 p값들(Pr>F, G-G, H-F)이 출력되어 있는데, 첫 번째 것은 구형성 가정이 만족되었을 때 통상적으로 사용하는 p값이다. 두 번째와 세 번째 것은 각각 그린하우스-가이서와 휸-펠트 자유도 수정인자(ε)에 근거한 p값이다. 우선 ε을 추정한 후 F 검정에 관한 유의수준을 결정하기 전에 분자와 분모 각각의 자유도에 ε의 추정값을 곱한다. 특히 소표본에 대해서 그린하우스-가이서(G-G)가 제안한 ε은 너무 보수적이므로, 대안으로 휸-펠트(H-F)의 ε을 권한다. 그러나, 구형성 검정에서 아주 작은 p값을 얻게 되면, 이 수정검정 방법을 맹목적으로 신뢰할 수 없으며 다변량 해석방법을 선택하는 것이 좋다.

앞에서 이미 언급한 바와 같이, 구형성 가정이 만족되기 않기 때문에 이러한 자유도 보정이 반드시 필요하다. 이러한 사실을 뒷받침해 주는 또 다른 결과로, 두 개의 보정값(그린하우스-가이서, 휸-펠트의 엡실런 값)이 각각 0.7872, 0.8466 이며(앞 SPSS 결과와 동일), 모두가 0.7보다 조금 크기 때문에 그린하우스-가이서 또는 휸-펠트가 제안한 단변량 엡실런 수정법을 사용하여 피실험자내 효과(time 과 group×time)를 검정할 수 있다. 두 요인에 대한 p값이 모두 0.0001보다 작기 때문에, 이 결과는 다변량 접근법과 동일하기 때문에 결과해석은 생략하기로 한다.

3.7.5 다항대비

반복측정(피실험자내)의 수준이 시간과 복용량과 같은 양적인 값으로 이뤄진 처리일 경우 이 변환은 유용하게 사용할 수 있다. 만일 수준들이 동일한 간격으로 되어 있지 않다면 **REPEATED**문에서 괄호()안에 수준값들을 지정할 수 있다. 이 분석의 경우 (0 3 7 14 21)이 해당한다.

옵션 **SUMMARY**를 사용하여 4개의 변환된 변수(time_1, ..., time_4)에 대한 단변량 분산분석 결과를 얻을 수 있다. SAS에서는 이를 '대비변수'라고 명명한다. 3.5절에서 살펴본 대비와 혼동해서는 안 될 것이다.

time_N represents the nth degree polynomial contrast for time

Contrast Variable: time_1

Source	DF	Type III SS	Mean Square	F Value	Pr > F
Mean	1	33.30452888	33.30452888	45.59	<.0001
group	1	42.82317609	42.82317609	58.62	<.0001
Error	63	46.02626025	0.73057556		

Contrast Variable: time_2

Source	DF	Type III SS	Mean Square	F Value	Pr > F
Mean	1	4.96247564	4.96247564	11.79	0.0011
group	1	3.91363849	3.91363849	9.30	0.0034
Error	63	26.51465409	0.42086753		

Contrast Variable: time_3

Source	DF	Type III SS	Mean Square	F Value	Pr > F
Mean	1	0.25173948	0.25173948	0.74	0.3939
group	1	0.04849747	0.04849747	0.14	0.7076
Error	63	21.51796664	0.34155503		

Contrast Variable: time_4

Source	DF	Type III SS	Mean Square	F Value	Pr > F
Mean	1	0.84530866	0.84530866	3.20	0.0782
group	1	0.45720215	0.45720215	1.73	0.1928
Error	63	16.61860482	0.26378738		

SAS 프로그램에서 옵션 POLYNOMIAL 은 3.5절에서 다룬 SPSS의 **다항** 옵션과 동일하다. 즉, 첫 번째 변환된 변수명은 time_1이며, 시간의 선형효과를 나타낸다. time_1의 첫 행에 나타난 Mean의 p값(<0.0001)이 매우 작기 때문에 통계적으로 유의하다. 즉, 치아에 미백제를 도포한 시간의 흐름에 따라 측정한 평균치아명도가 선형으로 변화하고 있음을 알 수 있다. 그러므로 전반적으로 치아명도 평균이 시간의 흐름에 따라 전반적으로 상승(또는 감소)하는 추세가 존재한다.

time_1의 두 번째 행에 나타난 group의 p값(<0.0001)이 0.05보다 작기 때문에 통계적으로 유의하다. 즉, 실험군에서 선형으로 증가(또는 감소)하는 형태가 대조군 집단의 것과 다르다는 것을 의미하며, 따라서 도포한 시간의 흐름에 따라 두 집단의 직선의 기울기가 달라짐을 알 수 있다.

다음은 두 번째 변환된 변수명은 time_2이며, 시간의 2차형 효과를 나타낸다. 마찬가지로 time_2의 첫 행에 나타난 Mean의 p값을 통해서 시간의 흐름에 따라 5개의 평균거리들이 한번 굽은 곡선의 형태(2차형)로 변화하고 있는지 여부를 검정할 수 있다. 이 경우 p값이 0.0011(<0.05)이므로, 이차형으로도 간주할 수 있다. 추가로 group 역시 유의하기 때문에(p값=0.0034), 실험군의 5개의 도포기간에 대한 평균치아명도가 2차곡선 형태를 가지는데 이 형태가 대조군 집단의 것과 다르다고 판정할 수 있다. 만일 Mean의 p값이 유의한 반면에 group이 유의하지 않으면, 두 군의 곡률정도(degree of curvature)가 동일하다고 해석된다.

나머지 세 번째와 네 번째 변환된 변수명은 각각 time_3, time_4이며, 시간의 3차형과 4차형 효과를 나타낸다. 마찬가지로 time_3(time_4)의 첫 행에 나타난 Mean의 p값을 통해서, 시간의 흐름에 따라 5개의 평균치아명도들이 두 번(세 번) 굽은 곡선의 형태로 변화하고 있는지 여부를 검정할 수 있다. 이 경우 Mean과 관련된 두 개의 p값(각각 0.3939, 0.0782)이 유의하지 않기 때문에 3차형과 4차형 효과가 없다고 판정할 수 있다.

만일 앞에 주어진 SAS 프로그램에서 옵션 POLYNOMIAL을 생략한다면, 어떤 대비가 디폴트로 계산될까?

옵션 PRINTM을 사용해서 얻어진 (아래의) 변환행렬을 보면, 각 수준의 평균을 지정한 참조범주(도포기간 21일차)의 평균과 비교하는 대비임을 알 수 있다. 3.5절의 **단순**대비에서 참조범주에서 **마지막(L)**을 선택하는 것과 동일하다.

time_N represents the contrast between the nth level of time and the last

M Matrix Describing Transformed Variables

	y1	y2	y3	y4	y5
time_1	1.000000000	0.000000000	0.000000000	0.000000000	-1.000000000
time_2	0.000000000	1.000000000	0.000000000	0.000000000	-1.000000000
time_3	0.000000000	0.000000000	1.000000000	0.000000000	-1.000000000
time_4	0.000000000	0.000000000	0.000000000	1.000000000	-1.000000000

다시 말해서, 마지막 수준(도포기간 21일차)을 참조범주로 선택하여 21일차에서 측정한 평균치아명도가 각각 0일차, 3일차, 7일차, 14일차에서 측정한 4쌍의 평균치아명도와 각각 차이가 있는지 여부를 검정하는 대비가 되는 것이다.

time_N represents the contrast between the nth level of time and the last

Contrast Variable: time_1

Source	DF	Type III SS	Mean Square	F Value	Pr > F
Mean	1	53.07876694	53.07876694	48.32	<.0001
group	1	65.67876694	65.67876694	59.79	<.0001
Error	63	69.20969460	1.09856658		

Contrast Variable: time_2

Source	DF	Type III SS	Mean Square	F Value	Pr > F
Mean	1	30.40941962	30.40941962	27.34	<.0001
group	1	40.10941962	40.10941962	36.06	<.0001
Error	63	70.07711884	1.11233522		

Contrast Variable: time_3

Source	DF	Type III SS	Mean Square	F Value	Pr > F
Mean	1	3.75597410	3.75597410	5.38	0.0237
group	1	9.05212795	9.05212795	12.96	0.0006
Error	63	44.00941051	0.69856207		

Contrast Variable: time_4

Source	DF	Type III SS	Mean Square	F Value	Pr > F
Mean	1	0.72449009	0.72449009	1.16	0.2852
group	1	1.21679779	1.21679779	1.95	0.1673
Error	63	39.27935606	0.62348184		

첫 번째 변환된 변수명은 time_1이며, 요인 time의 첫 번째 수준인 0일차와 21일차의 평균치아명도를 비교하는 대비이다. 이에 관련된 p값은 0.0001보다 작기 때문에, 0일차의 평균치아명도는 21일차의 것과 다르다는 것을 의미한다. 마찬

가지로 time_2, time_3, time_4는 각각 요인 time의 (기간 3일차와 21일차), (기간 7일차와 21일차), (기간 14일차와 21일차)의 평균치아명도를 비교하는 대비이다. 이들 중 time_2, time_3에 관련된 p값 모두 매우 작기 때문에(각각 <0.0001, 0.0237), 3일차와 7일차의 평균치아명도는 각각 21일차의 것과 다르다고 할 수 있다.

다음은 두 개의 피실험자내 대비 중 의 상호작용 group×time 효과를 살펴보자. 도포기간 0일차, 3일차, 7일차에서 측정한 평균치아명도와 21일차에서 측정한 평균치아명도의 차이가 군(group)에 따라 달라진다(p값이 각각 <0.0001, 0.0001, 0.0006). 반면에 14일차에서 측정한 평균치아명도와 21일차에 측정한 것의 차이는 군에 따라 차이가 없다(p값=0.1673).

3.7.6 추가대비분석

다음은 SAS를 사용하여 추가로 고려할 수 있는 대비이며, 3.5절에서 살펴본 대비유형과 동일하기 때문에 중복적인 설명은 피하기로 한다.

(1) CONTRAST(1)

```
REPEATED age 4 (8 10 12 14) CONTRAST(1) / PRINTM PRINTE
SUMMARY;
```

3.5절의 **단순**대비에서 참조범주의 **처음(R)**을 선택하는 것과 동일하며, 옵션 PRINTM을 사용해서 얻어진 (아래의) 변환행렬은 다음과 같다.

age_N represents the contrast between the nth level of age and the 1st

M Matrix Describing Transformed Variables

	y1	y2	y3	y4
age_2	-1.000000000	1.000000000	0.000000000	0.000000000
age_3	-1.000000000	0.000000000	1.000000000	0.000000000
age_4	-1.000000000	0.000000000	0.000000000	1.000000000

옵션 SUMMARY 와 함께 사용하여, 첫 번째 수준(0일차)을 참조범주로 선택하여 도포전(0일차)에서 측정한 평균치아명도가 각각 3일차, 7일차, 14일차, 21일차에서 측정한 4쌍의 평균치아명도와 각각 차이가 있는지 여부를 검정할 수 있다.

(2) HELMERT 대비

REPEATED time 5 (0 3 7 14 21) HELMERT / PRINTM PRINTE SUMMARY;

3.5절의 Helmert 대비를 선택하는 것과 동일하며, 옵션 PRINTM을 사용해서 얻어진 변환행렬은 다음과 같다.

$$\mathbf{M} = \begin{bmatrix} 1 & -0.33333 & -0.33333 & -0.33333 \\ 0 & 1 & -0.50000 & -0.50000 \\ 0 & 0 & 1 & -1 \end{bmatrix}$$

(3) PROFILE 대비

REPEATED time 5 (0 3 7 14 21) PROFILE / PRINTM PRINTE SUMMARY;

3.5절의 **반복** 대비를 선택하는 것과 동일하며, 옵션 PRINTM을 사용해서 얻어진 변환행렬은 다음과 같다.

$$\mathbf{M} = \begin{bmatrix} 1 & -1 & 0 & 0 \\ 0 & 1 & -1 & 0 \\ 0 & 0 & 1 & -1 \end{bmatrix}$$

[사례분석 3] 실험미백제와 대조미백제를 동일 피실험자에게 모두 적용하는 미백실험

C3.1 자료설명

새롭게 개발한 미백제의 효과를 알기 위해서, 35명의 피실험자를 대상으로 본 장의 배경예제 3.1과 비슷한 실험을 실시하였다. 배경예제 3.1과 다른 점은 실험대상자의 특성에 따른 차이를 없애고 피실험자의 숫자를 줄이기 위해서 상악치아의 좌우를 나누어, 한쪽에는 실험미백제를 도포하고 다른 쪽에는 대조미백제를 도포한다는 점이다. 실험기간은 2주이었고, 측정은 4회(0, 3, 7, 14일)에 걸쳐서 시행하였다. 치아색의 측정은 VITA 색조비교편을 사용한 육안측정법을 택하였는데, 중절치와 측절치의 색조를 측정하고 이들 두 값의 평균값을 자료로 삼았다. 실험기간 중 한 명이 도중에서 탈락하여 분석에 이용된 피실험자의 수는 34명이었다. 이 실험에 관련된 사항을 표로 나타내면 다음과 같다.

피실험자	대조군				실험군			
	0	3	7	14	0	3	7	14
1	12.5	12.5	12.5	12.5	13.0	13.0	13.0	13.0
2	12.5	12.5	12.5	12.5	12.5	12.5	12.5	12.5
⋮	⋮	⋮	⋮	⋮	⋮	⋮	⋮	⋮
34	9.5	9.5	9.5	9.5	9.5	9.5	12.0	12.0

C3.2 피실험자내 요인이 두 개인 2요인 반복측정설계

본 장 배경예제 3.1에서 고려한 자료구조는 피실험자가 '도포기간'이라는 단지 하나의 요인에만 지분되어 있는 반면에, 이 사례분석의 경우 피실험자가 '도포기간'은 물론 '군'이라는 요인까지 두 요인에 지분되어 있다.

바꾸어 말하면, 두 개의 요인 모두가 피실험자내 요인이며 피실험자간 요인은 존재하지 않게 된다. 두 요인의 8개의 모든 수준조합(예: 대조군의 도포기간 0, ⋯,

실험군의 도포기간 14)에 대한 반복측정설계를 실시해야 하므로, 이를 피실험자내 요인이 두 개인 '2요인 반복측정설계'라고 부른다.

이를 좀 더 일반화하여 살펴보도록 하자.

두 요인 A, B의 수준수가 각각 a, b이면, 두 요인의 모든 ab개의 조합 즉, (A_1, B_1), $(A_1, B_2), \cdots, (A_a, B_b)$가 처리수준이 되는데, 이는 단지 2장에서 살펴본 단일요인 반복측정설계의 변형이 된다.

수리적인 형태로 설계하면, 단일요인 반복측정설계의 통계모형

$$y_{ij} = \mu + \tau_i + \beta_j + \varepsilon_{ij}, \quad i = 1, \cdots, t; \; j = 1, \cdots, n$$

의 처리효과(τ_i)를 세 개의 효과(요인 A의 주효과, 요인 B의 주효과, 상호작용 AB 효과)로 쪼갤 수 있다는 것이다. 다시 말해서 피실험자내 요인이 두 개인 2요인 반복측정설계의 통계모형은 다음과 같다.

$$y_{ijk} = \mu + \alpha_i + \beta_j + (\alpha\beta)_{ij} + \rho_k + \varepsilon_{ijk} \qquad \text{(C3-1)}$$

$$(i = 1, 2, \cdots, a; \; j = 1, 2, \cdots, b; \; k = 1, 2, \cdots, r)$$

여기에서, α_i는 A의 i번째 수준효과이며 $\sum_{i=1}^{a} \alpha_i = 0$ (고정요인), β_j는 요인 B의 j번째 수준효과이며 $\sum_{j=1}^{b} \beta_j = 0$ (고정요인), ρ_k는 k번째 피실험자 효과이며, $(\alpha\beta)_{ij}$는 요인 A의 i번째 수준과 요인 B의 j번째 수준간의 상호작용효과이며, ε_{ijk}는 실험오차항이다. 물론 ρ_k와 ε_{ijk}는 각각 정규성과 등분산성을 만족하는 서로 독립인 확률변수이며, 이들은 서로 독립이라고 가정한다.

3장 본문에서 다룬 피실험자내 요인이 한 개인 2요인 반복측정설계에서 필요한 피실험자수는 $a \times r$(=요인 A의 수준 수×요인 A의 수준마다 배정할 피실험자 수)명인 반면에, 이 실험설계에 투입되는 피실험자 수는 단지 r명임을 유의하자.

통계모형 (C3-1)에서 살펴본바와 같이, 피실험자내 요인이 두 개인 2요인 반복측정 분산분석의 주된 관심사는 3.3절에서 고려한 것과 동일하다.

이에 관련된 귀무가설은 각각 다음과 같다.

$$H_0 : \alpha_1 = \alpha_2 = \cdots = \alpha_a = 0 \quad \text{(관심요인 } A\text{의 주효과)}$$

$$H_0 : \beta_1 = \beta_2 = \cdots = \beta_b = 0 \quad \text{(관심요인 } B\text{의 주효과)}$$

$$H_0 : (\alpha\beta)_{11} = \cdots = (\alpha\beta)_{ab} = 0 \quad \text{(관심요인 상호작용 } AB \text{ 효과)}$$

이 가설들을 검정하기 위해서 필요한 F 통계량을 도출하는 과정을 살펴보자. 복합대칭성 가정이 성립하는 경우, 피실험자내 요인이 두 개인 2요인 반복측

정설계는 단일요인 반복측정설계의 변형이며, 피실험자내 변동을 3개로 세분화시킨다는 사실을 착안하면, 보다 이해가 쉬울 것이다.

즉 아래와 같이 전체변동을 피실험자간 변동과 피실험자내 변동으로 나누어서 방정식으로 표현해보자.

$$(y_{ijk} - \overline{y}_{...}) = (\overline{y}_{..k} - \overline{y}_{...}) + (y_{ijk} - \overline{y}_{..k}) \quad \text{(C3-2)}$$

여기에서, $\overline{y}_{..k}$는 k번째에 투입된 피실험자들의 평균반응값, $\overline{y}_{...}$는 자료의 전체평균이다. 즉, (한 관측값의 총평균과의 편차)=(k번째에 투입된 피실험자들의 평균반응값과 전체평균의 편차)+(한 관측값과 k번째에 투입된 피실험자들의 평균 반응값과의 편차)가 된다.

(C3-2)식에 각각 제곱합을 취하면,

$$\sum_{i=1}^{a}\sum_{j=1}^{b}\sum_{k=1}^{r}(y_{ijk} - \overline{y}_{...})^2 = \sum_{i=1}^{a}\sum_{j=1}^{b}\sum_{k=1}^{r}(\overline{y}_{..k} - \overline{y}_{...})^2 + \sum_{i=1}^{a}\sum_{j=1}^{b}\sum_{k=1}^{r}(y_{ijk} - \overline{y}_{..k})^2 \quad \text{(C3-3)}$$

이 되며, $SS_{전체} = SS_{피실험자간} + SS_{피실험자내}$ 로 표기하기도 한다.

(C3-3)식의 오른쪽 두 번째 항(피실험자내 변동)을 다음과 같이 분해시켜 각각 요인 A, 요인 B, 상호작용 AB, 오차항에 관련된 제곱합을 생성한다.

$$\begin{aligned}\sum_{i=1}^{a}\sum_{j=1}^{b}\sum_{k=1}^{r}(y_{ijk} - \overline{y}_{..k})^2 = &\sum_{i=1}^{a}\sum_{j=1}^{b}\sum_{k=1}^{r}(\overline{y}_{i..} - \overline{y}_{...})^2 \\ &+ \sum_{i=1}^{a}\sum_{j=1}^{b}\sum_{k=1}^{r}(\overline{y}_{.j.} - \overline{y}_{...})^2 \\ &+ \sum_{i=1}^{a}\sum_{j=1}^{b}\sum_{k=1}^{r}(y_{ij.} - \overline{y}_{i..} - \overline{y}_{.j.} + \overline{y}_{...})^2 \\ &+ \sum_{i=1}^{a}\sum_{j=1}^{b}\sum_{k=1}^{r}(y_{ijk} - \overline{y}_{ij.} - \overline{y}_{..k} + \overline{y}_{...})^2\end{aligned} \quad \text{(C3-4)}$$

즉 $SS_{피실험자내} = SS_A + SS_B + SS_{AB} + SS_{오차}$이다.

(C3-3)식과 (C3-4)식을 정리하면,

전체변동 = 피실험자간 변동 + 피실험자내 변동
= 피실험자간 변동 +
(A의 변동 + B의 변동 + AB의 변동 + 오차항 변동)

이 된다. 따라서 구해진 각 제곱합을 해당하는 자유도로 나누면 평균제곱을 얻을 수 있다. 앞에서 살펴본 제곱합, 자유도, 평균제곱합을 요약한 2요인 반복측정설계에 대한 분산분석표는 다음과 같다.

〈표 C3-1〉 (피실험자내 요인이 2개인) 2요인 반복측정설계에 대한 분산분석표

요인	제곱합	자유도	평균제곱합	F-통계량
피실험자간	$SS_{피실험자간}$	$r-1$		
피실험자내	$SS_{피실험자내}$	$r(ab-1)$		
A	SS_A	$a-1$	MS_A	$MS_A/MS_{오차}$
B	SS_B	$b-1$	MS_B	$MS_B/MS_{오차}$
AB	SS_{AB}	$(a-1)(b-1)$	MS_{AB}	$MS_{AB}/MS_{오차}$
오차	$SS_{오차}$	$(r-1)(ab-1)$	$MS_{오차}$	
전체	$SS_{전체}$	$abr-1$		

따라서 다음과 같이 세 가지의 가설검정을 할 수 있다.

(1) $F=\dfrac{MS_A}{MS_{오차}} > F_{a-1,(r-1)(ab-1),\alpha}$ 이면, $H_0 : \alpha_1=\alpha_2=\cdots=\alpha_a=0$ 을 기각한다(즉, A의 수준간에 차이가 있다).

(2) $F=\dfrac{MS_B}{MS_{오차}} > F_{b-1,(r-1)(ab-1),\alpha}$ 이면, $H_0 : \beta_1=\beta_2=\cdots=\beta_b=0$ 을 기각한다(즉, B의 수준간에 차이가 있다).

(3) $F=\dfrac{MS_{AB}}{MS_{오차}} > F_{(a-1)(b-1),(r-1)(ab-1),\alpha}$ 이면, $H_0 : (\alpha\beta)_{11}=\cdots=(\alpha\beta)_{ab}=0$을 기각한다(즉, 상호작용 AB효과가 존재한다).

이 검정방법은 복합대칭성이 만족한다는 가정하에서만 적용할 수 있음을 유의하기 바란다. 만일 복합대칭성 가정이 만족하지 않을 경우에는 다변량 분석방법에 의존하여 결과를 해석한다.

C3.3 SPSS 실행방법

본 사례분석에서 다루는 미백제자료를 SPSS에 어떻게 적용시키는지 살펴보자(사례분석03.sav).

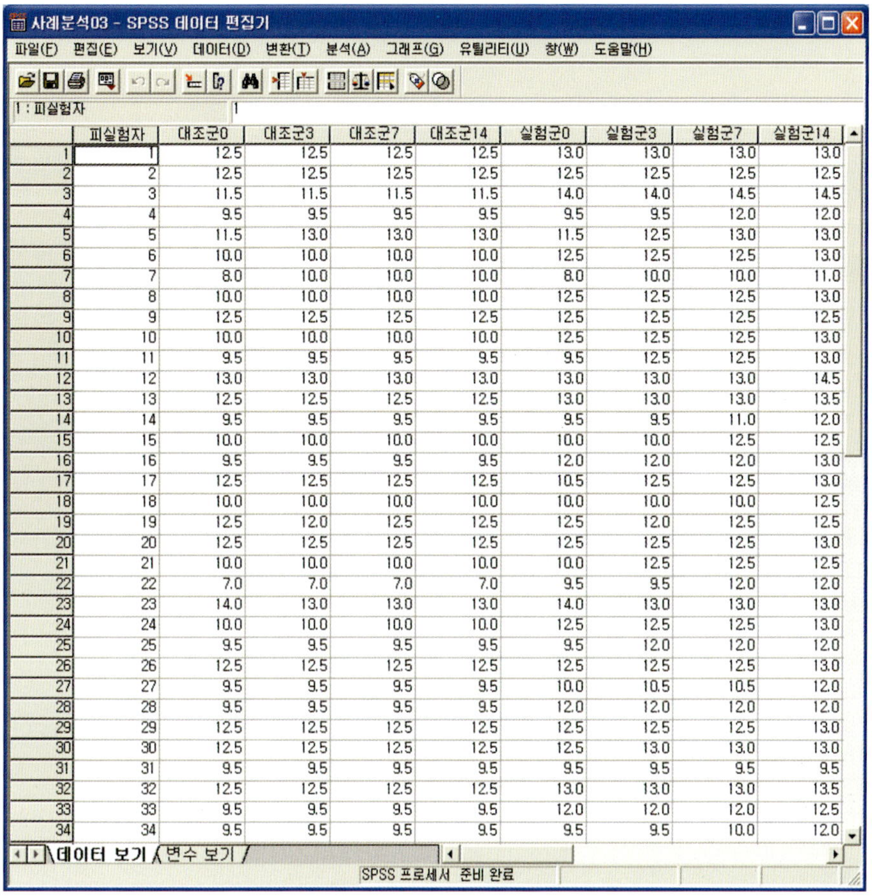

	피실험자	대조군0	대조군3	대조군7	대조군14	실험군0	실험군3	실험군7	실험군14
1	1	12.5	12.5	12.5	12.5	13.0	13.0	13.0	13.0
2	2	12.5	12.5	12.5	12.5	12.5	12.5	12.5	12.5
3	3	11.5	11.5	11.5	11.5	14.0	14.0	14.5	14.5
4	4	9.5	9.5	9.5	9.5	9.5	9.5	12.0	12.0
5	5	11.5	13.0	13.0	13.0	11.5	12.5	13.0	13.0
6	6	10.0	10.0	10.0	10.0	12.5	12.5	12.5	13.0
7	7	8.0	10.0	10.0	10.0	8.0	10.0	10.0	11.0
8	8	10.0	10.0	10.0	10.0	12.5	12.5	12.5	13.0
9	9	12.5	12.5	12.5	12.5	12.5	12.5	12.5	12.5
10	10	10.0	10.0	10.0	10.0	12.5	12.5	12.5	13.0
11	11	9.5	9.5	9.5	9.5	9.5	12.5	12.5	13.0
12	12	13.0	13.0	13.0	13.0	13.0	13.0	13.0	14.5
13	13	12.5	12.5	12.5	12.5	13.0	13.0	13.0	13.5
14	14	9.5	9.5	9.5	9.5	9.5	9.5	11.0	12.0
15	15	10.0	10.0	10.0	10.0	10.0	10.0	12.5	12.5
16	16	9.5	9.5	9.5	9.5	12.0	12.0	12.0	13.0
17	17	12.5	12.5	12.5	12.5	10.5	12.5	12.5	13.0
18	18	10.0	10.0	10.0	10.0	10.0	10.0	10.0	12.5
19	19	12.5	12.0	12.5	12.5	12.5	12.0	12.5	12.5
20	20	12.5	12.5	12.5	12.5	12.5	12.5	12.5	13.0
21	21	10.0	10.0	10.0	10.0	10.0	12.5	12.5	12.5
22	22	7.0	7.0	7.0	7.0	9.5	9.5	12.0	12.0
23	23	14.0	13.0	13.0	13.0	14.0	13.0	13.0	13.0
24	24	10.0	10.0	10.0	10.0	12.5	12.5	12.5	13.0
25	25	9.5	9.5	9.5	9.5	9.5	12.0	12.0	12.0
26	26	12.5	12.5	12.5	12.5	12.5	12.5	12.5	13.0
27	27	9.5	9.5	9.5	9.5	10.0	10.5	10.5	12.0
28	28	9.5	9.5	9.5	9.5	12.0	12.0	12.0	12.0
29	29	12.5	12.5	12.5	12.5	12.5	12.5	12.5	13.0
30	30	12.5	12.5	12.5	12.5	12.5	13.0	13.0	13.0
31	31	9.5	9.5	9.5	9.5	9.5	9.5	9.5	9.5
32	32	12.5	12.5	12.5	12.5	13.0	13.0	13.0	13.5
33	33	9.5	9.5	9.5	9.5	12.0	12.0	12.0	12.5
34	34	9.5	9.5	9.5	9.5	9.5	9.5	10.0	12.0

자료입력시 유의할 사항은 '도포기간'과 '군'이라는 두 요인의 모든 수준을 조합시킨 변수를 생성하여야 한다는 점이다. 이 자료의 경우, 요인 군과 도포기간의 수준이 각각 2, 4개의 수준이므로 이들의 조합은 8(=2×4)개가 되며, 이 때문에 총 8개의 변수를 생성해야 한다(대조군0 ,…, 실험군14). 예를 들어, 변수 **대조군0**은 군의 수준 대조군과 도포기간의 수준 0일차의 조합에서 측정한 치아명도이다.

다음은 피실험자내 요인을 지정하기 위해서, SPSS의 팝업메뉴에서 **분석(A) >일반선형모형(G)>반복측정(R)...** 을 선택한 후, **반복측정 요인정의** 대화상자의 **개체-내 요인이름(W):** 과 **수준의 수(L):** 에 우선 변수 **군**, 2를 각각 지정한다(아래참조).

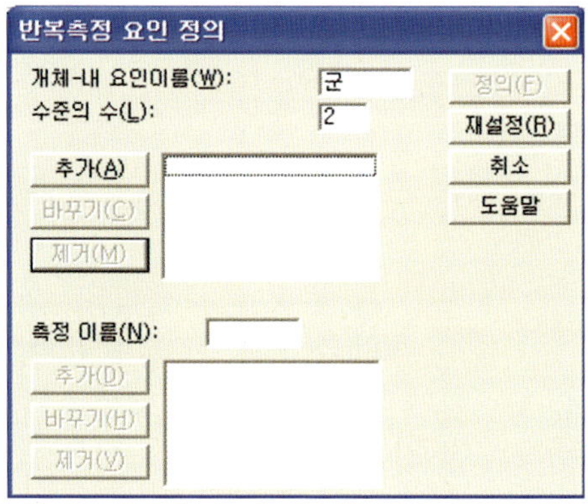

그 다음 **추가(A)** 단추를 누른 후, 아래와 같이 **개체-내 요인이름(W):** 과 **수준의 수(L):** 에 변수 **도포기간**과 4를 입력한다. 이와 같이 두 개의 변수를 독립적으로 피실험자내 요인으로 지정하는 것은 피실험자내 요인이 두 개(군, 도포기간)라는 사실에 기인한다.

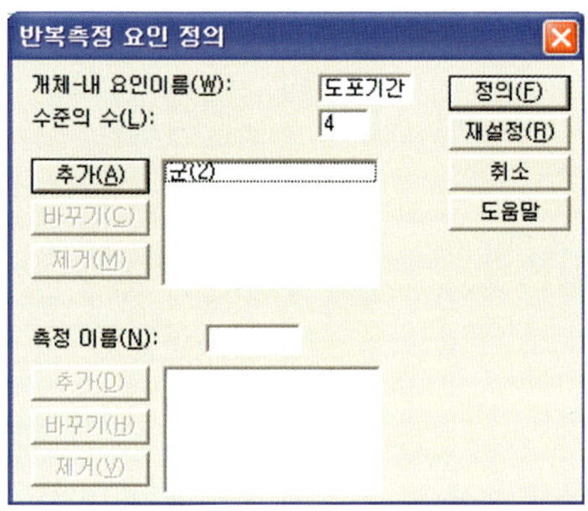

추가(A) 단추와 **정의(F)** 단추를 순서대로 누른다.

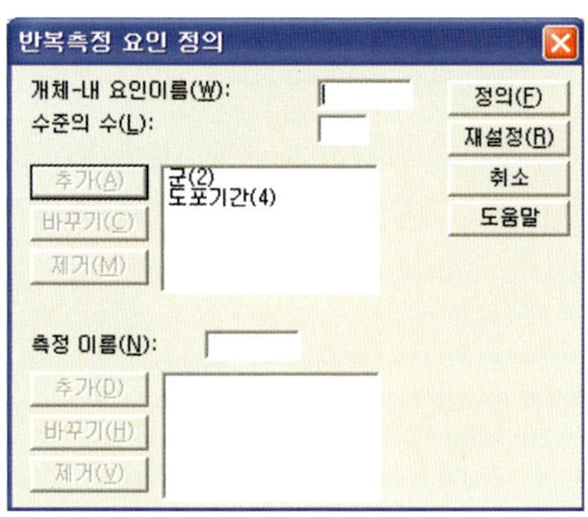

그 다음, 피실험자내 요인이 두 개이므로 **반복측정** 대화상자의 변수목록에서 총 8(=2×4)개 수준을 모두 **개체-내 변수(W):** 란으로 이동시킨다.

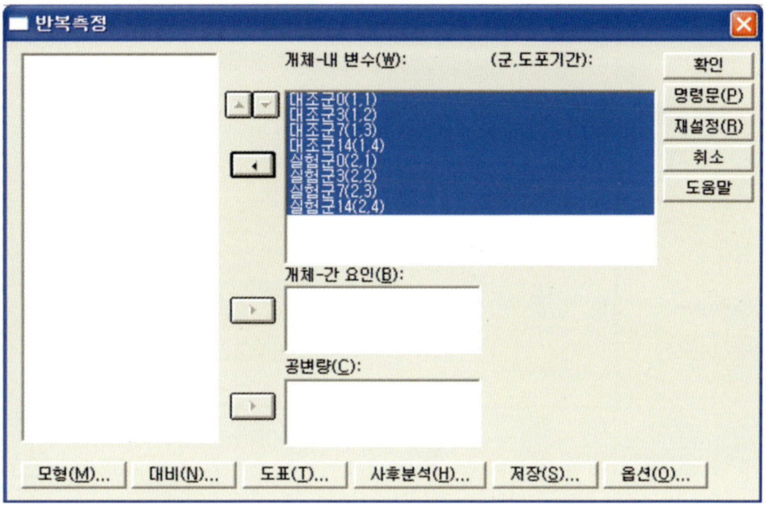

C3.4 다변량 해석

다음에 얻어진 출력결과와 해석은 본문에서 다룬 즉, 피실험자내 요인이 하나인 2요인 반복측정설계 근거하여 얻어진 것과 거의 동일하기 때문에 세부적인 사항은 생략하기로 한다. 단지 이 사례분석에 근거한 출력된 결과가 본문의 실험설계(피실험자내 요인이 하나인 2요인 반복측정설계)의 것과 어떤 차이가 있는지를 간략하게 살펴보기로 한다.

다음에 주어진 프로파일도표는 도포기간별 치아명도변화추세를 나타낸 것이다.

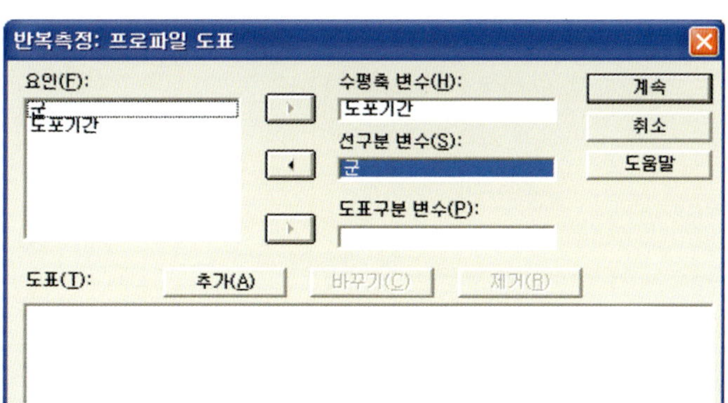

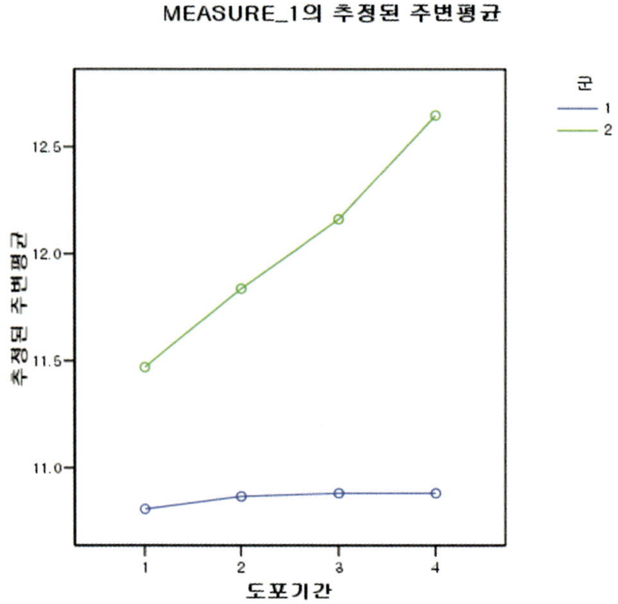

이 도표를 통해서 상호작용이 존재하고, 군간 차이가 있음을 시각적으로 확인할 수 있다. 따라서 두 요인(군, 도포기간)의 주효과와 상호작용을 포함한 모형을 고려해야 할 것이다(박용규 외 1인, 1998, 15-16쪽 참조).

따라서, **반복측정: 모형** 대화상자에서 **사용자 정의**(C)를 선택한 후 세 개의 요인(군, 도포기간, 군×도포기간)을 **개체-내 모형**(M): 란으로 이동시킨다.

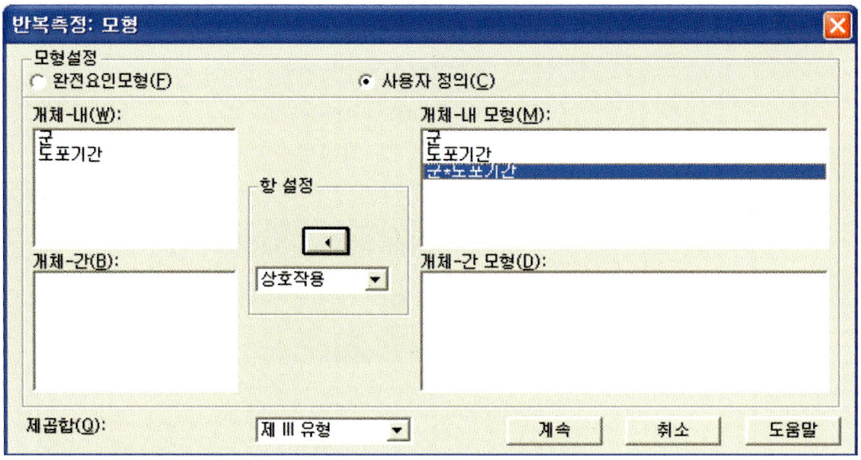

또는 디폴트인 **완전요인모형**(F)을 선택하여 실행한다.

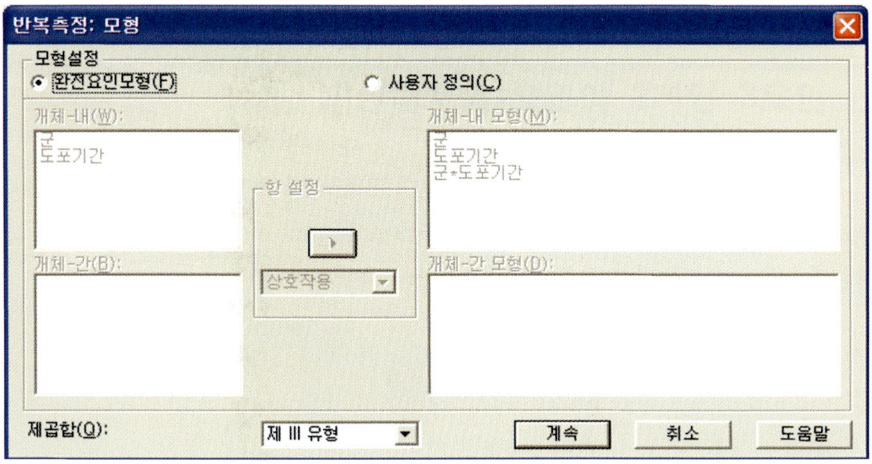

Mauchly의 구형성 검정[b]

측도: MEASURE_1

개체-내 효과	Mauchly의 W	근사 카이제곱	자유도	유의확률	엡실런[a]		
					Greenhouse-Geisser	Huynh-Feldt	하한값
군	1.000	.000	0	.	1.000	1.000	1.000
도포기간	.405	28.652	5	.000	.635	.673	.333
군 * 도포기간	.603	16.068	5	.007	.752	.810	.333

정규화된 변형 종속변수의 오차 공분산행렬이 단위행렬에 비례하는 영가설을 검정합니다.

a. 유의성 평균검정의 자유도를 조절할 때 사용할 수 있습니다. 수정된 검정은 개체내 효과검정 표에 나타납니다.

b.

계획: Intercept
개체-내 계획: 군+도포기간+군*도포기간

변수 군을 제외한 도포기간과 군×도포기간에 대한 휸-펠트와 그린하우스-가이서 엡실런값이 0.7보다 작거나(도포기간) 0.7보다 다소 크고(군×도포기간), 또한 Mauchly의 W 통계량에 대한 p값(0.000, 0.007)이 매우 작기 때문에 복합대칭성 조건을 거의 만족하지 못한다는 것을 추가로 알 수 있다. 따라서 엡실런 보정법을 고려한 단변량 분석방법보다 다변량해석법을 우선적으로 고려하는 것이 바람직할 것이다.

다변량 검정[b]

효과		값	F	가설 자유도	오차 자유도	유의확률
군	Pillai의 트레이스	.512	34.611[a]	1.000	33.000	.000
	Wilks의 람다	.488	34.611[a]	1.000	33.000	.000
	Hotelling의 트레이스	1.049	34.611[a]	1.000	33.000	.000
	Roy의 최대근	1.049	34.611[a]	1.000	33.000	.000
도포기간	Pillai의 트레이스	.551	12.702[a]	3.000	31.000	.000
	Wilks의 람다	.449	12.702[a]	3.000	31.000	.000
	Hotelling의 트레이스	1.229	12.702[a]	3.000	31.000	.000
	Roy의 최대근	1.229	12.702[a]	3.000	31.000	.000
군 * 도포기간	Pillai의 트레이스	.562	13.236[a]	3.000	31.000	.000
	Wilks의 람다	.438	13.236[a]	3.000	31.000	.000
	Hotelling의 트레이스	1.281	13.236[a]	3.000	31.000	.000
	Roy의 최대근	1.281	13.236[a]	3.000	31.000	.000

a. 정확한 통계량

b.

계획: Intercept
개체-내 계획: 군+도포기간+군*도포기간

위에 주어진 다변량검정 출력결과에 근거하여 다음과 같이 해석할 수 있다.

(1) 실험미백제는 대조미백제보다 통계적으로 유의한 미백효능이 있음이 인정된다(모든 p값=0.000).
(2) 도포시간에 따른 통계적으로 유의한 명도차이가 인정된다(모든 p값=0.000).
(3) 도포기간에 따른 미백변화(효과) 패턴은 군에 따라 달라진다(모든 p값=0.000).

대비에 관한 사항은 본문에서 이미 자세하게 다루었고, 실행과정과 결과해석은 본문과 동일시 할 수 있다. 따라서 대비는 생략하기로 한다.

C3.5 단변량 분석방법과 관측평균에 대한 사후분석 다중비교

C3.3절의 미백제 실험에서 구형성 조건을 만족하고, '군'과 '도포기간'이 각각 통계적으로 유의하다고 가정해 보자. 이런 경우에는, 다변량 해석보다는 단변량 분석방법을 고려해야 하며, 도포기간의 처리수준 중 어느 수준 간에 치아미백 차이가 있는지 살펴봐야 할 것이다(사후분석 다중비교). 즉, 4개의 다른 시점에서 도포처리 중 어느 시점에서 평균적으로 효과가 더 좋은지 여부를 판단하기 위하여 사후분석을 행한다.

2장에서 언급한 바와 같이, 구형성 조건을 만족한다는 가정에서 단일요인 반복측정설계의 변형인 피실험자내 요인이 두 개인 2요인 반복측정설계의 단변량 분석과 다중비교를 하기 위해서는 SPSS의 반복측정 분석절차를 그대로 적용할 수 없다.

2.5절에서 이미 언급한바와 같이, 확률화블록설계를 적용하기 위해서는 자료입력 방식이 반복측정설계를 위한 자료입력 방식과 달라야 한다. 다시 말해서 각 피실험자를 블록으로 간주하기 때문에, 각 피실험자에게 8회의 처리(군 수준과 도포기간 수준의 모든 조합)를 가한 것으로 입력해야 한다(사례분석03_사후.sav). 8개의 조합의 반응변수를 횡으로 같은 줄에 넣었던 것을, 세로로 세워 아래와 같이 입력해야 한다. 여기에서 '군'이라는 요인의 수준은 2(실험군, 대조군), '도포기간'이라는 요인의 수준은 4(0, 3, 7, 14일)임을 유의해서, 피실험자 및 각 반응값에 정확히 일치되도록 입력하여야 한다.

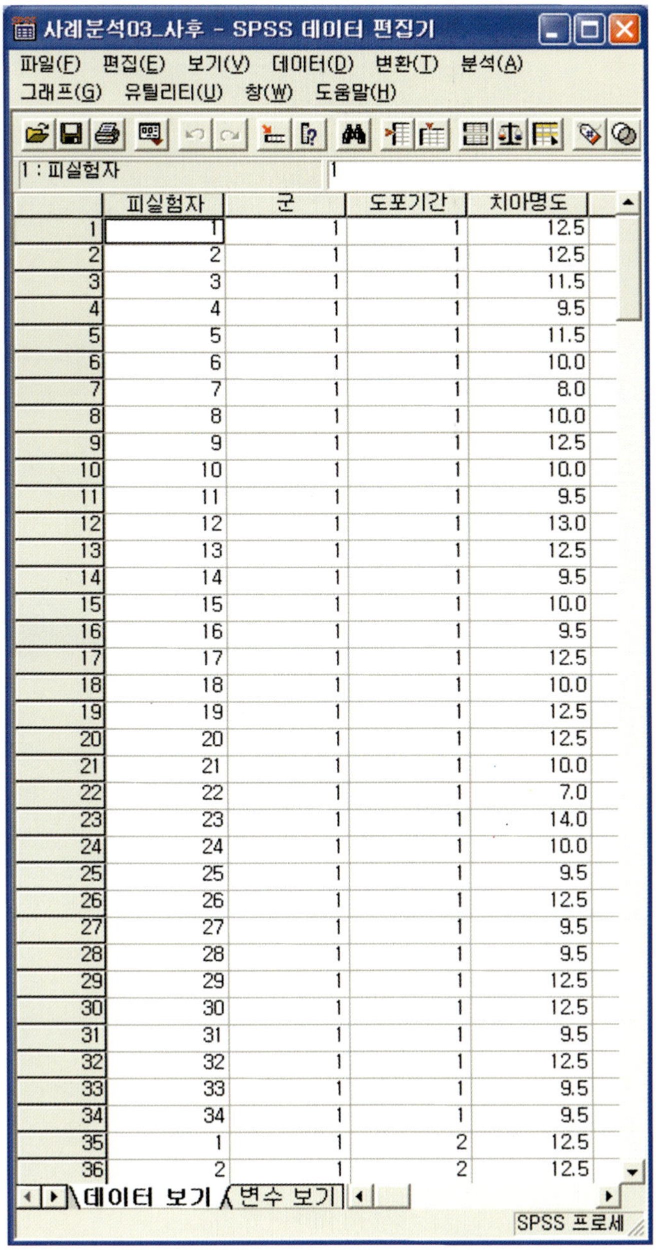

	피실험자	군	도포기간	치아명도
1	1	1	1	12.5
2	2	1	1	12.5
3	3	1	1	11.5
4	4	1	1	9.5
5	5	1	1	11.5
6	6	1	1	10.0
7	7	1	1	8.0
8	8	1	1	10.0
9	9	1	1	12.5
10	10	1	1	10.0
11	11	1	1	9.5
12	12	1	1	13.0
13	13	1	1	12.5
14	14	1	1	9.5
15	15	1	1	10.0
16	16	1	1	9.5
17	17	1	1	12.5
18	18	1	1	10.0
19	19	1	1	12.5
20	20	1	1	12.5
21	21	1	1	10.0
22	22	1	1	7.0
23	23	1	1	14.0
24	24	1	1	10.0
25	25	1	1	9.5
26	26	1	1	12.5
27	27	1	1	9.5
28	28	1	1	9.5
29	29	1	1	12.5
30	30	1	1	12.5
31	31	1	1	9.5
32	32	1	1	12.5
33	33	1	1	9.5
34	34	1	1	9.5
35	1	1	2	12.5
36	2	1	2	12.5

변수 '군'의 1,2는 각각 대조군과 실험군을, 변수 '도포기간'의 1,2,3,4는 0일, 3일, 7일, 14일을 의미한다.

SPSS 팝업메뉴에서 **분석(A) > 일반선형모형(G) > 일변량(U)...** 을 선택한 후, **일변량** 대화상자의 변수목록에서 **치아명도**, **군**, **도포기간**, **피실험자**를 각각 **종속변수(D): 모수요인(F): 변량요인(A):** 란으로 이동시킨다.

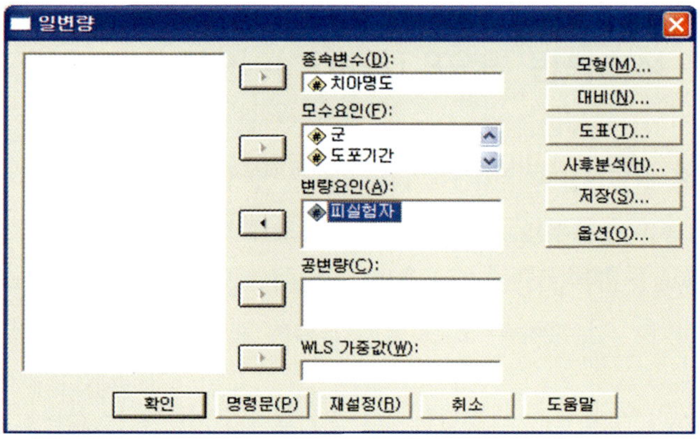

모형(M)... 단추를 눌러 일변량:모형 대화상자를 연 후, **모형(M):** 란으로 변수 **군**, **도포기간**, **군*도포기간**, **피실험자**를 이동시키고, 항 설정에 **주효과** 또는 **상호작용**을 선택한다.

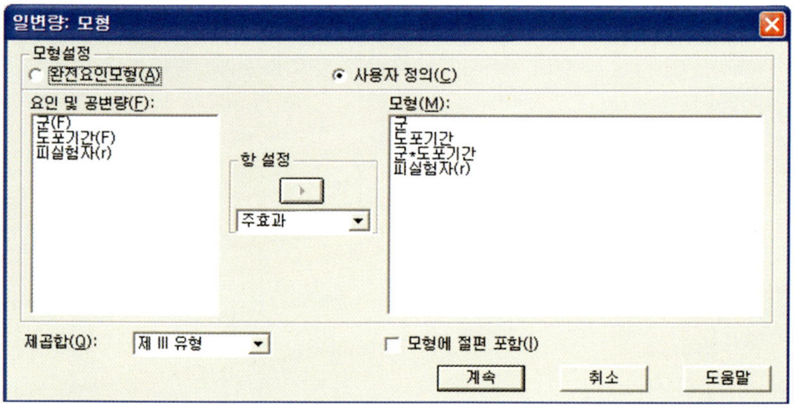

아래에 주어진 출력결과를 통해서 두 개의 주효과(군, 도포기간)와 상호작용효과(군×도포기간)가 모두 통계적으로 유의하다는 사실을 알 수 있다.

개체-간 효과 검정

종속변수: 치아명도

소스		제 III 유형 제곱합	자유도	평균제곱	F	유의확률
군	가설	92.945	1	92.945	158.083	.000
	오차	135.816	231	.588[a]		
도포기간	가설	14.268	3	4.756	8.089	.000
	오차	135.816	231	.588[a]		
군 * 도포기간	가설	11.283	3	3.761	6.397	.000
	오차	135.816	231	.588[a]		
피실험자	가설	407.860	33	12.359	21.021	.000
	오차	135.816	231	.588[a]		

a. MS(오차)

다음은 **사후분석(H)...** 단추를 눌러 **일변량: 관측평균의 사후분석 다중비교** 대화상자를 연 후, 여러 검정방법 중 그 특성에 맞는 것을 선택한다.

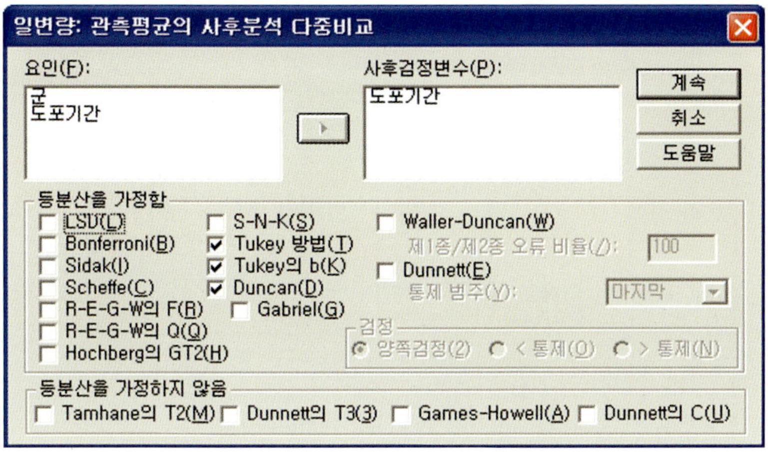

흔히 사용하는 두 개의 방법인 Tukey **방법**(T)과 Duncan(D) **방법**을 체크한 후에 실행한다. 참고로 요인 '군'은 단지 두 개의 수준만이 존재하기 때문에 두 수준간 차이가 있다하더라도 다중비교를 할 필요가 없다.

다중 비교

종속변수: 치아명도

	(I) 도포기간	(J) 도포기간	평균차(I-J)	표준오차	유의확률	95% 신뢰구간 하한값	95% 신뢰구간 상한값
Tukey HSD	0일	3일	-.213	.1315	.369	-.554	.127
		7일	-.382*	.1315	.021	-.723	-.042
		14일	-.625*	.1315	.000	-.965	-.285
	3일	0일	.213	.1315	.369	-.127	.554
		7일	-.169	.1315	.573	-.509	.171
		14일	-.412*	.1315	.011	-.752	-.071
	7일	0일	.382*	.1315	.021	.042	.723
		3일	.169	.1315	.573	-.171	.509
		14일	-.243	.1315	.255	-.583	.098
	14일	0일	.625*	.1315	.000	.285	.965
		3일	.412*	.1315	.011	.071	.752
		7일	.243	.1315	.255	-.098	.583

관측된 평균에 기초합니다.

*. .05 수준에서 평균차는 유의합니다.

앞 출력결과는 Tukey **방법**(T) 을 선택하여 사후분석한 것으로, 평균치아명도 반응값에 대해 도포기간 (0일과 7일), (0일과 14일), (3일과 14일), (3일과 14일)이 각각 다르다(p값이 0.05보다 작음)고 판단된다.

치아명도

	도포기간	N	집단군 1	2	3
Tukey HSD[a,b]	0일	68	11.140		
	3일	68	11.353	11.353	
	7일	68		11.522	11.522
	14일	68			11.765
	유의확률		.369	.573	.255
Tukey B[a,b]	0일	68	11.140		
	3일	68	11.353	11.353	
	7일	68		11.522	11.522
	14일	68			11.765
Duncan[a,b]	0일	68	11.140		
	3일	68	11.353	11.353	
	7일	68		11.522	11.522
	14일	68			11.765
	유의확률		.106	.200	.066

동일집단군의 그룹에 대한 평균이 표시됩니다.
유형 III 제곱합에 기초합니다
오차항은 평균제곱(오차) = .588입니다.
a. 조화평균 표본 크기 68.000을(를) 사용합니다.
b. 유의수준 = .05.

도포기간 (0일과 3일), (3일과 7일), (7일과 14일)은 평균치아명도에 대해 동일한 집단으로 각각 간주할 수 있다. 이러한 단변량 분산분석을 통한 사후분석 다중비교는 구형성 가정을 만족할 때만 적용할 수 있다는 점을 유의하기 바란다.

C3.6 SAS 프로그램과 출력결과

C3.3-4절에서 SPSS를 사용하여 피실험자내 요인이 2개인 2요인 반복측정설계에 관한 단변량과 다변량 분석방법에 대해 살펴보았다. 그렇다면, SAS를 사용하여 우선 다변량 분석을 해보자(사례분석03_다변량.sas). 아래 주어진 SAS 프로그램에서 변수 subject는 피실험자, group은 군, period는 도포기간, trt1, …, trt8은 각각 대조군과 도포기간 첫 번째 수준일0의 조합 ,…, 실험군과 도포기간의 네 번째 수준일 조합에서 측정한 치아명도이다. 다음에 주어진 SAS 프로그램에서 사용하는 명령어는 대문자, 변수는 모두 소문자로 구분하여 표기하였다.

```
DATA case4_1;
  INPUT subject trt1 trt2 trt3 trt4 trt5 trt6 trt7 trt8 @@;
CARDS;
        1    12.5    12.5    12.5    12.5    13.0    13.0    13.0    13.0
        2    12.5    12.5    12.5    12.5    12.5    12.5    12.5    12.5
        3    11.5    11.5    11.5    11.5    14.0    14.0    14.5    14.5
        4     9.5     9.5     9.5     9.5     9.5     9.5    12.0    12.0
        5    11.5    13.0    13.0    13.0    11.5    12.5    13.0    13.0
        6    10.0    10.0    10.0    10.0    12.5    12.5    12.5    13.0
        7     8.0    10.0    10.0    10.0     8.0    10.0    10.0    11.0
        8    10.0    10.0    10.0    10.0    12.5    12.5    12.5    13.0
        9    12.5    12.5    12.5    12.5    12.5    12.5    12.5    12.5
       10    10.0    10.0    10.0    10.0    12.5    12.5    12.5    13.0
       11     9.5     9.5     9.5     9.5     9.5    12.5    12.5    13.0
       12    13.0    13.0    13.0    13.0    13.0    13.0    13.0    14.5
       13    12.5    12.5    12.5    12.5    13.0    13.0    13.0    13.5
       14     9.5     9.5     9.5     9.5     9.5     9.5    11.0    12.0
       15    10.0    10.0    10.0    10.0    10.0    10.0    12.5    12.5
       16     9.5     9.5     9.5     9.5    12.0    12.0    12.0    13.0
       17    12.5    12.5    12.5    12.5    10.5    12.5    12.5    13.0
       18    10.0    10.0    10.0    10.0    10.0    10.0    10.0    12.5
       19    12.5    12.0    12.5    12.5    12.5    12.0    12.5    12.5
       20    12.5    12.5    12.5    12.5    12.5    12.5    12.5    13.0
       21    10.0    10.0    10.0    10.0    10.0    12.5    12.5    12.5
       22     7.0     7.0     7.0     7.0     9.5     9.5    12.0    12.0
       23    14.0    13.0    13.0    13.0    14.0    13.0    13.0    13.0
       24    10.0    10.0    10.0    10.0    12.5    12.5    12.5    13.0
       25     9.5     9.5     9.5     9.5     9.5    12.0    12.0    12.0
       26    12.5    12.5    12.5    12.5    12.5    12.5    12.5    13.0
       27     9.5     9.5     9.5     9.5    10.0    10.5    10.5    12.0
       28     9.5     9.5     9.5     9.5    12.0    12.0    12.0    12.0
       29    12.5    12.5    12.5    12.5    12.5    12.5    12.5    13.0
       30    12.5    12.5    12.5    12.5    12.5    13.0    13.0    13.0
       31     9.5     9.5     9.5     9.5     9.5     9.5     9.5     9.5
       32    12.5    12.5    12.5    12.5    13.0    13.0    13.0    13.5
       33     9.5     9.5     9.5     9.5    12.0    12.0    12.0    12.5
       34     9.5     9.5     9.5     9.5     9.5     9.5    10.0    12.0
;

 PROC GLM DATA=case4_1;
  MODEL trt1-trt8= /NOUNI;
  REPEATED group 2 (1 2), period 4 (1 2 3 4)/PRINTE;
 RUN;
```

다음 아래에 주어진 세 가지 다변량 분석결과는 순서대로 요인 group, period, group×period에 대한 유의성 검정결과이다. 특히 period, group×period에 대한 구형성 조건이 거의 만족되지 않기 때문에(각각 p값<0.0001, 0.0067), SPSS에서 살펴본 결과와 마찬가지로 단변량 분석방법보다 다변량 해석을 실행해야 하는 정당성이 부여되며, 그 결과 group, period, group×period 모두 통계적으로 유의하다고 판정할 수 있다(모든 p값<0.0001).

```
MANOVA Test Criteria and Exact F Statistics for the Hypothesis of no group Effect
                    H = Type III SSCP Matrix for group
                        E = Error SSCP Matrix

                        S=1    M=-0.5    N=15.5

Statistic                     Value    F Value    Num DF    Den DF    Pr > F

Wilks' Lambda            0.48808343      34.61         1        33    <.0001
Pillai's Trace           0.51191657      34.61         1        33    <.0001
Hotelling-Lawley Trace   1.04883007      34.61         1        33    <.0001
Roy's Greatest Root      1.04883007      34.61         1        33    <.0001
```

```
                            Sphericity Tests

                                     Mauchly's
Variables                     DF     Criterion    Chi-Square    Pr > ChiSq

Transformed Variates           5     0.2710582     41.410877        <.0001
Orthogonal Components          5     0.4052691     28.651637        <.0001

MANOVA Test Criteria and Exact F Statistics for the Hypothesis of no period Effect
                    H = Type III SSCP Matrix for period
                        E = Error SSCP Matrix

                        S=1    M=0.5    N=14.5

Statistic                     Value    F Value    Num DF    Den DF    Pr > F

Wilks' Lambda            0.44857989      12.70         3        31    <.0001
Pillai's Trace           0.55142011      12.70         3        31    <.0001
Hotelling-Lawley Trace   1.22925729      12.70         3        31    <.0001
Roy's Greatest Root      1.22925729      12.70         3        31    <.0001
```

```
                            Sphericity Tests

                                     Mauchly's
Variables                     DF     Criterion    Chi-Square    Pr > ChiSq

Transformed Variates           5     0.2946271     38.765976        <.0001
Orthogonal Components          5     0.6025863     16.068081        0.0067

MANOVA Test Criteria and Exact F Statistics for the Hypothesis of no group*period Effect
                    H = Type III SSCP Matrix for group*period
                        E = Error SSCP Matrix

                        S=1    M=0.5    N=14.5

Statistic                     Value    F Value    Num DF    Den DF    Pr > F

Wilks' Lambda            0.43841963      13.24         3        31    <.0001
Pillai's Trace           0.56158037      13.24         3        31    <.0001
Hotelling-Lawley Trace   1.28091976      13.24         3        31    <.0001
Roy's Greatest Root      1.28091976      13.24         3        31    <.0001
```

대비에 관련된 사항은 3.7절에 주어진 SAS 프로그램을 통해 쉽게 적용할 수 있기 때문에 여기에서는 생략하기로 한다.

사족이지만 만일 구형성 조건이 매우 만족될 경우는 단변량 분석방법이 선호된다. 다음에 주어진 SAS 프로그램(사례분석03_단변량.sas)은 이에 관련된 것이다.

앞 프로그램과 마찬가지로, 변수 subject는 피실험자, group은 군, period는 도포기간, y는 군의 각 수준과 도포기간의 각 수준 조합에서 측정한 치아명도이다. 3.7절과 마찬가지로, SAS 프로그램에서 사용하는 명령어는 대문자, 변수는 모두 소문자로 구분하여 표기하였고, 변수 group에서 대조군과 실험군을 각각 1,2로, period에서 네 개의 수준을 각각 1,2,3,4로 나타내었다.

```
DATA case4_2;
   INPUT subject group period y @@;
 CARDS;

   1   1   1  12.5    2   1   1  12.5    3   1   1  11.5
   4   1   1   9.5    5   1   1  11.5    6   1   1  10.0
   7   1   1   8.0    8   1   1  10.0    9   1   1  12.5
  10   1   1  10.0   11   1   1   9.5   12   1   1  13.0
  13   1   1  12.5   14   1   1   9.5   15   1   1  10.0
  16   1   1   9.5   17   1   1  12.5   18   1   1  10.0
  19   1   1  12.5   20   1   1  12.5   21   1   1  10.0
  22   1   1   7.0   23   1   1  14.0   24   1   1  10.0
  25   1   1   9.5   26   1   1  12.5   27   1   1   9.5
  28   1   1   9.5   29   1   1  12.5   30   1   1  12.5
  31   1   1   9.5   32   1   1  12.5   33   1   1   9.5
  34   1   1   9.5

  중략

   1   2   4  13.0    2   2   4  12.5    3   2   4  14.5
   4   2   4  12.0    5   2   4  13.0    6   2   4  13.0
   7   2   4  11.0    8   2   4  13.0    9   2   4  12.5
  10   2   4  13.0   11   2   4  13.0   12   2   4  14.5
  13   2   4  13.5   14   2   4  12.0   15   2   4  12.5
  16   2   4  13.0   17   2   4  13.0   18   2   4  12.5
  19   2   4  12.5   20   2   4  13.0   21   2   4  12.5
  22   2   4  12.0   23   2   4  13.0   24   2   4  13.0
  25   2   4  12.0   26   2   4  13.0   27   2   4  12.0
  28   2   4  12.0   29   2   4  13.0   30   2   4  13.0
  31   2   4   9.5   32   2   4  13.5   33   2   4  12.5
  34   2   4  12.0

 ;

 PROC GLM DATA=case4_2;
   CLASS  group period subject;
   MODEL  y=subject group period group*period;
   MEANS  group period /LINES SNK;
 RUN;
```

다음에 주어진 출력결과를 통해서 두 개의 주효과(군, 도포기간)와 상호작용효과(군×도포기간)이 모두 통계적으로 유의하다는 사실을 알 수 있다. 이 경우 두 번째 출력 결과(Type III SS)에 근거하여 결과를 해석한다.

Source	DF	Type I SS	Mean Square	F Value	Pr > F
subject	33	407.8602941	12.3594029	21.02	<.0001
group	1	92.9448529	92.9448529	158.08	<.0001
period	3	14.2683824	4.7561275	8.09	<.0001
group*period	3	11.2830882	3.7610294	6.40	0.0004

Source	DF	Type III SS	Mean Square	F Value	Pr > F
subject	33	407.8602941	12.3594029	21.02	<.0001
group	1	92.9448529	92.9448529	158.08	<.0001
period	3	14.2683824	4.7561275	8.09	<.0001
group*period	3	11.2830882	3.7610294	6.40	0.0004

다음에 주어진 출력결과는 요인 group과 period에 대한 사후분석 다중비교이다. 다음 출력결과를 통해서 요인 group의 경우 수준 2(실험군)에서 측정한 평균치아명도가 수준 1(대조군)에서 측정한 것보다 높다는 것을 알 수 있다.

```
The GLM Procedure

Student-Newman-Keuls Test for y

NOTE: This test controls the Type I experimentwise error rate under the complete null
      hypothesis but not under partial null hypotheses.

Alpha                          0.05
Error Degrees of Freedom        231
Error Mean Square          0.587949

Number of Means                   2
Critical Range            0.1832082

Means with the same letter are not significantly different.

SNK Grouping        Mean      N    group

           A    12.02941    136    2

           B    10.86029    136    1
```

다음에 주어진 출력결과를 통해서 도포기간 (0일과 3일), (3일과 7일), (7일과 14일)은 평균치아명도에 대해 동일한 집단으로 각각 간주할 수 있으며, (7일과 14일)이 다른 집단에 비해 평균치아명도가 크다고 판단된다(평균반응값이 11.7647). C3.4절에서 언급한 바와 같이, 단변량 분산분석을 통한 사후분석 다중비교는 구형성 가정을 만족할 때만 적용할 수 있다는 점을 명심하여야 한다.

```
                            The GLM Procedure

                    Student-Newman-Keuls Test for y

NOTE: This test controls the Type I experimentwise error rate under the complete null
              hypothesis but not under partial null hypotheses.


                        Alpha                           0.05
                        Error Degrees of Freedom         231
                        Error Mean Square           0.587949


        Number of Means              2            3            4
        Critical Range       0.2590955    0.3102093    0.3403058


        Means with the same letter are not significantly different.

             SNK Grouping          Mean      N    period

                        A       11.7647     68    4
                        A
                   B    A       11.5221     68    3
                   B
                   B    C       11.3529     68    2
                        C
                        C       11.1397     68    1
```

Chapter four **04**

3요인 반복측정설계

|배경예제 4.1|

모기업에서 신개발한 미백제 효과를 알기 위해서, 피실험자를 흡연여부에 따라 미백제를 사용하는 실험군과 미백효능 없는 위약(placebo)을 사용하는 대조군에 각각 6명과 27명을 무작위로 배치하고, 3장의 배경예제와 마찬가지로 21일간의 도포기간에 걸쳐 사용하게 한 후 5회(0일, 3일, 7일, 14일, 21일)에 걸쳐 상악 4전치 순면의 치아명도를 기계(Shade-Eye Ex: 측정치를 Vita 색조값으로 출력함)를 사용하여 측정하고, 각 색조값을 서열변수화한 값을 이용하여 평균을 산출하였다.

여기에서 처리경과일 중 첫 번째 수준 0은 아무런 처리를 하지 않은 상태, 즉 미백제 또는 위약사용 전의 상태를 나타내며, 실험도중 대조군의 비흡연자 한 명이 개인사정상 중도에 실험을 중단하여, 실험을 완료한 피실험자는 총 65명이었다.

다시 말해서, 배경예제 4.1은 3장의 배경예제 3.1에서 고려한 관심요인이 미백제 사용여부(군)와 도포기간에 또 다른 요인 흡연여부를 추가시켜 치아미백에 미치는 영향을 조사하기 위한 실험이다. 여기에서 요인 흡연여부는 2개의 수준[1. 예 2. 아니오]과 요인 군은 2개의 수준[1. 실험군(미백제사용) 2.대조군]을 고려하였다. 이 실험에 관련된 사항을 표로 나타내면 다음과 같다.

흡연여부	군	피실험자	도포경과일				
			0	3	7	14	21
예	1	12명					
	2	9명					
아니오	1	21명					
	2	23명					

4.1
3요인 반복측정설계와 완전확률화설계

앞에서 살펴본 배경예제에서 단순히 관심요인이 세 개(흡연여부, 미백제 효과, 도포기간효과)라는 사실만을 감안하면, 완전임의화설계 중 반복이 있는 3원배치법(three way factorial design)을 고려할지도 모른다.

그러나 2장과 3장에서와 마찬가지로, 각 피실험자에게 배경예제의 경우요인 도포시간의 5개의 모든 수준을 가하기 때문에 각 실험자에게 반복측정된 자료는 서로 상관될 수 있다. 따라서 3원배치법을 실시하기 위한 가정 중 "관측값들간에는 독립해야 한다"는 전제조건을 만족하지 못한다.

그렇다면 관심요인이 3개이며 한 요인(도포기간)에 대해서 반복측정된 관측값들간에 상관이 존재하고(피실험자내 요인이 하나), 흡연여부와 군의 각 조합수준(예: 대조군 흡연자, 실험군 흡연자)에 속하는 각 피실험자 집단이 다를 때, 어떤 실험설계방법을 고려해야 할까?

3장에서와 마찬가지로, 첫 번째 방법은 단일변량 접근방법 중 3원배치법 발생하는 문제를 극복하기 위해서 분할구설계를 고려하고, 두 번째 방법은 반복측정된 관측값들간의 상관성(분산-공분산 행렬)에 의존하지 않는 다변량 접근법이 있다. 우선 3요인 반복측정설계를 단일변량식으로 표현되는 분할구설계에 적용시켜 보자.

3요인 반복측정설계는 3원배치법과는 다른 형태의 설계방법을 고려해야 한다. 우선 세 가지 요인 A, B, C의 수준수가 각각 a, b, c이고, 요인 A와 B의 수준조합에 투입한 반복수(피실험자수)가 모두 r이라고 하자. 배경예제 4.1의 경우, A는 흡연여부, B는 군, C는 도포기간이며, a, b, c가 각각 2,2,5이며, 반복수(투입된 피실험자 수)는 동일하지 않다.

우선 abr명의 피실험자를 확보하고, r명의 피실험자를 임의로 요인 A와 B의 수준조합마다 배치한다(완전확률화설계). 참고로 배경예제 4.1과 다르게 반복수를 동일하게 가정한 이유는 단지 실험설계에 대한 분석을 좀 더 일목요연하게 전개하기 위함이며, 반드시 동일할 필요는 없다. 그 다음에 요인 A와 B의 수준조합마다 배치된 r명의 피실험자에 요인 C의 수준(시간요인)에 순서대로 적용시킨다(확률화블록설계). 다시 말해서, 요인 A와 B의 각 수준조합에 각각 다른 r명의 피실험자가 배치되며, 각 피실험자는 요인 C의 모든 수준에 적용시켜야 한다. 이 때문에 요인 A와 B는 피실험자간 요인, 요인 C는 피실험자내 요인이 된다. 즉, 세 개의 요인 중 피실험자내 요인은 단지 하나이며, 3장에서 다른 실험설계와 비교할 때 단지 피실험자간 요인이 하나 더 많다는 것 이외에는 큰 차이점이 없다.

배경예제 4.1에 관련된 자료구조를 일반화하여 표로 나타내면 다음과 같다. 여기에서 $y_{ijkl}(i=1,2,\cdots,a;\ j=1,2,\cdots,b;\ k=1,2,\cdots,c;\ l=1,2\cdots,r)$은 요인 A의 i번째 수준과 요인 B의 j번째 수준조합 집단에 속한 l번째 피실험자를 요인 C의 k번째 수준에 실험을 가해서 얻어진 반응값이다.

2장에서와 마찬가지로 피실험자를 블록요인으로 간주하면, 먼저 수준이 결정되는 요인 A와 B가 주구요인, 주구내에서 나중에 수준이 결정되는 요인 C가 분할구요인이 된다. 배경예제의 경우, 요인 흡연여부의 두 개 수준과 요인 군의 두 개의 수준이 주구이고, 각 주구들을 다시 분할하는 도포기간의 5개의 수준이 분할구가 된다. 나머지 개념은 3장과 동일하므로 중복된 내용 전개는 생략하기로 한다.

〈표 4-1〉 (피실험자내 요인이 하나인) 3요인 반복측정설계의 자료구조

A	B	피실험자	C			
			C_1	C_2	$\cdots$	C_c
A_1	B_1	S_{111} S_{112} $\vdots$ S_{11r}	y_{1111} y_{1112} $\vdots$ y_{111r}	y_{1121} y_{1122} $\vdots$ y_{112r}	$\ddots$	y_{11c1} y_{11c2} $\vdots$ y_{11cr}
	$\vdots$	$\vdots$	$\vdots$	$\vdots$	$\ddots$	$\vdots$
	B_b	S_{1b1} S_{1b2} $\vdots$ S_{1br}	y_{1b11} y_{1b12} $\vdots$ y_{1b1r}	y_{1b21} y_{1b22} $\vdots$ y_{1b2r}	$\ddots$	y_{1bc1} y_{1bc2} $\vdots$ y_{1bcr}
$\vdots$	$\vdots$	$\vdots$	$\vdots$	$\vdots$	$\ddots$	$\vdots$
A_a	B_1	S_{a11} S_{a12} $\vdots$ S_{a1r}	y_{a111} y_{a112} $\vdots$ y_{a11r}	y_{a121} y_{a122} $\vdots$ y_{a12r}	$\ddots$	y_{a1c1} y_{a1c2} $\vdots$ y_{a1cr}
	$\vdots$	$\vdots$	$\vdots$	$\vdots$	$\ddots$	$\vdots$
	B_b	S_{ab1} S_{ab2} $\vdots$ S_{abr}	y_{ab11} y_{ab12} $\vdots$ y_{ab1r}	y_{ab21} y_{ab22} $\vdots$ y_{ab2r}	$\ddots$	y_{abc1} y_{abc2} $\vdots$ y_{abcr}

분할구설계에 관련된 모형은 다음과 같이 표현된다.

$$y_{ijkl} = \mu + \alpha_i + \beta_j + (\alpha\beta)_{ij} + \varepsilon_{ijl}^{주구} \\ + \gamma_k + (\alpha\gamma)_{ik} + (\beta\gamma)_{jk} + (\alpha\beta\gamma)_{ijk} + \varepsilon_{ijkl}^{분할구} \tag{4-1}$$
$$(i=1,2,\cdots,a;\ j=1,2,\cdots,b;\ k=1,2,\cdots,c;\ l=1,2,\cdots,r)$$

여기에서, α_i와 β_j는 각각 주구요인 A의 i번째(즉, 흡연여부)와 B의 j번째(실험군 또는 대조군) 수준효과이며 $\sum_{i=1}^{a}\alpha_i = 0$(이 경우 흡연여부이므로 a는 2이고 흡연여부가 미백에 미치는 효과의 합이 0이 되도록 수리적으로 만들어준다는 의미임. 모든 고정요인의 효과합을 0으로 만드는 과정임)과 $\sum_{j=1}^{b}\beta_j = 0$(이 경우 실험군/대조군으로서 b는 2임)을 만족한다. γ_k는 분할구요인 C(도포기간)의 k번째 수준효과이며 $\sum_{k=1}^{c}\gamma_k = 0$(이 경우, 기간은 5시점이므로 c는 5임)이다.

따라서 (4-1)식에서 $\varepsilon_{ijl}^{주구} = \rho_l + (\alpha\rho)_{il} + (\beta\rho)_{jl} + (\alpha\beta\rho)_{ijl}$는 상호작용 AB의 (i, j) 번째의 수준에 지분된 집단내 l번째 수준의 효과이며, 주구부분의 오차가 된다. $\varepsilon_{ijkl}^{분할구} = (\gamma\rho)_{kl} + (\alpha\gamma\rho)_{ikl} + (\beta\gamma\rho)_{jkl} + (\alpha\beta\gamma\rho)_{ijkl}$는 분할구부분의 오차가 된다. ρ_l은 블록요인 R의 l번째 수준효과이며 정규성과 등분산성을 만족하는 서로 독립인 확률변수라고 가정한다. 즉, ρ_l은 l번째 피실험자의 수준효과(특성)이며 정규성과 등분산성을 만족하는 서로 독립인 확률변수라고 가정한다. 3장에서 살펴본 바와 같이, 각 피실험자는 여러 개의 처리를 수용하기 때문에 산출되는 반응값들간에 서로 상관이 존재한다. 반면에 분할구설계는 각 실험단위(피실험자)간에 서로 독립하며, 이들에게는 단지 한 번의 처리만이 가해진다. 따라서 구형성 조건이 만족되면 3장에서와 같이 3요인 반복측정설계는 분할구설계와 일치하게 된다. 구형성에 관한 사항은 이미 2장과 3장에서 자세히 설명하였기 때문에 생략하기로 한다.

4.2 (피실험자내 요인이 하나인) 3요인 반복측정 분산분석

4.1절에서 살펴본바와 같이, 관심요인이 세 개이며, 피실험자내 요인이 하나인 반복실험설계는 실험에 가하는 피실험자(개체)를 확률블록요인으로 간주하는 분할구설계를 고려할 수 있다. 물론 구형성 가정이 성립할 때 3요인 반복측정설계가 분할구설계와 일치하게 된다. 이에 관련된 자료구조와 통계적 모형은 이미 〈표 4-1〉과 (4-1)식에서 설명한바 있다.

3요인 반복측정 분산분석모형에서 주된 관심은 3원배치 분산분석에서 고려하는 것과 마찬가지로

(1) 반응값의 평균이 요인 A의 수준들 간에 차이가 있는지 여부(주효과)
(2) 반응값의 평균이 요인 B의 수준들 간에 차이가 있는지 여부(주효과)
(3) 반응값의 평균이 요인 C의 수준들 간에 차이가 있는지 여부(주효과)
(4) 요인 B의 수준들간의 차이들이 요인 A의 수준들에 따라 달라지는지 여부(상호작용 AB효과)
(5) 요인 C의 수준들간의 차이들이 요인 A의 수준들에 따라 달라지는지 여부(상호작용 AC효과)
(6) 요인 C의 수준들간의 차이들이 요인 B의 수준들에 따라 달라지는 지 여부(상호작용 BC효과)
(7) 상호작용 ABC의 존재여부를 알고 싶은 것이다.

이를 배경예제에 연관시켜 관심사를 도출하면 다음과 같다.

- 신개발된 미백제 효과가 있는지 여부
- 흡연여부에 따라 미백의 효과가 있는지 여부?
- 미백제를 사용한 도포기간에 따라 미백효과의 차이가 있는지 여부
- 군과 미백도포기간사이에 상호작용효과가 존재하는지 여부 즉, 미백 도포기간에 따른 미백변화(효과) 패턴이 미백제 사용여부(대조군과 실험군)에 따라 다른지 여부
- 흡연여부와 미백도포기간사이에 상호작용효과가 존재하는지 여부 즉, 미백도포기간에 따른 미백변화(효과) 패턴이 흡연여부에 따라 다른지 여부 등이다.

이에 관련된 귀무가설은 각각 다음과 같다.

$H_0 : \alpha_1 = \alpha_2 = \cdots = \alpha_a = 0$ (피실험자간 효과 – 관심요인 A)

$H_0 : \beta_1 = \beta_2 = \cdots = \beta_b = 0$ (피실험자간 효과 – 관심요인 B)

$H_0 : (\alpha\beta)_{11} = \cdots = (\alpha\beta)_{ab} = 0$ (피실험자간 효과 – 관심요인 AB)

$H_0 : \gamma_1 = \gamma_2 = \cdots = \gamma_c = 0$ (피실험자내 요인 – 관심요인 C)

$H_0 : (\alpha\gamma)_{11} = \cdots = (\alpha\gamma)_{ac} = 0$ (피실험자내 요인 – 관심요인 AC)

$H_0 : (\beta\gamma)_{11} = \cdots = (\beta\gamma)_{bc} = 0$ (피실험자내 요인 – 관심요인 BC)

$H_0 : (\alpha\beta\gamma)_{111} = \cdots = (\alpha\beta\gamma)_{abc} = 0$ (피실험자내 요인 - 관심요인 ABC)

이 가설들을 검정하기 위해서 다음과 같은 제곱합들이 필요하다.

$$SS_{전체} = \sum_{i=1}^{a}\sum_{j=1}^{b}\sum_{k=1}^{c}\sum_{l=1}^{r}(y_{ijkl} - \overline{y}_{....})^2$$

$$SS_A = \sum_{i=1}^{a}\sum_{j=1}^{b}\sum_{k=1}^{c}\sum_{l=1}^{r}(\overline{y}_{i...} - \overline{y}_{....})^2$$

$$SS_B = \sum_{i=1}^{a}\sum_{j=1}^{b}\sum_{k=1}^{c}\sum_{l=1}^{r}(\overline{y}_{.j..} - \overline{y}_{....})^2$$

$$SS_{AB} = \sum_{i=1}^{a}\sum_{j=1}^{b}\sum_{k=1}^{c}\sum_{l=1}^{r}(\overline{y}_{ij..} - \overline{y}_{i...} - \overline{y}_{.j..} + \overline{y}_{....})^2$$

$$SS_{R|AB} = \sum_{i=1}^{a}\sum_{j=1}^{b}\sum_{k=1}^{c}\sum_{l=1}^{r}(\overline{y}_{ij.l} - \overline{y}_{ij..})^2$$

$$SS_C = \sum_{i=1}^{a}\sum_{j=1}^{b}\sum_{k=1}^{c}\sum_{l=1}^{r}(\overline{y}_{..k.} - \overline{y}_{....})^2$$

$$SS_{AC} = \sum_{i=1}^{a}\sum_{j=1}^{b}\sum_{k=1}^{c}\sum_{l=1}^{r}(\overline{y}_{i.k.} - \overline{y}_{i...} - \overline{y}_{..k.} + \overline{y}_{....})^2$$

$$SS_{BC} = \sum_{i=1}^{a}\sum_{j=1}^{b}\sum_{k=1}^{c}\sum_{l=1}^{r}(\overline{y}_{.jk.} - \overline{y}_{.j..} - \overline{y}_{..k.} + \overline{y}_{....})^2$$

$$SS_{ABC} = \sum_{i=1}^{a}\sum_{j=1}^{b}\sum_{k=1}^{c}\sum_{l=1}^{r}(\overline{y}_{ijk.} - \overline{y}_{i...} - \overline{y}_{.j..} - \overline{y}_{..k.} + \overline{y}_{ij..} + \overline{y}_{i.k.} + \overline{y}_{.jk.} - \overline{y}_{....})^2$$

$$SS_{C\times(R|AB)} = \sum_{i=1}^{a}\sum_{j=1}^{b}\sum_{k=1}^{c}\sum_{l=1}^{r}(y_{ijkl} - \overline{y}_{ijk.} - \overline{y}_{ij.l} + \overline{y}_{ij..})^2$$

여기에서 $R|AB$는 상호작용 AB에 지분된 피실험자 R의 상호작용효과를, $C\times R|AB$는 상호작용 AB에 지분된 피실험자 R과 요인 C의 상호작용효과를 의미한다.

SS_A, SS_B, SS_C 는 각각 요인 A, B, C의 처리효과차이의 정도를 나타내며, 이 값들이 크면 클수록 처리수준간 효과차이가 뚜렷하게 되며, $SS_{R|AB}$와 $SS_{C\times R|AB}$는 각각 피실험자간 요인과 피실험자내 요인의 오차항에 해당하며, 이 값들이 작으면 작을수록 총변동에서 주효과인 A, B, C 및 상호작용효과 AB, BC, AC, ABC가 설명을 더 많이 하는 것을 의미한다. 각 제곱합을 (4-1)식에 적용시켜 말로 표현하면 다음과 같다.

전체변동 = 피실험자간 변동 + 피실험자내 변동

= (A의 변동 + B의 변동 + AB의 변동 + 주구 오차항 변동)

+(C의 변동 + AC의 변동 + BC의 변동 + ABC의 변동
+ 분할구 오차항 변동)

각 제곱합을 해당하는 자유도로 나누면 평균제곱을 얻을 수 있다. 앞에서 살펴본 제곱합, 자유도, 평균제곱합을 요약한 (피실험자내 요인이 하나인) 3요인 반복측정설계에 대한 분산분석표는 다음과 같다.

〈표 4-2〉 (피실험자내 요인이 하나인) 3요인 반복측정설계에 대한 분산분석표

요인	제곱합	자유도	평균제곱합	F 통계량
피실험자간				
A	SS_A	$a-1$	MS_A	$MS_A/MS_{주구오차}$
B	SS_B	$b-1$	MS_B	$MS_B/MS_{주구오차}$
AB	SS_{AB}	$(a-1)(b-1)$	MS_{AB}	$MS_{AB}/MS_{주구오차}$
$R\|AB$	$SS_{R\|AB}$	$ab(r-1)$	$MS_{주구오차}$	
피실험자내				
C	SS_C	$c-1$	MS_C	$MS_C/MS_{분할구오차}$
AC	SS_{AC}	$(a-1)(c-1)$	MS_{AC}	$MS_{AC}/MS_{분할구오차}$
BC	SS_{BC}	$(b-1)(c-1)$	MS_{BC}	$MS_{BC}/MS_{분할구오차}$
ABC	SS_{ABC}	$(a-1)(b-1)(r-1)$	MS_{ABC}	$MS_{ABC}/MS_{분할구오차}$
$C\times(R\|AB)$	$SS_{C\times(R\|AB)}$	$ab(c-1)(r-1)$	$MS_{분할구오차}$	
전체	$SS_{전체}$	$abcr-1$		

따라서 다음과 같이 피실험자간 요인에 대한 검정을 실행할 수 있다.

- $F=\dfrac{MS_A}{MS_{주구오차}} > F_{a-1,\, ab(r-1),\, \alpha}$ 이면, $H_0: \alpha_1 = \alpha_2 = \cdots = \alpha_a = 0$을 기각한다.
- $F=\dfrac{MS_B}{MS_{주구오차}} > F_{b-1,\, ab(r-1),\, \alpha}$이면, $H_0: \beta_1 = \beta_2 = \cdots = \beta_b = 0$을 기각한다.
- $F=\dfrac{MS_{AB}}{MS_{주구오차}} > F_{(a-1)(b-1),\, ab(r-1),\, \alpha}$ 이면, $H_0: (\alpha\beta)_{11} = \cdots = (\alpha\beta)_{ab} = 0$을 기각한다.

추가로 피실험자내 요인에 대한 검정을 다음과 같이 실행할 수 있다.

- $F=\dfrac{MS_C}{MS_{분할구오차}} > F_{c-1,\, ab(c-1)(r-1),\, \alpha}$이면, $H_0: \gamma_1 = \gamma_2 = \cdots = \gamma_c = 0$을 기각한다.

- $F = \dfrac{MS_{AC}}{MS_{\text{분할구오차}}} > F_{(a-1)(c-1),\, ab(c-1)(r-1),\, \alpha}$ 이면, $H_0 : (\alpha\gamma)_{11} = \cdots = (\alpha\gamma)_{ac} = 0$ 을 기각한다.
- $F = \dfrac{MS_{BC}}{MS_{\text{분할구오차}}} > F_{(b-1)(c-1),\, ab(c-1)(r-1),\, \alpha}$ 이면, $H_0 : (\beta\gamma)_{11} = \cdots = (\beta\gamma)_{bc} = 0$ 을 기각한다.
- $F = \dfrac{MS_{ABC}}{MS_{\text{분할구오차}}} > F_{(a-1)(b-1)(c-1),\, ab(c-1)(r-1),\, \alpha}$ 이면, $H_0 : (\alpha\beta\gamma)_{111} = \cdots = (\alpha\beta\gamma)_{abc} = 0$ 을 기각한다.

이 검정방법은 복합대칭성이 만족한다는 가정에만 적용할 수 있음을 유의하기 바란다.

3장과 마찬가지로 지금까지 진행된 사항들을 SPSS를 사용하여 미백제자료에 적용시켜 보기로 하자. 우선 데이터 편집기에 각 셀마다 각 피실험자로부터 얻은 자료를 데이터 편집기창에 입력한다(4장본문.sav 참조).

여기에서 변수 흡연여부의 1은 예, 2는 아니오를, 변수 군의 1은 실험군, 2는 대조군을 나타낸다.

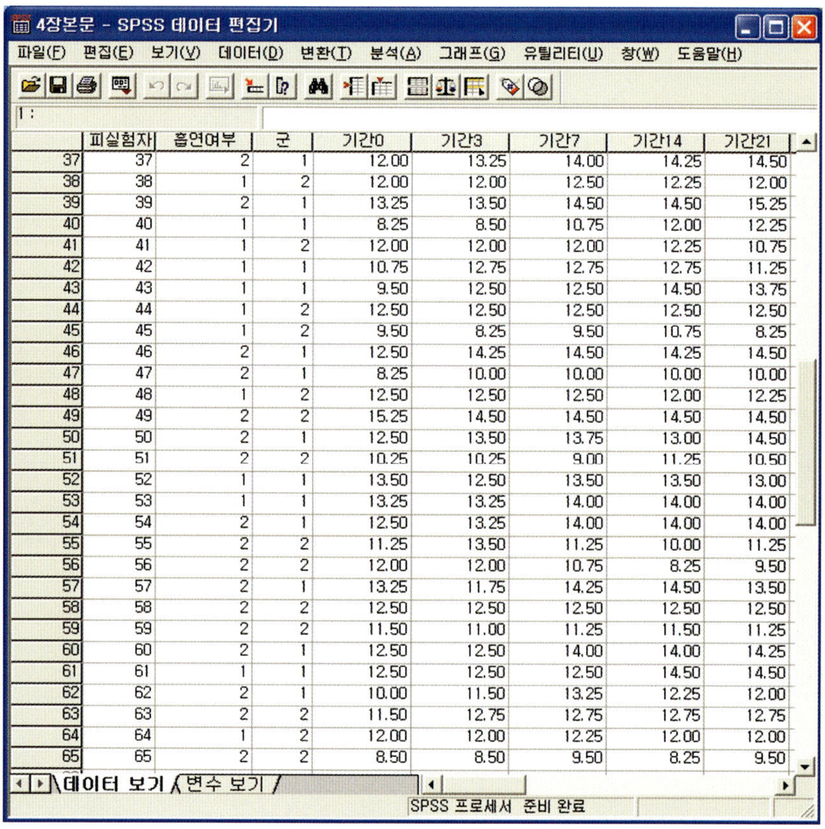

	피실험자	흡연여부	군	기간0	기간3	기간7	기간14	기간21
37	37	2	1	12.00	13.25	14.00	14.25	14.50
38	38	1	2	12.00	12.00	12.50	12.25	12.00
39	39	2	1	13.25	13.50	14.50	14.50	15.25
40	40	1	1	8.25	8.50	10.75	12.00	12.25
41	41	1	2	12.00	12.00	12.00	12.25	10.75
42	42	1	1	10.75	12.75	12.75	12.75	11.25
43	43	1	1	9.50	12.50	12.50	14.50	13.75
44	44	1	2	12.50	12.50	12.50	12.50	12.50
45	45	1	2	9.50	8.25	9.50	10.75	8.25
46	46	2	1	12.50	14.25	14.50	14.25	14.50
47	47	2	1	8.25	10.00	10.00	10.00	10.00
48	48	1	2	12.50	12.50	12.50	12.00	12.25
49	49	2	2	15.25	14.50	14.50	14.50	14.50
50	50	2	1	12.50	13.50	13.75	13.00	14.50
51	51	2	2	10.25	10.25	9.00	11.25	10.50
52	52	1	1	13.50	12.50	13.50	13.50	13.00
53	53	1	1	13.25	13.25	14.00	14.00	14.00
54	54	2	1	12.50	13.25	14.00	14.00	14.00
55	55	2	2	11.25	13.50	11.25	10.00	11.25
56	56	2	2	12.00	12.00	10.75	8.25	9.50
57	57	2	1	13.25	11.75	14.25	14.50	13.50
58	58	2	2	12.50	12.50	12.50	12.50	12.50
59	59	2	2	11.50	11.00	11.25	11.50	11.25
60	60	2	1	12.50	12.50	14.00	14.00	14.25
61	61	1	1	12.50	12.50	12.50	14.50	14.50
62	62	2	1	10.00	11.50	13.25	12.25	12.00
63	63	2	2	11.50	12.75	12.75	12.75	12.75
64	64	1	2	12.00	12.00	12.25	12.00	12.00
65	65	2	2	8.50	8.50	9.50	8.25	9.50

SPSS의 팝업메뉴에서 **분석(A) > 일반선형모형(G) > 반복측정(R)...** 을 선택한 후, **반복측정 요인정의** 대화상자에서 **개체-내 요인이름(W):** 과 **수준의 수(L):** 를 각각 **도포기간**과 5로 지정한다.

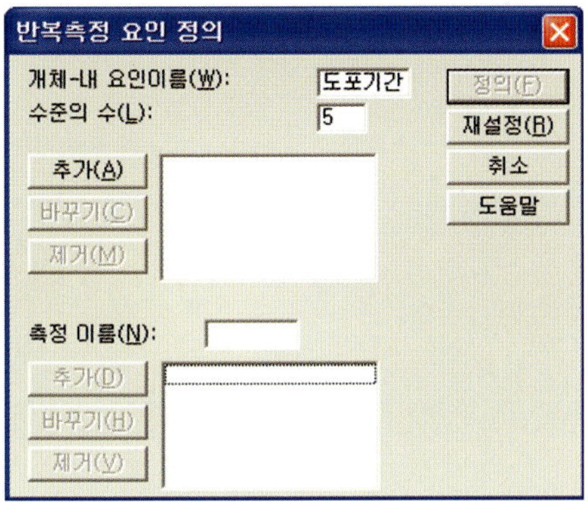

추가(A) 단추와 **정의(F)** 단추를 순서대로 누른다. 그 다음 **반복측정** 대화상자에서 5개의 수준을 모두 **개체-내 변수(W):** 란으로, 변수 **군**과 **흡연여부**를 **개체-간 요인(B):** 란으로 각각 이동시킨다.

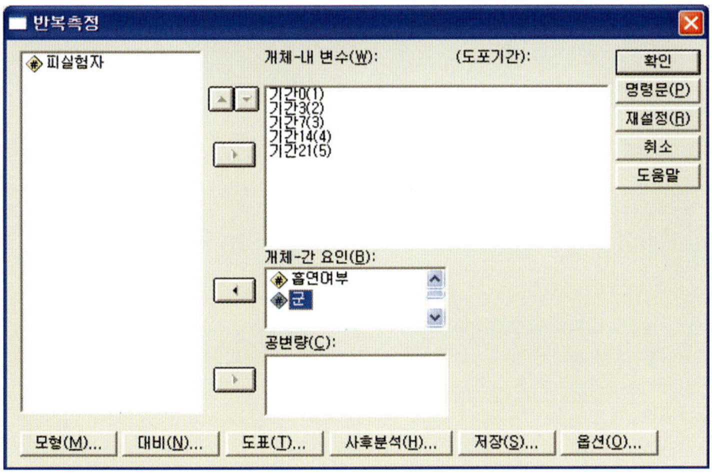

4.2.1 가정 점검 단계

3장에서와 마찬가지로, 단변량 접근방법을 적용하기 위해서는 우선 구형성 가정의 복합대칭성을 만족하는지 여부를 검정해야 한다. 이 가정을 검정하기 위해서 구형성 검정을 실시한다.

Mauchly의 구형성 검정[b]

측도: MEASURE_1

개체-내 효과	Mauchly의 W	근사 카이제곱	자유도	유의확률	엡실런[a]		
					Greenhouse-Geisser	Huynh-Feldt	하한값
도포기간	.599	30.429	9	.000	.776	.862	.250

정규화된 변형 종속변수의 오차 공분산행렬이 단위행렬에 비례하는 영가설을 검정합니다.

a. 유의성 평균검정의 자유도를 조절할 때 사용할 수 있습니다. 수정된 검정은 개체내 효과검정 표에 나타납니다.

b.
계획: Intercept+흡연여부+군+흡연여부 * 군
개체-내 계획: 도포기간

유의확률이 0.000(<0.05)이므로 구형성 조건이 만족되지 않는다. 이 경우 두 개의 엡실런값 모두가 0.7보다 크기 때문에 그린하우스-가이서 또는 휸-펠트가 제안한 단변량 엡실런 보정법을 사용하여 피실험자내 효과(미백제자료의 경우 도포기간, 도포기간×군, 도포기간×흡연여부, 도포기간×흡연여부×군)를 검정할 수 있다. 물론 다변량해석도 가능하며 이는 차후에 살펴보기로 한다.

3장에서와 마찬가지로 세 개의 요인에 대한 여러 가지의 프로파일도표를 그릴 수 있는데, 그 중 피실험자내 효과에 대한 존재여부를 시각적으로 확인하기 위해서 그 중 일부(군과 도포기간, 흡연여부와 도포기간)에 대한 프로파일도표를 살펴보기로 한다. 두 개의 프로파일도표를 통해서 각 수준들이 서로 평행하지 않는 것을 발견할 수 있고, 최소한 주효과(흡연여부, 군, 도포기간) 뿐만 아니라 두 요인에 대한 상호작용효과(군×도포기간, 흡연여부×도포기간)가 유의한 것으로 판단할 수 있기 때문에, 우선적으로 세 요인에 대한 상호작용효과(ABC)를 포함한 완전요인모형을 우선적으로 고려하는 것이 좋을 듯싶다.

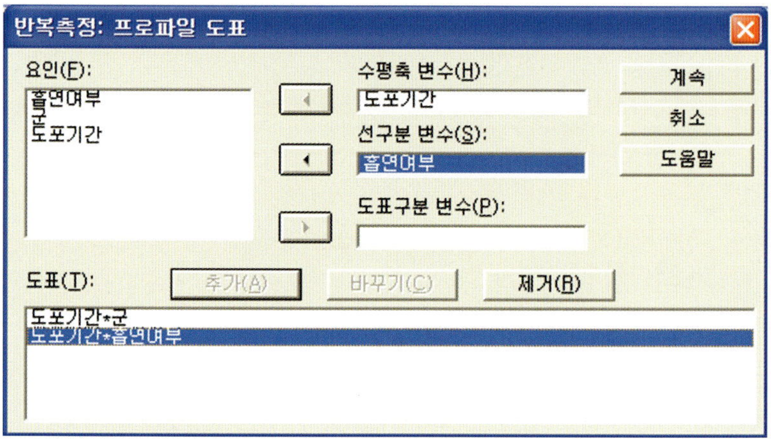

MEASURE_1의 추정된 주변평균

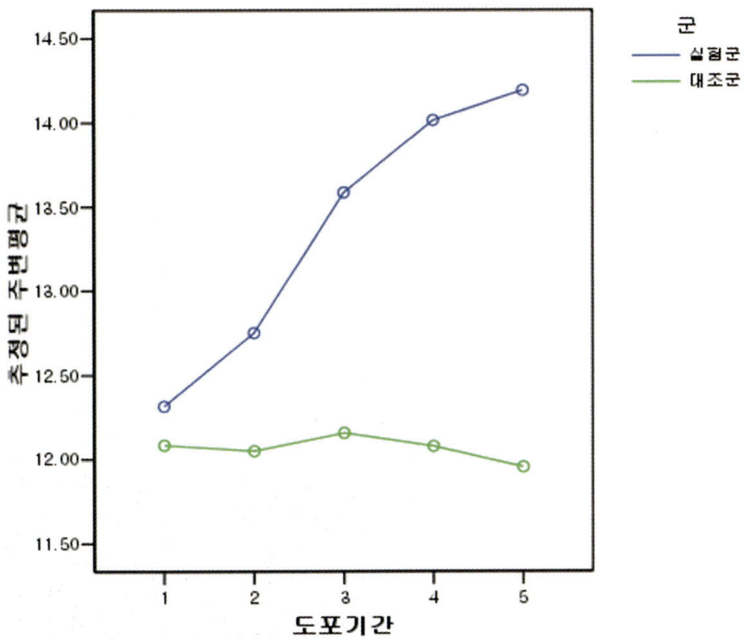

MEASURE_1의 추정된 주변평균

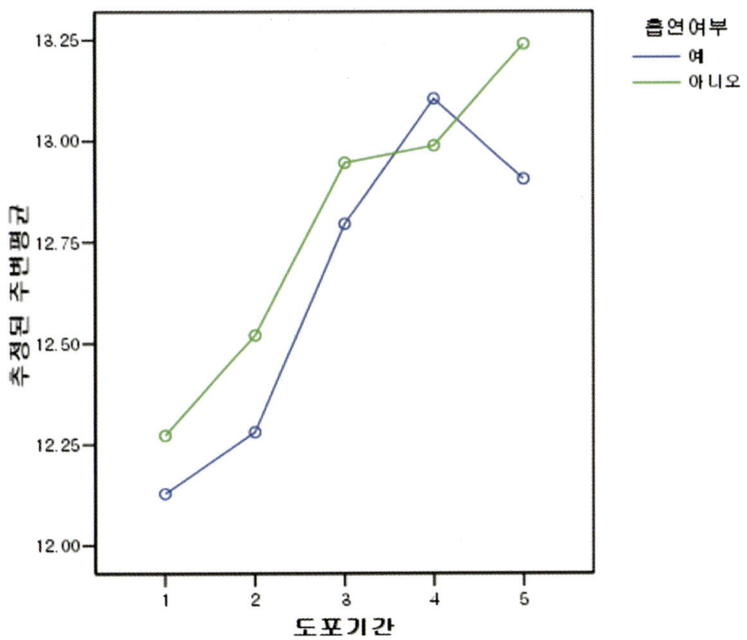

이러한 시각적 탐색결과를 SPSS 반복측정 프로시저에 반영하기 위해서, **반복측정** 대화상자에서 **모형(M)** 단추를 누른 뒤, **반복측정: 모형** 대화상자에서 **완전요인모형(F)**을 체크한다.

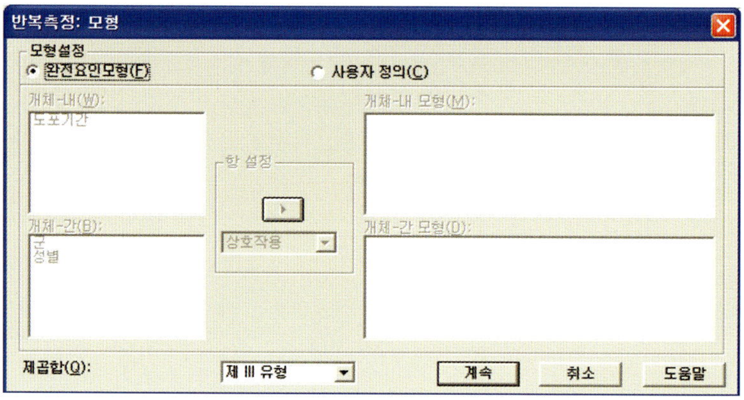

여기에서 모형설정 옵션인 **완전요인모형(F)**은 공변량 상호작용을 제외한 모든 요인 즉, 주효과, 모든 공분산 주효과, 모든 요인 대 요인 상호작용을 포함시킨 모형을 지정한다.

4.2.2 피실험자내 분석

다음은 피실험자내 효과에 관한 단변량 분석결과이다.

개체-내 효과 검정

측도: MEASURE_1

소스		제 III 유형 제곱합	자유도	평균제곱	F	유의확률
도포기간	구형성 가정	35.046	4	8.762	19.688	.000
	Greenhouse-Geisser	35.046	3.102	11.298	19.688	.000
	Huynh-Feldt	35.046	3.448	10.164	19.688	.000
	하한값	35.046	1.000	35.046	19.688	.000
도포기간 * 흡연여부	구형성 가정	1.576	4	.394	.885	.473
	Greenhouse-Geisser	1.576	3.102	.508	.885	.453
	Huynh-Feldt	1.576	3.448	.457	.885	.461
	하한값	1.576	1.000	1.576	.885	.350
도포기간 * 군	구형성 가정	39.211	4	9.803	22.027	.000
	Greenhouse-Geisser	39.211	3.102	12.640	22.027	.000
	Huynh-Feldt	39.211	3.448	11.372	22.027	.000
	하한값	39.211	1.000	39.211	22.027	.000
도포기간 * 흡연여부 * 군	구형성 가정	.504	4	.126	.283	.889
	Greenhouse-Geisser	.504	3.102	.162	.283	.844
	Huynh-Feldt	.504	3.448	.146	.283	.863
	하한값	.504	1.000	.504	.283	.597
오차(도포기간)	구형성 가정	108.588	244	.445		
	Greenhouse-Geisser	108.588	189.230	.574		
	Huynh-Feldt	108.588	210.335	.516		
	하한값	108.588	61.000	1.780		

구형성 조건을 만족하지 않고 엡실론 보정값이 0.7보다 크기 때문에 (경험적으로) 엡실런을 사용한 세 방법에 근거하여 가설 검정을 실시한다.

우선 도포기간에 관한 세 개의 엡실론 보정방법에 근거한 p값 모두 0.05보다 작기 때문에, 평균미백명도가 도포기간에 따라 달라진다(미백제를 사용한 도포기간에 따라 미백효과의 차이가 있다).

마찬가지로 세 개의 엡실론 보정방법에 근거한 유의성 검정을 실행하면 두 개의 상호작용효과(도포기간×군, 도포기간×흡연여부)가 존재하게 된다. 따라서, 두 군에 대한 평균미백명도가 도포기간에 따라 달라지는 반면에 흡연여부에 대한 평균미백명도가 도포기간에 따라 달라지지 않는다. 즉 도포기간에 따른 미백변화(효과) 패턴은 군에 따라 동일하지 않고, 도포기간에 따른 미백변화(효과) 패턴은 흡연여부에 대해 동일하다.

그러나 세 가지 요인에 대한 상호작용효과 도포기간×흡연여부×군은 통계적으로 유의하지 않다.

구형성 가정을 만족하지 않고 엡실런 값이 0.7보다 작을 때(너무 작은 p값이 산출되었을 때)는 4.3절의 다변량해석방법을 따르는 것이 좋다.

4.2.3 피실험자간 분석

다음에 주어진 피실험자간 효과에 관한 분석결과를 살펴보면, 두 개의 주효과인 군과 흡연여부 중 군만이 통계적으로 유의하다(p값이 각각 0.667, 0.000). 즉 흡연군에 대한 평균미백명도는 비흡연군에 대한 평균미백명도와 동일하다는 귀무가설을 채택하는 반면에, 미백제를 가한 실험군의 평균미백명도는 미백제를 가하지 않은 대조군의 평균미백명도와 동일하다는 귀무가설을 기각하게 된다.

그러나, 군에 대한 평균미백명도가 흡연여부에 따라 차이가 없다는 것을 알 수 있다(p값=0.827).

개체-간 효과 검정

측도: MEASURE_1
변환된 변수: 평균

소스	제 III 유형 제곱합	자유도	평균제곱	F	유의확률
절편	45320.234	1	45320.234	5305.046	.000
흡연여부	1.595	1	1.595	.187	.667
군	119.658	1	119.658	14.007	.000
흡연여부 * 군	.410	1	.410	.048	.827
오차	521.114	61	8.543		

4.3 다변량 분석방법

미백제자료의 경우, 두 엡실론(G-G, H-F) 모두 0.7보다 다소 크지만 p값(0.002)이 매우 작다는 사실을 고려하면, 다변량 해석방법을 실행할 수 있다.

3장에서 언급한바와 같이, 다변량 접근방법을 사용할 수 있는 근거는 표본이 다변량 정규분포에서 뽑혀지고 피실험자간 효과에 관한 공분산행렬이 동일하다는 가정에서 출발한다. 따라서 피실험자간 효과에 대한 공분산행렬의 동질성을 검정하기 위해서는 SPSS에서 반복측정: 옵션 대화상자에서 **동질성 검정(R)** 을 체크한 후, Box의 동질성 검정의 p값을 산출한다. 피실험자 효과에 대해서 공분산행렬이 동일하다는(큰 p값) 결과에 근거하여, 다변량 해석을 한다.

3장에서와 마찬가지로, 피실험자간 분석에 대한 다변량 해석은 단변량분석의 것과 동일하며, 피실험자내 분석의 경우 네 개의 검정통계량(Pillai의 트레이스, Wilks의 람다, Hotelling의 트레이스, Roy의 최대근)에 근거한 p값을 통해 유의성 검정을 실시한다. 구형성 가정을 만족할 경우 검정력에서 단변량 분석방법이 다변량 분석방법에 비해 우위에 있음을 유의하자.

4.4 대비와 관측평균에 대한 사후분석 다중비교

대비(contrast)는 피실험자내 요인의 관심 있는 수준들 간의 차이를 비교하기 위한 검정으로, 3요인 반복측정설계에서 피실험자내 요인이 단지 하나인 경우는 3.5절에서 다룬 대비와 동일시 할 수 있다. 이에 관련하여 여러 가지 대비 중 단순대비를 예를 들어 설명하기로 한다.

이미 3.5절에서 언급한바와 같이, 대비는 반복측정의 특정수준(참조수준, 대조수준)을 다른 수준들과 비교할 때 유용하다. 미백제 자료의 경우, 첫 수준(기간0)을 참조범주로 선택하여 미백제를 사용하지 않은 상태(기간 0)에서 측정한 평균미백명도가 도포처리한 날(기간 3, 기간 7, 기간 14, 기간 21)에서 측정한 4쌍의 평균미백명도와 각각 차이가 있는지 여부를 검정할 수 있다.

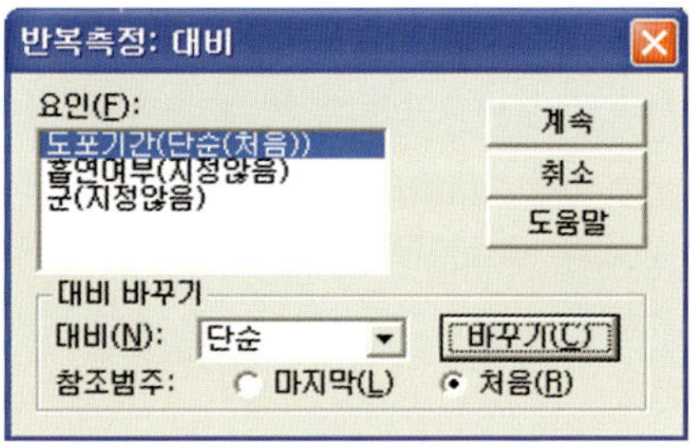

개체-내 대비 검정

측도: MEASURE_1

소스	도포기간	제 III 유형 제곱합	자유도	평균제곱	F	유의확률
도포기간	수준 2 대 수준 1	2.249	1	2.249	3.069	.085
	수준 3 대 수준 1	25.166	1	25.166	28.437	.000
	수준 4 대 수준 1	40.070	1	40.070	32.519	.000
	수준 5 대 수준 1	42.664	1	42.664	37.924	.000
도포기간 * 흡연여부	수준 2 대 수준 1	.127	1	.127	.173	.679
	수준 3 대 수준 1	.001	1	.001	.001	.978
	수준 4 대 수준 1	.948	1	.948	.769	.384
	수준 5 대 수준 1	.504	1	.504	.448	.506
도포기간 * 군	수준 2 대 수준 1	3.073	1	3.073	4.192	.045
	수준 3 대 수준 1	20.018	1	20.018	22.620	.000
	수준 4 대 수준 1	40.702	1	40.702	33.032	.000
	수준 5 대 수준 1	56.305	1	56.305	50.049	.000
도포기간 * 흡연여부 * 군	수준 2 대 수준 1	.049	1	.049	.068	.796
	수준 3 대 수준 1	.535	1	.535	.604	.440
	수준 4 대 수준 1	.013	1	.013	.011	.917
	수준 5 대 수준 1	.051	1	.051	.045	.832
오차(도포기간)	수준 2 대 수준 1	44.714	61	.733		
	수준 3 대 수준 1	53.983	61	.885		
	수준 4 대 수준 1	75.164	61	1.232		
	수준 5 대 수준 1	68.624	61	1.125		

도포기간인 출력결과에 따르면, 두 군에 대해서 수준 1(기간 0)이 대조개념(또는 참조범주)이며, 군과 흡연여부에 관계없이 미백제를 도포하지 않은 상태(기간 0)에서 측정한 평균미백명도는 (미백제를 도포한) 기간 3을 제외한(p값=0.085) 나머지 기간(기간 7, 기간 14, 기간 21)에서 측정한 평균미백명도와 각각 차이가 있음을 알 수 있다. 즉, 미백제를 도포하지 않은 상태(기간 0)에서 측정한 평균치아명도는 미백제를 도포한 상태(7일, 14일, 21일)에서 측정한 평균치아명도와 각각 차이가 있다.

도포기간×흡연여부의 상호작용효과를 고려해보자. 기간 0에서 측정한 평균미백명도와 나머지 4개의 기간에서 측정한 각 평균미백명도는 흡연여부에 따라 차이가 없다. 즉, 도포전 상태를 기준으로 할 때 흡연여부는 전체 기간에 걸쳐서 평균치아명도에 유의하지 않다.

도포기간×군인 상호작용효과의 경우, 도포전 상태를 기준으로 한 각 도포기간별 평균치아명도의 차이값은 군에 따라 달라진다(p값<0.05).

나머지 대비(다항, 편차, 차분, Helmert, 반복)의 사용방법과 해석은 3.5절의 것과 동일하므로 생략하기로 한다. 여섯 개의 대비 외에 사용자가 원하는 대비를 적용시키고 싶으면, 3.5절에서 설명한대로 반복측정 대화상자에서 **명령문(P)** 단추를 누른 뒤, "special"문을 사용하여 실행한다.

다음은 관측평균에 대한 사후분석 다중비교에 대해 살펴보자. 3요인 반복측정설계에서 피실험자간 요인이 두 개일 때, 이 요인들의 수준수가 3개 이상이며 각 요인에 대한 수준 간에 차이가 있다고 판단되면, 어느 수준 간의 평균 반응값 차이가 있는지 살펴봐야 할 것이다.

예를 들어, 미백제자료 실험에서 피실험자간 요인이 미백제종류(*A*, *B*, *C*)와 흡연여부(1. 흡연함, 2. 과거 흡연경험 있으나 금연, 3. 흡연경험 없음)이며, 두 요인 모두 통계적으로 유의하다면, 어느 미백제와 어떤 상태의 흡연상황에서 평균적으로 미백효과가 있는지 알고 싶을 것이다. 물론 피실험자내 분석에서 요인 도포기간의 5개의 수준 중 어느 수준에서 미백효과가 가장 크거나 작은지 여부도 관심영역에 속할 것이다. 다시 말하지만, SPSS는 단지 피실험자간 요인에 대한 사후검정만을 실행할 수 있다.

미백제자료의 경우 피실험자간 분석에 관련된 두 요인(군과 흡연여부) 각각 두 개의 수준만이 존재하므로, 군 또는 성별간에 평균치아미백에 차이가 있다하더라도 더 이상의 사후검정이 불필요하게 된다. 다중비교를 설명하기 위해서 요인 흡연여부와 군의 수준이 각각 3개 이상 존재하다는 가정(예를 들어, 1년 이상 흡연/1년 미만 흡연/비흡연 등과 같이)에서 다음에 주어진 **반복측정: 관측평균의 사후분석 다중비교** 대화상자에서 요인 군을 **사후검정변수(P):** 란으로 이동시킨 후, 여러 검정방법 중 그 특성에 맞는 것을 선택하면 된다. 론 여기에서 관심사는 흡연여부의 수준별로 미백효과에 유의한 영향을 미치는 정도와, 미백제의 수준별(군별)로 미백효과에 유의한 영향을 미치는 정도일 것이다.

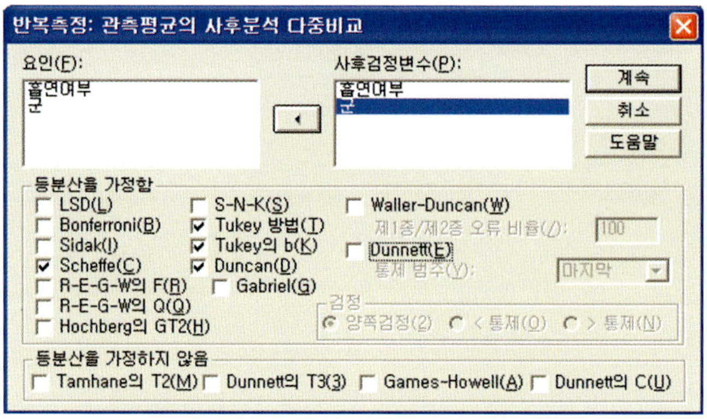

그렇다면 SPSS를 사용하여 피실험자간 효과뿐만 아니라, 피실험자내 효과에 대한 다중비교는 어떻게 실시할까? 이미 각 장에서 살펴본바와 같이, 자료를 다른 방법으로 입력한 후 SPSS의 일변량(UNIANOVA) 프로시저를 사용하면 된다. 이 사례분석의 경우, 3개의 주요인(흡연여부, 군, 도포기간)이 존재하기 때문에, 다음에 주어진 SPSS 데이터 편집기에서와 같이 자료를 입력한다. 다시 말해서 요인 흡연여부, 군, 도포기간의 수준이 각각 2, 2, 5이기 때문에 각 행마다 세 변수의 수준조합과 함께 해당하는 반응값(치아명도)을 입력한다. 여기에서 눈여겨보아야 할 점은 각 피실험자에 대해 5회 반복실험을 하기 때문에 변수 피실험자는 5의 배수로 넘어간다. 물론 여기에서 흡연여부의 수준 1은 '예' 2는 '아니오'를, 군의 수준 1은 '실험군' 2는 '대조군'을, 도포기간의 수준 1은 '기간 0일'을 2는 '기간 3일'을 3은 '기간 7일'을 4는 '기간 14'를 5는 '기간 21일'을 나타낸다. 따라서 예를 들어 16번째 행은 4번째 피실험자 흡연자(2)를 대조군(2)에 배치시킨 후, 도포기간 7일차(3)에서 측정한 결과, 치아명도 12.00이 산출되었음을 나타낸다.

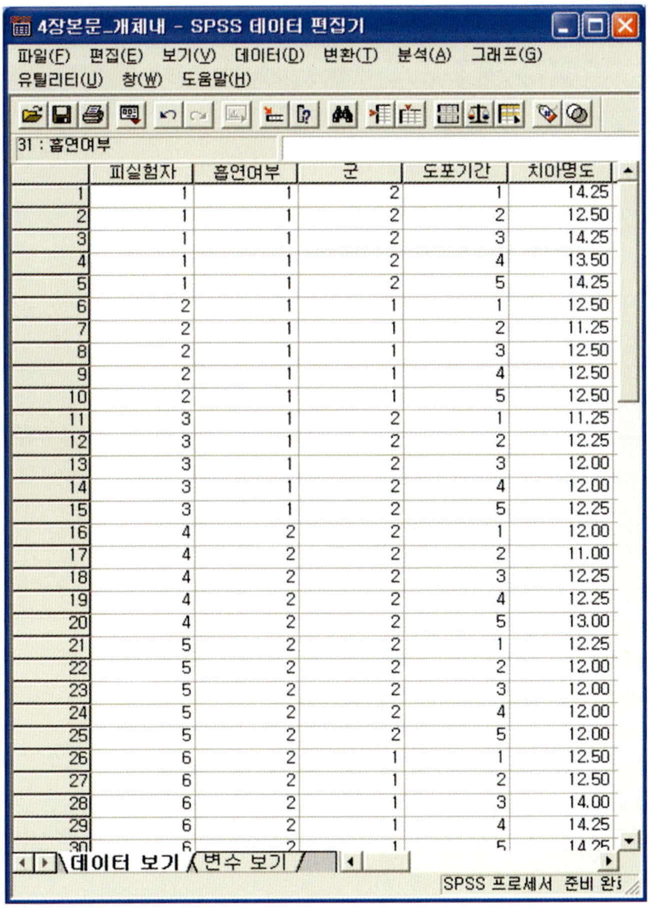

	피실험자	흡연여부	군	도포기간	치아명도
1	1	1	2	1	14.25
2	1	1	2	2	12.50
3	1	1	2	3	14.25
4	1	1	2	4	13.50
5	1	1	2	5	14.25
6	2	1	1	1	12.50
7	2	1	1	2	11.25
8	2	1	1	3	12.50
9	2	1	1	4	12.50
10	2	1	1	5	12.50
11	3	1	2	1	11.25
12	3	1	2	2	12.25
13	3	1	2	3	12.00
14	3	1	2	4	12.00
15	3	1	2	5	12.25
16	4	2	2	1	12.00
17	4	2	2	2	11.00
18	4	2	2	3	12.25
19	4	2	2	4	12.25
20	4	2	2	5	13.00
21	5	2	2	1	12.25
22	5	2	2	2	12.00
23	5	2	2	3	12.00
24	5	2	2	4	12.00
25	5	2	2	5	12.00
26	6	2	1	1	12.50
27	6	2	1	2	12.50
28	6	2	1	3	14.00
29	6	2	1	4	14.25
30	6	2	1	5	14.25

그 다음은 SPSS의 팝업메뉴에서 **분석(A) > 일반선형모형(G) > 일변량(U)...**을 선택한 후, **종속변수(D)**: 란에 **치아명도**를, **모수요인(F)**: 란에 **흡연여부**, **군**, **도포기간**을, **변량요인(A)**: 란에 **피실험자**를 이동시킨다.

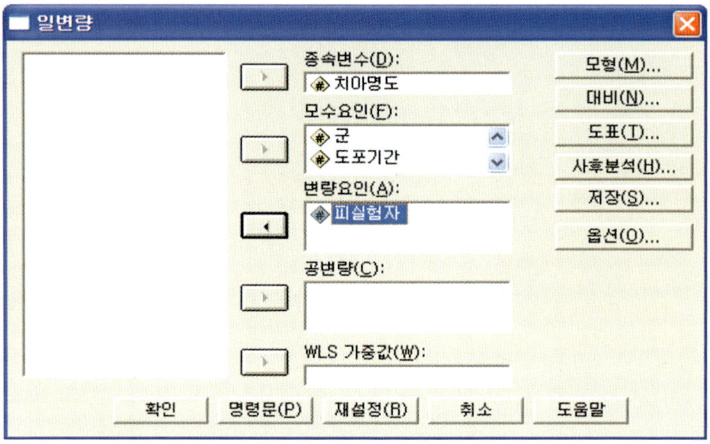

일변량 대화상자의 **모형(M)...** 단추를 누른 후, **사용자 정의(C)**를 선택한다. 반드시 8개의 효과를 오른쪽 **모형(M)**: 란에 생성시킨다.

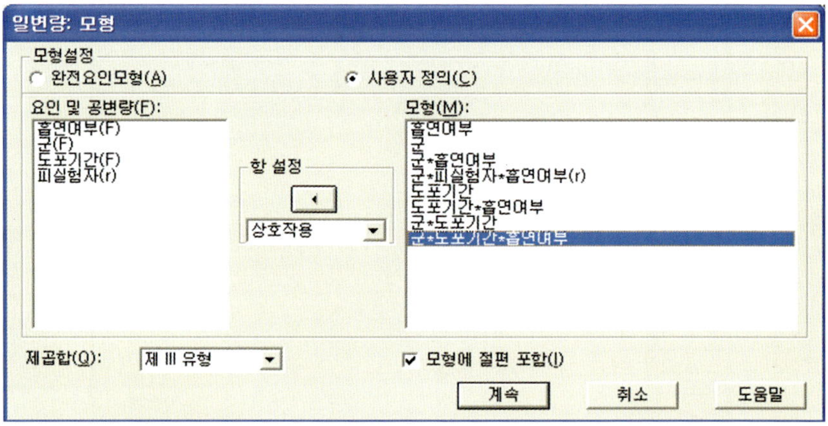

이 사례분석의 경우 사후분석 다중비교를 하기 위해서 3개의 요인 중 3개 이상의 수준이 존재하는 요인은 도포기간 뿐이다. 만일 일변량 프로시저를 사용하여 도포기간이 유의하다면, 5개의 도포기간 수준 중 어느 것이 평균적으로 미백효과가 더 나은지 또는 별 차이가 없는지 알기 위해서 다음과 같이 다중비교를 할 수 있다. 추가로 4개의 요인의 수준이 모두 3개 이상일 경우, 아래 대화상자의 **사후**

검정변수(P): 란으로 동시에 옮겨 3요인에 대한 다중비교를 독립적으로 할 수 있다.

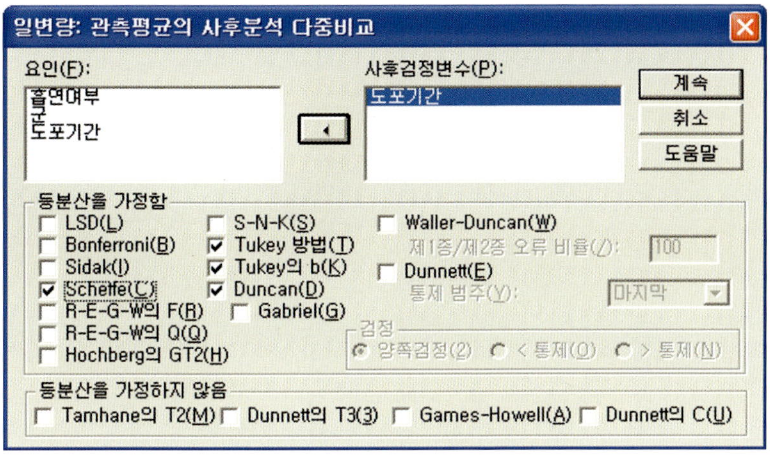

다중비교에 사용되는 검정통계량과 결과해석은 이미 3.6절에서 언급하였기 때문에 생략하기로 한다.

4.5 배경예제 4.1에 관련된 SAS 프로그램

4.2-4.4절에서 SPSS를 사용하여 피실험자내 요인이 하나인 3요인 반복측정설계에 관한 다변량과 다변량 분석방법에 대해 살펴보았다. 본 절에서는 본문에서 사용한 배경예제를 그대로 사용하여, SAS에 적용시켜 보도록 한다. 본 절의 출력결과는 3.7절을 이해하면 해석하는 데 어려움이 없을 것으로 사료되어 생략하기로 한다.

앞에 주어진 SAS 프로그램에서 변수 **subject**는 피실험자, **smoke**는 흡연여부, **group**은 군, **time1**, **time2**, **time3**, **time4**, **time5**는 각각 요인 도포기간의 첫 번째 수준일 0, 도포기간 3일차, 도포기간 7일차, 도포기간 14일차, 도포기간 21일차에서 측정한 치아명도이다. SAS 프로그램에서 사용하는 명령어는 대문자, 변수는 모두 소문자로 구분하여 표기하였다. 그리고 변수 **smoke**에서 '예'와 '아니오'를 각각 1, 2로, **group**에서 '실험군'과 '대조군'을 각각 1, 2로 표기하였다.

```
DATA chapter4;
  INPUT subject smoke group time1-time5;
CARDS;
1  1 2 14.25   13.50   14.25   13.50   14.25
2  1 1 12.50   11.25   12.50   12.50   12.50
3  1 2 11.25   12.25   12.00   12.00   12.25
4  2 2 12.00   11.00   12.25   12.25   13.00
5  2 2 12.25   12.00   12.00   12.00   12.00
6  2 1 12.50   12.50   14.00   14.25   14.25
7  2 2 14.50   13.50   13.50   13.50   13.50
8  2 1 13.25   14.25   14.50   16.00   16.00
9  2 2 13.00   13.00   12.75   12.50   13.00
10 2 1 12.50   12.50   12.50   12.50   13.75

                중략

60 2 1 12.50   12.50   14.00   14.00   14.25
61 1 1 12.50   12.50   12.50   14.50   14.50
62 2 1 10.00   11.50   13.25   12.25   12.00
63 2 2 11.50   12.75   12.75   12.75   12.75
64 1 2 12.00   12.00   12.25   12.00   12.00
65 2 2  8.50    8.50    9.50    8.25    9.50
;

PROC GLM DATA=chapter4;
  CLASS smoke group;
  MODEL time1-time5=smoke group/NOUNI;
  REPEATED time 5 (0 3 7 14 21) POLYNOMIAL/PRINTM PRINTE SUMMARY;
RUN;
```

변수 smoke와 group은 분류효과이며, MODEL문에서 피실험자간 효과가 된다. 5개의 모든 반복측정 변수 time1, time2, time3, time4, time5는 MODEL문의 왼쪽에, 두 개의 분류변수는 오른쪽에 위치시킨다. 옵션 NOUNI 은 5개의 변수 각각에 대한 1원배치 분산분석(one way ANOVA)을 출력하게 않게끔 한다. 나머지 명령문과 옵션에 관한 설명은 3.7절과 정확히 동일하기 때문에 생략하기로 한다.

[사례분석 4]
피실험자내 요인이 2개인 3요인 반복측정설계

C4.1 자료설명

배경예제 4.1과 마찬가지로, 모기업에서 신개발한 미백제 효과를 알기 위해서, 미백제를 사용하는 실험군과 미백효능이 없는 위약을 사용하는 대조군에 각각 33명씩을 무작위로 배치하고, 21일간의 도포기간에 걸쳐 사용하게 한 후 5회(0일, 3일, 7일, 14일, 21일)에 걸쳐 상악 4전치 순면의 치아명도를 육안과 색조측정기계(Shade-Eye Ex: 측정치를 Vita 색조값으로 출력함)를 사용하여 각각 측정하고, 각 색조값을 서열변수화한 값을 이용하여 평균을 산출하였다.

여기에서 처리경과일 중 첫 번째 수준 0은 아무런 처리를 하지 않은 상태, 즉 미백제 또는 위약사용 전의 상태를 나타내며, 실험도중 대조군의 한명이 개인사정상 중도에 실험을 중단하여, 실험을 완료한 대조군의 피실험자는 총 32명이었다.

다시 말해서, 본 사례분석은 3장 배경예제 3.1에서 고려한 관심요인이 미백제 사용여부(군)와 도포기간에 또 다른 요인 측정방법을 추가시켜 치아미백에 미치는 영향을 조사하기 위한 실험이다. 여기에서 요인 '측정방법'은 2개의 수준 [1. 육안측정, 2. 기계측정]과 요인 '군'은 2개의 수준[1. 실험군(미백제사용), 2.대조군]이다. 이 실험에 관련된 사항을 표로 나타내면 다음과 같다.

측정방법		육안측정					기계측정				
군	피실험자	0	3	7	14	21	0	3	7	14	21
대조군	1	12.75	12.75	12.50	12.75	12.50	14.25	13.50	14.25	13.50	14.25
	2	12.25	12.75	13.00	12.25	12.75	11.25	12.25	12.00	12.00	12.25
	⋮	⋮	⋮	⋮	⋮	⋮	⋮	⋮	⋮	⋮	⋮
	32	9.50	8.75	9.50	9.50	9.50	8.50	8.50	9.50	8.25	9.50
실험군	33	12.75	12.75	12.75	13.25	12.50	12.50	11.25	12.50	12.50	12.50
	34	9.50	12.75	12.50	13.50	13.75	12.50	12.50	14.00	14.25	14.25
	⋮	⋮	⋮	⋮	⋮	⋮	⋮	⋮	⋮	⋮	⋮
	65	12.50	13.00	13.75	14.25	15.25	10.00	11.50	13.25	12.25	12.00

C4.2 피실험자내 요인이 두 개인 3요인 반복측정설계 (2단분할구설계)

이 실험설계를 본문에서 다룬 배경예제 4.1과 비교해 볼 때, 관심요인이 3개인 반복측정설계라는 면에서 동일하지만 자료구조에 차이가 있다. 다시 말해서, 본문의 배경예제 4.1은 2개의 요인 A, B(흡연여부와 군)의 모든 수준조합마다 서로 다른 피실험자들 집단이 무작위로 배치되었으며, 각 집단마다 요인 C(도포기간)를 수용하는 피실험자내 요인이 하나인 3요인 반복측정설계이다. 반면에 이 사례분석에서 다루는 자료는 한 개의 요인 A(군)의 수준마다 서로 다른 피실험자들 집단이 무작위로 배치되어 있으며, 동일 집단내의 모든 피실험자가 요인 B(측정방법)와 C(도포기간)의 수준조합들을 전부 수용하는 피실험자내 요인이 2개인 3요인 반복측정설계이다.

이와 같은 자료구조와 실험설계를 좀 더 일반화하여 이해하기 위해서, 세 개의 요인을 각각 A, B, C로 표기하고 이에 대응하는 수준을 각각 a, b, c라고 하자. 추가로 요인 B와 C의 각 수준조합에 수용되는 피실험자 수를 모두 r명이라고 가정하자. 피실험자내 요인이 2개인 3요인 반복측정설계의 자료구조는 다음과 같다.

〈표 C4-1〉 (피실험자내 요인이 2개인) 3요인 반복측정설계의 자료구조

		B_1				⋯	B_b			
		C_1	C_2	⋯	C_c	⋯	C_1	C_2	⋯	C_c
A_1	S_{11}	y_{1111}	y_{1121}	⋯	y_{11c1}	⋯	y_{1b11}	y_{1b21}	⋯	y_{1bc1}
	S_{12}	y_{1112}	y_{1122}	⋯	y_{11c2}	⋯	y_{1b12}	y_{1b22}	⋯	y_{1bc2}
	⋮	⋮	⋮	⋱	⋮	⋱	⋮	⋮	⋱	⋮
	S_{1n}	y_{111r}	y_{112r}	⋯	y_{11cr}	⋯	y_{1b1r}	y_{1b2r}	⋯	y_{1bcr}
⋮	⋮	⋮	⋮	⋱	⋮	⋱		⋮		
A_a	S_{a1}	y_{a111}	y_{a121}	⋯	y_{a1c1}	⋯	y_{ab11}	y_{ab21}	⋯	y_{abc1}
	S_{a2}	y_{a112}	y_{a122}	⋯	y_{a1c2}	⋯	y_{ab12}	y_{ab22}	⋯	y_{abc2}
	⋮	⋮	⋮	⋱	⋮	⋱	⋮	⋮	⋱	⋮
	S_{an}	y_{a11r}	y_{a12r}	⋯	y_{a1cr}	⋯	y_{ab1r}	y_{ab2r}	⋯	y_{abcr}

이에 관련된 자료구조를 일반화하여 표로 나타내면 〈표 C4.1〉과 같다. 여기에서 y_{ijkl}($i=1,2,\cdots,a$; $j=1,2,\cdots,b$; $k=1,2,\cdots,c$; $l=1,2\cdots,r$)은 요인 A의 i번째 수준에 속한 집단의 l째 피실험자를 요인 B의 j째와 C의 k번째의 수준 조합에 실험을 가해서 얻어진 반응값이다.

이 반복측정실험을 하기 위해서 우선 ar명의 피실험자를 같은 크기의 a개 집단으로 나눈 후, 각 집단을 요인 A의 수준에 무작위로 배치한다. 그 다음 요인 B와 C의 모든 수준조합(총 bc개)을 각 집단에 임의로 배치한다. 이때 이들을 집단마다 독립적으로 무작위로 배치해야 한다.

그렇다면 관심요인이 세 개이며 반복측정된 관측값들($y_{ij1k}, y_{ij2k}, \cdots, y_{ij3k}$; $i=1,\cdots,a$, $k=1,\cdots,r$, j는 $i,\cdots,b$ 중 아무거나 가능)간에 상관관계가 존재하고, 요인 A의 각 수준에 속하는 r명의 피실험자가 다르고(실험군과 대조군의 피실험자가 서로 다를 때), 어떤 실험설계방법을 고려해야 할까?

첫 번째 방법은 단일변량 접근방법 중 소위 2단분할구설계(split-split-plot design)라고 부르는 실험계획법을 고려할 수 있다. 다시 말해서, 피실험자를 블록요인으로 간주하면, 먼저 수준을 결정하는 주구요인은 A(군)이며, 이 주구요인을 결정한 후 그 다음 수준을 결정하는 세구(분할구)요인은 B(측정방법)가 된다. 추가로 마지막으로 수준이 결정되는 세세구(split-split-plot)요인은 C(도포기간)가 된다(〈표 C4-1〉 참조). 이에 관련된 분석은 C4.3절에서 다루기로 한다. 두 번째 방법은 반복측정된 관측값들간의 상관성(분산-공분산 행렬)에 의존하지 않는 다변량 접근법이 있으며, 이는 3장에서 설명한 것과 거의 차이가 없기 때문에 자세한 사항은 생략하기로 한다.

모형 (4-1)식을 확장시켜, 주구부분, 세구부분, 세세구부분을 포함시킨 2단분할구설계를 통계모형으로 표현하면 다음과 같다.

$$\begin{aligned} y_{ijk} = \mu + \alpha_i + \phi_{l(i)} + \beta_j + (\alpha\beta)_{ij} + (\beta\phi)_{l(i)j} \\ + \gamma_k + (\alpha\gamma)_{ik} + (\gamma\phi)_{l(i)k} + (\beta\gamma)_{jk} + (\alpha\beta\gamma)_{ijk} + (\beta\gamma\phi)_{l(i)jk} \end{aligned} \qquad \text{(C4-1)}$$

$$(i=1,\cdots,a;\quad j=1,\cdots,b;\quad k=1,\cdots,c;\quad l=1,\cdots,r)$$

여기에서 μ는 전체평균, α_i는 요인 A의 i번째 수준효과, B_j는 요인 B의 j번째 수준효과, γ_k는 요인 C의 k번째 수준효과이다. $\phi_{l(i)}$는 요인 A의 i번째 수준에 지분된 집단내 j번째 피실험자의 효과이다. 나머지 항들은 상호작용효과들이다.

C4.3 (피실험자내 요인이 2개인) 3요인 반복측정 분산분석

C4.2절에서 살펴본바와 같이, 관심요인이 3개이며 피실험자내 요인이 두 개인 반복실험설계는 피실험자(개체)를 확률블록요인으로 간주하는 이중 분할구설계로 고려할 수 있다. 물론 구형성 가정이 성립할 때 3요인 반복측정설계가 이중 분할구설계와 일치하게 된다. 이에 관련된 자료구조와 통계모형은 이미 〈표 C4-1〉과 (C4-1)식에서 설명한바 있다.

피실험자내 요인이 2개인 3요인 반복측정 분산분석에서 주된 관심은 3장 본문에서 다룬 피실험자내 요인이 하나인 3요인 반복측정 분산분석의 것과 동일하다. 즉, 세 개의 주효과(A, B, C), 두 요인간의 상호작용효과(AB, BC, AC), 세 요인간의 상호작용효과(ABC)가 각각 통계적으로 유의한지 여부를 알고 싶은 것이다. 본 사례분석에서 다루는 관심사는 4.2절과 동일하기 때문에 생략하기로 한다.

이에 관련된 여러 귀무가설 역시 피실험자내 요인이 하나인 3요인 반복측정의 것들과 동일하지만, 피실험자간 효과와 실험자내 효과가 달라진다. 이 사례분석에서 고려하는 (피실험자내 요인이 2개인 3요인) 반복실험설계의 피실험자간 요인은 단지 A 하나이다.

$H_0 : \alpha_1 = \alpha_2 = \cdots = \alpha_a = 0$ (피실험자간 효과 - 관심요인 A)

$H_0 : \beta_1 = \beta_2 = \cdots = \beta_b = 0$ (피실험자내 효과 - 관심요인 B)

$H_0 : (\alpha\beta)_{11} = \cdots = (\alpha\beta)_{ab} = 0$ (피실험자내 효과 - 관심요인 AB)

$H_0 : \gamma_1 = \gamma_2 = \cdots = \gamma_c = 0$ (피실험자내 요인 - 관심요인 C)

$H_0 : (\alpha\gamma)_{11} = \cdots = (\alpha\gamma)_{ac} = 0$ (피실험자내 요인 - 관심요인 AC)

$H_0 : (\beta\gamma)_{11} = \cdots = (\beta\gamma)_{bc} = 0$ (피실험자내 요인 - 관심요인 BC)

$H_0 : (\alpha\beta\gamma)_{111} = \cdots = (\alpha\beta\gamma)_{abc} = 0$ (피실험자내 요인 - 관심요인 ABC)

이 가설들을 검정하기 위해서 다음과 같은 제곱합들이 필요하다.

$$SS_{전체} = \sum_{i=1}^{a}\sum_{j=1}^{b}\sum_{k=1}^{c}\sum_{l=1}^{r}(y_{ijkl} - \overline{y}_{....})^2$$

$$SS_A = \sum_{i=1}^{a}\sum_{j=1}^{b}\sum_{k=1}^{c}\sum_{l=1}^{r}(\overline{y}_{i...} - \overline{y}_{....})^2$$

$$SS_{R|A} = \sum_{i=1}^{a}\sum_{j=1}^{b}\sum_{k=1}^{c}\sum_{l=1}^{r}(\overline{y}_{i..l} - \overline{y}_{i...})^2$$

$$SS_B = \sum_{i=1}^{a}\sum_{j=1}^{b}\sum_{k=1}^{c}\sum_{l=1}^{r}(\overline{y}_{.j..} - \overline{y}_{....})^2$$

$$SS_{AB} = \sum_{i=1}^{a}\sum_{j=1}^{b}\sum_{k=1}^{c}\sum_{l=1}^{r}(\overline{y}_{ij..} - \overline{y}_{i...} - \overline{y}_{.j..} + \overline{y}_{....})^2$$

$$SS_{B\times(R|A)} = \sum_{i=1}^{a}\sum_{j=1}^{b}\sum_{k=1}^{c}\sum_{l=1}^{r}(\overline{y}_{ijkl} - \overline{y}_{i..l} - \overline{y}_{ij...} + \overline{y}_{i...})^2$$

$$SS_C = \sum_{i=1}^{a}\sum_{j=1}^{b}\sum_{k=1}^{c}\sum_{l=1}^{r}(\overline{y}_{..k.} - \overline{y}_{....})^2$$

$$SS_{AC} = \sum_{i=1}^{a}\sum_{j=1}^{b}\sum_{k=1}^{c}\sum_{l=1}^{r}(\overline{y}_{i.k.} - \overline{y}_{i...} - \overline{y}_{..k.} + \overline{y}_{....})^2$$

$$SS_{C\times(R|A)} = \sum_{i=1}^{a}\sum_{j=1}^{b}\sum_{k=1}^{c}\sum_{l=1}^{r}(\overline{y}_{ijkl} - \overline{y}_{i..l} - \overline{y}_{i.k.} + \overline{y}_{i...})^2$$

$$SS_{BC} = \sum_{i=1}^{a}\sum_{j=1}^{b}\sum_{k=1}^{c}\sum_{l=1}^{r}(\overline{y}_{.jk.} - \overline{y}_{.j..} - \overline{y}_{..k.} + \overline{y}_{....})^2$$

$$SS_{ABC} = \sum_{i=1}^{a}\sum_{j=1}^{b}\sum_{k=1}^{c}\sum_{l=1}^{r}(\overline{y}_{ijk.} - \overline{y}_{i...} - \overline{y}_{.j..} - \overline{y}_{..k.} + \overline{y}_{ij..} + \overline{y}_{i.k.} + \overline{y}_{.jk.} - \overline{y}_{....})^2$$

$SS_{BC\times(R|A)}$는 $SS_{전체}$와 나머지 모든 제곱항을 모두 더한 값과의 차이

여기에서 $R|A$는 요인 A에 지분된 피실험자 요인 R의 상호작용효과를, $B\times(R|A)$는 요인 A에 지분된 피실험자 R과 요인 B의 상호작용효과를 의미하며, 나머지 항 $C\times(R|A)$, $BC\times(R|A)$ 역시 비슷한 방법으로 해석할 수 있는 상호작용효과이다.

3개의 주효과와 2요인과 3요인에 대한 상호작용효과를 검정을 하기 위해서는 F 값을 계산하여야 한다. 이때 F 값의 분모항은 (2장과 3장 본문에서 살펴본) 분할구설계의 분산분석에서 여러 상호작용효과 중 앞에서 제시한 각 4개의 지분된 제곱합이 된다. 주효과와 나머지 상호작용효과들의 유의성 검정을 위한 오차항으로 사용됨을 유의해야 할 것이다.

다시 말해서, $SS_{R|A}$는 요인 A, $SS_{B\times(R|A)}$는 B와 AB, $SS_{C\times(R|A)}$는 C와 AC, $SS_{BC\times(R|A)}$는 BC와 ABC를 각각 검정하기 위한 오차항이 된다는 것이다. 물론 지분된 네 개의 상호작용항의 제곱합이 작으면 작을수록, 주효과인 A, B, C 및 상호작용효과 AB, BC, AC, ABC가 설명을 더 많이 하는 것을 말할 나위가 없다.

각 제곱합을 해당하는 자유도로 나누면 평균제곱을 얻을 수 있다. 앞에서 살펴본 제곱합, 자유도, 평균제곱합을 요약한 (피실험자내 요인이 2개인) 3요인 반복측정설계에 대한 분산분석표는 다음과 같다.

〈표 C4-2〉 3요인 반복측정설계(피실험자내 요인이 2개)의 분산분석표

요인	제곱합	자유도	평균제곱합	F-통계량
피실험자간				
A	SS_A	$a-1$	MS_A	$MS_A/MS_{R\|A}$
$R\|A$	$SS_{R\|A}$	$a(r-1)$	$MS_{R\|A}$	
피실험자내				
B	SS_B	$b-1$	MS_B	$MS_B/MS_{B\times(R\|A)}$
AB	SS_{AB}	$(a-1)(b-1)$	MS_{AB}	$MS_{AB}/MS_{B\times(R\|A)}$
$B\times(R\|A)$	$SS_{B\times(R\|A)}$	$a(b-1)(r-1)$	$MS_{C\times(R\|AB)}$	
C	SS_C	$c-1$	MS_C	$MS_C/MS_{C\times(R\|A)}$
AC	SS_{AC}	$(a-1)(c-1)$	MS_{AC}	$MS_{AC}/MS_{C\times(R\|A)}$
$C\times(R\|A)$	$SS_{C\times(R\|A)}$	$a(c-1)(r-1)$	$MS_{C\times(R\|A)}$	
BC	SS_{BC}	$(b-1)(c-1)$	MS_{BC}	$MS_{BC}/MS_{BC\times(R\|A)}$
ABC	SS_{ABC}	$(a-1)(b-1)(r-1)$	MS_{ABC}	$MS_{ABC}/MS_{BC\times(R\|A)}$
$BC\times(R\|A)$	$SS_{BC\times(R\|A)}$	$a(b-1)(c-1)(r-1)$	$MS_{BC\times(R\|A)}$	
전체	$SS_{전체}$	$abcr-1$		

따라서 〈표 C4-2〉에서 살펴본 분산분석표를 사용하여, 다음과 같이 피실험자간 요인과 피실험자내 요인에 대한 검정을 실행할 수 있다.

- $F = MS_A/MS_{R|A} > F_{a-1,\, a(r-1),\, \alpha}$이면,
  $H_0: \alpha_1 = \alpha_2 = \cdots = \alpha_a = 0$을 기각한다.
- $F = MS_B/MS_{B\times(R|A)} > F_{b-1,\, a(b-1)(r-1),\, \alpha}$이면,
  $H_0: \beta_1 = \beta_2 = \cdots = \beta_b = 0$을 기각한다.
- $F = MS_{AB}/MS_{B\times(R|A)} > F_{(a-1)(b-1),\, a(b-1)(r-1),\, \alpha}$이면,
  $H_0: (\alpha\beta)_{11} = \cdots = (\alpha\beta)_{ab} = 0$을 기각한다.
- $F = MS_C/MS_{C\times(R|A)} > F_{c-1,\, a(c-1)(r-1),\, \alpha}$이면,
  $H_0: \gamma_1 = \gamma_2 = \cdots = \gamma_c = 0$을 기각한다.
- $F = MS_{AC}/MS_{C\times(R|A)} > F_{(a-1)(c-1),\, a(c-1)(r-1),\, \alpha}$이면,
  $H_0: (\alpha\gamma)_{11} = \cdots = (\alpha\gamma)_{ac} = 0$을 기각한다.
- $F = MS_{BC}/MS_{BC\times(R|A)} > F_{(b-1)(c-1),\, a(b-1)(c-1)(r-1),\, \alpha}$이면,
  $H_0: (\beta\gamma)_{11} = \cdots = (\beta\gamma)_{bc} = 0$을 기각한다.
- $F = MS_{ABC}/MS_{BC\times(R|A)} > F_{(a-1)(b-1)(c-1),\, a(b-1)(c-1)(r-1),\, \alpha}$이면,
  $H_0: (\alpha\beta\gamma)_{111} = \cdots = (\alpha\beta\gamma)_{abc} = 0$을 기각한다.

이 검정방법은 복합대칭성이 만족한다는 가정에만 적용할 수 있음을 유의하

기 바란다. 특히 분산분석표 〈표 C4-2〉에서 피실험자내 효과에 관한 검정을 실시할 때, 지분된 상호작용($B\times(R|A)$, $C\times(R|A)$, $BC\times(R|A)$)에 기인하는 오차변동들이 무시할 만큼 작게 되면 세 개의 변동을 병합(pooling)하여 새로운 오차변동($SS_{병합}$)으로 사용할 수 있다. 또한 이 오차변동에 대한 자유도는 $a(bc-1)(r-1)$이다. 오차변동을 병합시킴으로써 검정력을 높일 수 있게 되어, 귀무가설을 더 잘 기각하게 된다.

$$SS_{병합} = \sum_{i=1}^{a}\sum_{j=1}^{b}\sum_{k=1}^{c}\sum_{l=1}^{r}(\overline{y}_{ijkl} - \overline{y}_{i..l} - \overline{y}_{ijk.} + \overline{y}_{i...})^2$$

다시 말해서, 〈표 C4-2〉에서 피실험자내 요인에서 3개의 지분된 상호작용항이 병합항으로 대치되며, 요인 A를 제외한 6개의 요인에 대한 F 통계량의 분모항이 모두 $MS_{병합} = \dfrac{SS_{병합}}{a(bc-1)(r-1)}$로 사용된다는 것이다.

C4.4 SPSS 자료입력방법과 절차

지금까지 진행된 사항들을 SPSS를 사용하여 본 사례분석에 적용시켜 보기로 하자. 우선 데이터 편집기에 각 셀마다 각 피실험자로부터 얻은 자료를 데이터 편집기창에 입력한다(사례분석04.sav 참조).

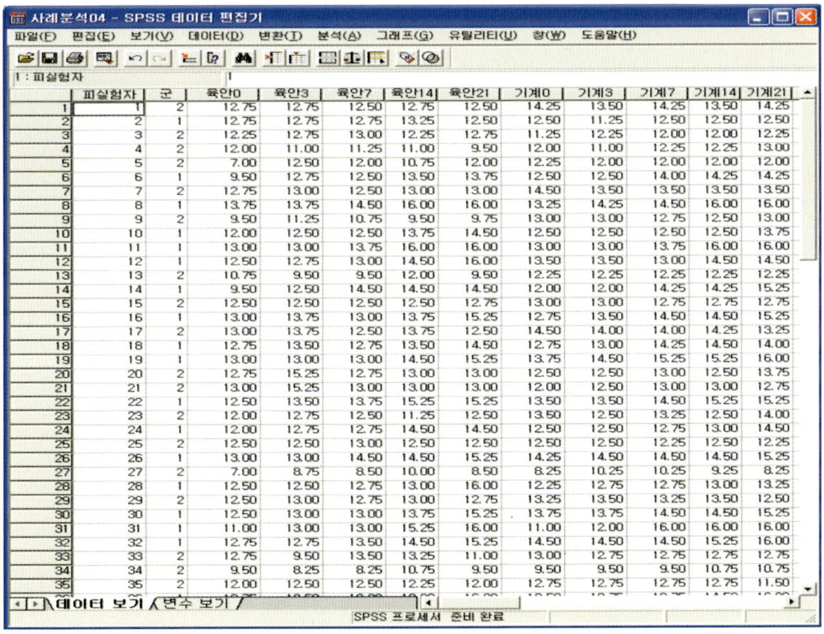

	피실험자	군	육안0	육안3	육안7	육안14	육안21	기계0	기계3	기계7	기계14	기계21
1	1	2	12.75	12.75	12.50	12.75	12.50	14.25	13.50	14.25	13.50	14.25
2	2	1	12.75	12.75	12.75	13.25	12.50	12.50	11.25	12.50	12.50	12.50
3	3	2	12.25	12.75	13.00	12.25	12.75	11.25	12.25	12.00	12.00	12.25
4	4	2	12.00	11.00	11.25	11.00	9.50	12.00	11.00	12.25	12.25	13.00
5	5	2	7.00	12.50	12.00	10.75	12.00	12.25	12.00	12.00	12.00	12.00
6	6	1	9.50	12.75	12.50	13.50	13.75	12.50	12.50	14.00	14.25	14.25
7	7	2	12.75	13.00	12.50	13.00	13.00	14.50	13.50	13.50	13.50	13.50
8	8	1	13.75	13.75	14.50	16.00	16.00	13.25	14.25	14.50	16.00	16.00
9	9	2	9.50	11.25	10.75	9.50	9.75	13.00	13.00	12.75	12.50	13.00
10	10	1	12.00	12.50	12.50	13.75	14.50	12.50	12.50	12.50	12.50	13.75
11	11	1	13.00	13.00	13.75	16.00	16.00	13.00	13.00	13.75	16.00	16.00
12	12	1	12.50	12.75	13.00	14.50	16.00	13.50	13.50	13.00	14.50	14.50
13	13	2	10.75	9.50	9.50	12.00	9.50	12.25	12.25	12.25	12.25	12.25
14	14	1	9.50	12.50	14.50	14.50	14.50	12.00	12.00	14.25	14.25	15.25
15	15	2	12.50	12.50	12.50	12.50	12.75	13.00	13.00	12.75	12.75	12.75
16	16	1	13.00	13.75	13.00	13.75	15.25	12.75	13.50	14.50	14.50	15.25
17	17	2	13.00	13.75	12.50	13.75	12.50	14.50	14.00	14.00	14.25	13.25
18	18	1	12.75	13.50	12.75	13.50	14.50	12.75	13.00	14.25	14.50	14.00
19	19	1	13.00	13.00	13.00	14.50	15.25	13.75	14.50	15.25	15.25	16.00
20	20	2	12.75	15.25	12.75	13.00	13.00	12.50	12.50	13.00	12.50	13.75
21	21	2	13.00	15.25	13.00	13.00	13.00	12.00	12.50	13.00	13.00	12.75
22	22	1	12.50	13.50	13.75	15.25	15.25	13.50	13.50	14.50	15.25	15.25
23	23	2	12.00	12.75	12.50	11.25	12.50	13.50	12.50	13.25	12.50	14.00
24	24	1	12.00	12.75	12.75	14.50	14.50	12.50	12.50	12.75	13.00	14.50
25	25	2	12.50	12.50	13.00	12.50	12.50	12.50	12.50	12.25	12.50	12.25
26	26	1	13.00	13.00	14.50	14.50	15.25	14.25	14.50	14.50	14.50	15.25
27	27	2	7.00	8.75	8.50	10.00	8.50	8.25	10.25	10.25	9.25	8.25
28	28	1	12.50	12.50	12.75	13.00	16.00	12.25	12.75	12.75	13.00	13.25
29	29	2	12.50	13.00	12.75	13.00	12.75	13.25	13.50	13.25	13.50	12.50
30	30	1	12.50	13.00	13.00	13.75	15.25	13.75	13.75	14.50	14.50	15.25
31	31	1	11.00	13.00	13.00	15.25	16.00	11.00	12.00	16.00	16.00	16.00
32	32	1	12.75	12.75	13.50	14.50	15.25	14.50	14.50	14.50	15.25	16.00
33	33	2	12.75	9.50	13.50	13.25	11.00	13.00	12.75	12.75	12.75	12.75
34	34	2	9.50	8.25	8.25	10.75	9.50	9.50	9.50	9.50	10.75	10.75
35	35	2	12.00	12.50	12.50	12.25	12.00	12.75	12.75	12.75	12.75	11.50

여기에서 변수 군의 1은 실험군을, 2는 대조군을 나타낸다.

SPSS의 팝업메뉴에서 **분석(A) > 일반선형모형(G) > 반복측정(R)...** 을 선택한 후, **반복측정 요인정의** 대화상자의 **개체-내 요인이름(W):**과 **수준의 수(L):**에 순차적으로 **측정방법**과 2, **도포기간**과 5를 입력한다. 물론 측정방법과 2를 지정하고 **추가(A)** 단추를 누른 뒤 **도포기간**과 5를 지정한다. 이러한 작업은 피실험자내 요인이 두 개라는 사실에 근거하여 이루어진다.

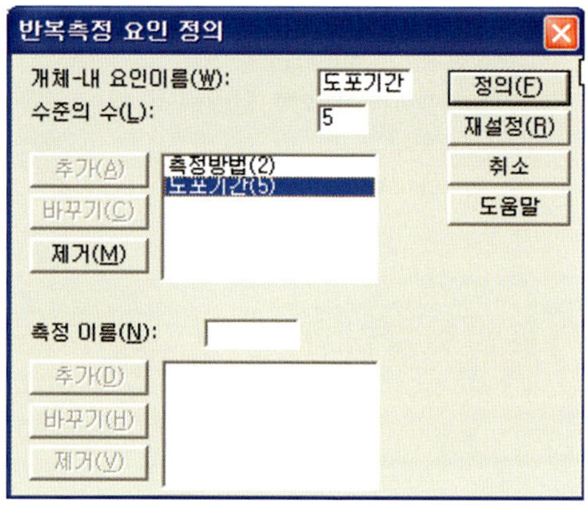

그 다음 **반복측정** 대화상자의 변수목록에서 변수 10개 모두 **개체-내 변수(W):** 란으로, 변수 **군**을 **개체-간 요인(B):** 란으로 각각 이동시킨다.

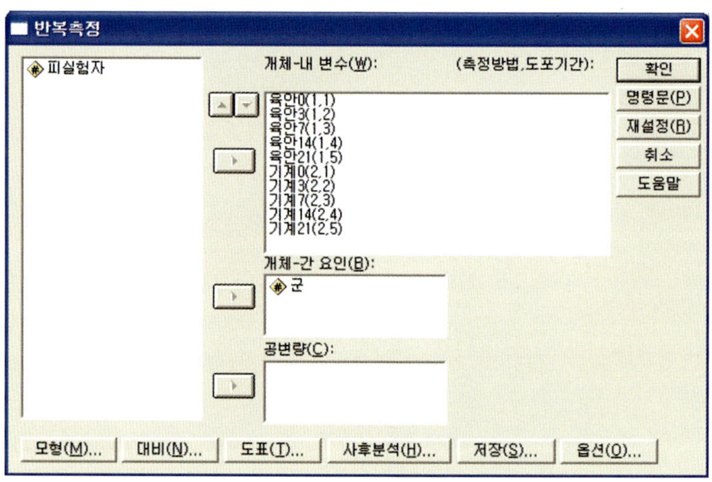

(1) 가정 점검 단계

단변량 접근방법을 적용하기 위해서는 우선 구형성 가정의 복합대칭성을 만족하는지 여부를 검정해야 한다.

Mauchly의 구형성 검정[b]

측도: MEASURE_1

개체-내 효과	Mauchly의 W	근사 카이제곱	자유도	유의확률	엡실런[a]		
					Greenhouse-Geisser	Huynh-Feldt	하한값
측정방법	1.000	.000	0	.	1.000	1.000	1.000
도포기간	.400	56.345	9	.000	.707	.756	.250
측정방법 * 도포기간	.514	40.888	9	.000	.723	.773	.250

정규화된 변형 종속변수의 오차 공분산행렬이 단위행렬에 비례하는 영가설을 검정합니다.

a. 유의성 평균검정의 자유도를 조절할 때 사용할 수 있습니다. 수정된 검정은 개체내 효과검정 표에 나타납니다.

b.
계획: Intercept+군
개체-내 계획: 측정방법+도포기간+측정방법*도포기간

위에 주어진 p값(유의확률) 모두가 0.000(<0.05)이므로 구형성 조건이 만족되지 않는다. 이 경우 두 개의 엡실런값 모두가 0.7보다 크기 때문에 그린하우스-가이서 또는 휸-펠트가 제안한 단변량 엡실런 보정법을 사용하거나 다변량 분석방법을 사용하여 피실험자내 효과를 검정할 수 있다.

본문에서와 마찬가지로, 피실험자내 효과에 대한 존재여부를 시각적으로 확인하기 위해서 그 중 일부(군과 도포기간, 측정방법과 도포기간)에 대한 프로파일도표를 살펴보기로 한다.

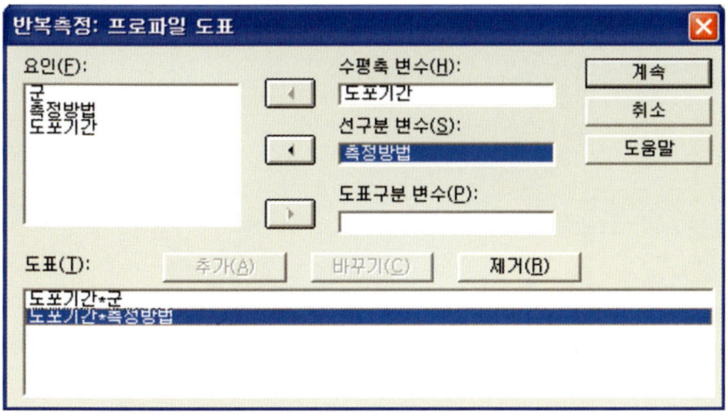

두 개의 프로파일도표를 통해서 각 수준들이 서로 평행하지 않는 것을 발견할 수 있고, 최소한 주효과(군, 측정방법, 도포기간) 뿐만 아니라 두 요인에 대한 상호작용효과(군×도포기간, 측정방법×도포기간)가 유의한 것으로 판단할 수 있기 때문

에, 우선적으로 모든 주효과(A, B, C)와 모든 상호작용항(AB, BC, AC, ABC)을 포함한 완전요인모형을 우선적으로 고려하는 것이 좋다.

MEASURE_1의 추정된 주변평균

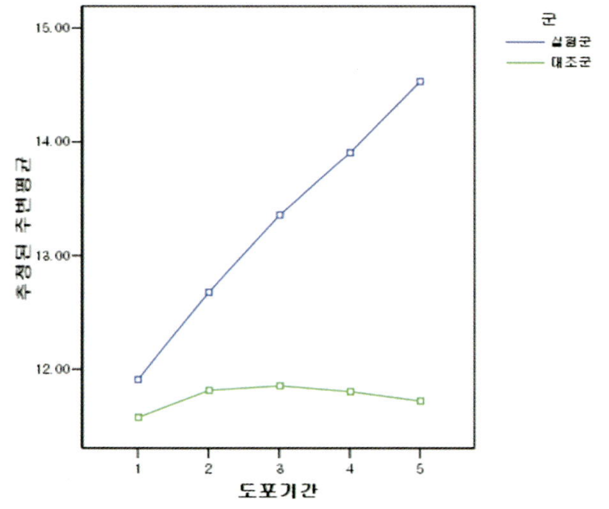

MEASURE_1의 추정된 주변평균

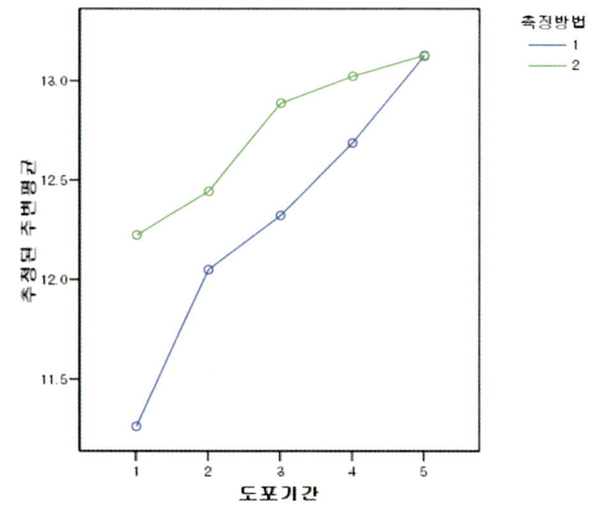

이러한 시각적 탐색결과를 SPSS 반복측정 프로시저에 반영하기 위해서, 반복측정 대화상자에서 **모형(M)** 단추를 누른 뒤, **반복측정: 모형** 대화상자에서 **사용자정의(C)**를 체크한다. 그리고 **개체-내 모형(M)**: 란에 **측정방법**, **도포기간**, **도포기간×측정방법**을, **개체-간 모형(D)**: 란에 **군**을 이동시킨다.

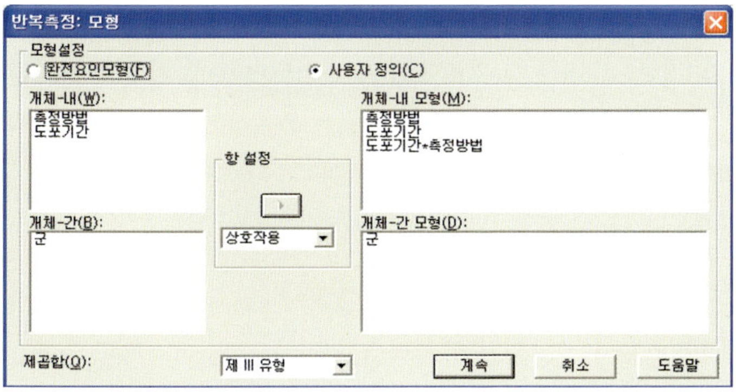

C4.5 단변량 분석방법

(1) 피실험자내 분석

다음은 피실험자내 효과에 관한 단변량 분석결과이다.

개체-내 효과 검정

측도: MEASURE_1

소스		제 III 유형 제곱합	자유도	평균제곱	F	유의확률
측정방법	구형성 가정	33.347	1	33.347	17.885	.000
	Greenhouse-Geisser	33.347	1.000	33.347	17.885	.000
	Huynh-Feldt	33.347	1.000	33.347	17.885	.000
	하한값	33.347	1.000	33.347	17.885	.000
측정방법 * 군	구형성 가정	6.402	1	6.402	3.434	.069
	Greenhouse-Geisser	6.402	1.000	6.402	3.434	.069
	Huynh-Feldt	6.402	1.000	6.402	3.434	.069
	하한값	6.402	1.000	6.402	3.434	.069
오차(측정방법)	구형성 가정	117.461	63	1.864		
	Greenhouse-Geisser	117.461	63.000	1.864		
	Huynh-Feldt	117.461	63.000	1.864		
	하한값	117.461	63.000	1.864		
도포기간	구형성 가정	151.348	4	37.837	34.991	.000
	Greenhouse-Geisser	151.348	2.829	53.497	34.991	.000
	Huynh-Feldt	151.348	3.023	50.067	34.991	.000
	하한값	151.348	1.000	151.348	34.991	.000
도포기간 * 군	구형성 가정	124.861	4	31.215	28.867	.000
	Greenhouse-Geisser	124.861	2.829	44.135	28.867	.000
	Huynh-Feldt	124.861	3.023	41.305	28.867	.000
	하한값	124.861	1.000	124.861	28.867	.000
오차(도포기간)	구형성 가정	272.497	252	1.081		
	Greenhouse-Geisser	272.497	178.233	1.529		
	Huynh-Feldt	272.497	190.443	1.431		
	하한값	272.497	63.000	4.325		
측정방법 * 도포기간	구형성 가정	15.938	4	3.985	6.786	.000
	Greenhouse-Geisser	15.938	2.891	5.512	6.786	.000
	Huynh-Feldt	15.938	3.093	5.152	6.786	.000
	하한값	15.938	1.000	15.938	6.786	.011
측정방법 * 도포기간 * 군	구형성 가정	6.058	4	1.514	2.579	.038
	Greenhouse-Geisser	6.058	2.891	2.095	2.579	.057
	Huynh-Feldt	6.058	3.093	1.958	2.579	.053
	하한값	6.058	1.000	6.058	2.579	.113
오차(측정방법*도포기간)	구형성 가정	147.970	252	.587		
	Greenhouse-Geisser	147.970	182.160	.812		
	Huynh-Feldt	147.970	194.888	.759		
	하한값	147.970	63.000	2.349		

구형성 조건을 만족하지 않고 엡실론 보정값이 0.7보다 다소 크기 때문에(경험적으로) 엡실런을 사용한 세 가지 방법에 근거하여 가설 검정을 실시한다. 그 결과 측정방법×군과 측정방법×도포기간×군은 통계적으로 유의하지 않다(각각 p값=0.069, 0.057).

유의한 네 가지 효과만을 각각 해석하면 다음과 같다.

- 두 방법으로 측정(육안과 기계)한 평균치아명도는 서로 차이가 있다.
- 평균미백명도가 도포기간에 따라 달라진다. 즉, 미백제를 사용한 도포 기간에 따라 미백효과의 차이가 있다.
- 도포기간에 따른 미백변화(효과) 패턴은 군에 따라 동일하지 않음을 알 수 있다.
- 도포기간에 따른 미백변화(효과) 패턴은 측정방법에 따라 동일하지 않음을) 알 수 있다.

물론 이 자료의 경우, Mauchly 구형성 검정에 대한 p값(=0.000)이 매우 작다는 사실에 초점을 두면 다변량 해석방법을 따르는 것도 좋다.

(2) 피실험자간 분석

다음에 주어진 피실험자간 효과에 관한 분석결과를 살펴보면, 주효과 군이 통계적으로 유의하다(p값=0.000). (미백제를 가한) 실험군에 대한 평균치아명도는 (미백제를 가하지 않은) 대조군에 대한 평균미백명도와 동일하다는 귀무가설을 기각하게 된다.

개체-간 효과 검정

측도: MEASURE_1
변환된 변수: 평균

소스	제 III 유형 제곱합	자유도	평균제곱	F	유의확률
절편	101792.274	1	101792.274	5983.226	.000
군	375.494	1	375.494	22.071	.000
오차	1071.815	63	17.013		

C4.6 다변량 분석방법

앞에서 언급한바와 같이, 두 엡실론(G-G, H-F) 모두 0.7보다 다소 크지만 p값(0.000)이 매우 작다는 사실을 고려하면, 다변량 해석방법을 실행할 수 있다.

아래 주어진 피실험자간 효과에 대한 공분산행렬의 동질성을 만족하다는 귀무가설을 검정한 결과, p값(0.052)이 0.05보다 크기 때문에 귀무가설을 채택하게 된다.

공분산행렬에 대한 Box의 동일성 검정[a]

Box의 M	88.120
F	1.330
자유도1	55
자유도2	12791.001
유의확률	.052

여러 집단에서 종속변수의 관측 공분산행렬이 동일한 영가설을 검정합니다.

a. 계획: Intercept+군
개체-내 계획: 측정방법+도포기간+측정방법*도포기간

따라서 피실험자 효과에 대해서 공분산행렬이 동일하다는 결과에 근거하여, 다변량 해석을 할 수 있다.

피실험자간 분석에 대한 다변량 해석은 단변량 분석의 것과 동일하며, 피실험자내 분석의 경우 네 개의 검정통계량(Pillai의 트레이스, Wilks의 람다, Hotelling의 트레이스, Roy의 최대근)에 근거한 p값을 통해서 측정방법×군을 제외한 5개의 효과가 유의하다는 것을 알 수 있다.

다변량 검정[b]

효과		값	F	가설 자유도	오차 자유도	유의확률
측정방법	Pillai의 트레이스	.221	17.885[a]	1.000	63.000	.000
	Wilks의 람다	.779	17.885[a]	1.000	63.000	.000
	Hotelling의 트레이스	.284	17.885[a]	1.000	63.000	.000
	Roy의 최대근	.284	17.885[a]	1.000	63.000	.000
측정방법 * 군	Pillai의 트레이스	.052	3.434[a]	1.000	63.000	.069
	Wilks의 람다	.948	3.434[a]	1.000	63.000	.069
	Hotelling의 트레이스	.055	3.434[a]	1.000	63.000	.069
	Roy의 최대근	.055	3.434[a]	1.000	63.000	.069
도포기간	Pillai의 트레이스	.592	21.770[a]	4.000	60.000	.000
	Wilks의 람다	.408	21.770[a]	4.000	60.000	.000
	Hotelling의 트레이스	1.451	21.770[a]	4.000	60.000	.000
	Roy의 최대근	1.451	21.770[a]	4.000	60.000	.000
도포기간 * 군	Pillai의 트레이스	.601	22.631[a]	4.000	60.000	.000
	Wilks의 람다	.399	22.631[a]	4.000	60.000	.000
	Hotelling의 트레이스	1.509	22.631[a]	4.000	60.000	.000
	Roy의 최대근	1.509	22.631[a]	4.000	60.000	.000
측정방법 * 도포기간	Pillai의 트레이스	.290	6.134[a]	4.000	60.000	.000
	Wilks의 람다	.710	6.134[a]	4.000	60.000	.000
	Hotelling의 트레이스	.409	6.134[a]	4.000	60.000	.000
	Roy의 최대근	.409	6.134[a]	4.000	60.000	.000
측정방법 * 도포기간 * 군	Pillai의 트레이스	.216	4.141[a]	4.000	60.000	.005
	Wilks의 람다	.784	4.141[a]	4.000	60.000	.005
	Hotelling의 트레이스	.276	4.141[a]	4.000	60.000	.005
	Roy의 최대근	.276	4.141[a]	4.000	60.000	.005

a. 정확한 통계량

b.
계획: Intercept+군
개체-내 계획: 측정방법+도포기간+측정방법*도포기간

C4.7 대비와 관측평균에 대한 사후분석 다중비교

본 사례연구에서 다루는 피실험자내 요인이 2개인 3요인 반복측정설계의 대비 역시 본문의 경우와 같은 방법으로 적용할 수 있으며, 이해를 돕기 위해서 단순 대비를 예를 들어 설명하기로 한다.

이 사례분석의 경우, 첫 수준(기간 0)을 참조범주로 선택하여 미백제를 사용하지 않은 상태(기간 0)에서 측정한 평균미백명도가 도포처리한 날(기간 3, 기간 7, 기간 14, 기간 21)에서 측정한 4쌍의 평균미백명도와 각각 차이가 있는지 여부를 검정할 수 있다.

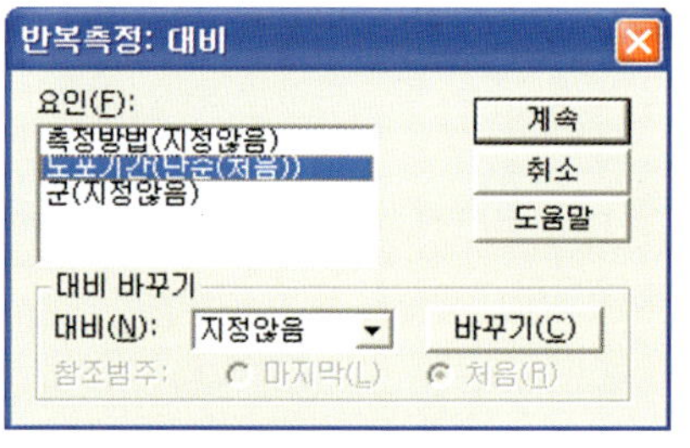

개체-내 대비 검정

측도: MEASURE_1

소스	측정방법	도포기간	제 III 유형 제곱합	자유도	평균제곱	F	유의확률
측정방법	선형		6,669	1	6,669	17,885	,000
측정방법 * 군	선형		1,280	1	1,280	3,434	,069
오차(측정방법)	선형		23,492	63	,373		
도포기간		수준 2 대 수준 1	32,963	1	32,963	11,358	,001
		수준 3 대 수준 1	96,608	1	96,608	31,889	,000
		수준 4 대 수준 1	160,536	1	160,536	50,936	,000
		수준 5 대 수준 1	248,545	1	248,545	73,782	,000
도포기간 * 군		수준 2 대 수준 1	9,150	1	9,150	3,153	,081
		수준 3 대 수준 1	44,450	1	44,450	14,672	,000
		수준 4 대 수준 1	101,755	1	101,755	32,286	,000
		수준 5 대 수준 1	199,306	1	199,306	59,165	,000
오차(도포기간)		수준 2 대 수준 1	182,843	63	2,902		
		수준 3 대 수준 1	190,860	63	3,030		
		수준 4 대 수준 1	198,558	63	3,152		
		수준 5 대 수준 1	212,225	63	3,369		
측정방법 * 도포기간	선형	수준 2 대 수준 1	10,476	1	10,476	5,850	,018
		수준 3 대 수준 1	5,137	1	5,137	2,800	,099
		수준 4 대 수준 1	12,750	1	12,750	11,850	,001
		수준 5 대 수준 1	29,834	1	29,834	15,525	,000
측정방법 * 도포기간 * 군	선형	수준 2 대 수준 1	,271	1	,271	,151	,699
		수준 3 대 수준 1	,291	1	,291	,158	,692
		수준 4 대 수준 1	,035	1	,035	,032	,858
		수준 5 대 수준 1	7,057	1	7,057	3,672	,060
오차(측정방법*도포기간)	선형	수준 2 대 수준 1	112,824	63	1,791		
		수준 3 대 수준 1	115,578	63	1,835		
		수준 4 대 수준 1	67,786	63	1,076		
		수준 5 대 수준 1	121,061	63	1,922		

도포기간인 출력결과에 따르면, 두 군에 대해서 수준 1(기간 0)이 대조개념(또는 참조범주)이며, 군과 측정방법에 관계없이 미백제를 도포하지 않은 상태(기간 0)에서 측정한 평균미백명도는 (미백제를 도포한) 다른 날(기간 3, 기간 7, 기간 14, 기간 21)에서 측정한 평균미백명도와 각각 차이가 있음을 알 수 있다. 즉, 미백제를 도포하지 않은 상태(기간 0)에서 측정한 평균치아명도는 미백제를 도포한 상태(3일, 7일, 14일, 21일)에서 측정한 평균치아명도와 각각 차이가 있다.

도포기간×군인 상호작용효과의 경우, 도포전 상태를 기준으로 한 각 도포기간별 평균치아명도의 차이값은 3일차를 제외하고는 군에 따라 달라진다(p값 <0.05).

나머지 대비(다항, 편차, 차분, Helmert, 반복)의 사용방법과 해석은 3.5절의 것과 동일하므로 생략하기로 한다.

다음은 관측평균에 대한 사후분석 다중비교에 대해 살펴보자. SPSS 반복측정 프로시저에서 **사후분석(H)...** 단추를 선택하여 다중비교를 할 수 있는 것은 피실험자간 효과뿐이다. 물론 이 사례분석의 경우, 피실험간의 효과는 군이며 단지 2개의 수준(실험군과 대조군)만이 존재하기 때문에, 요인 군이 통계적으로 유의하다 하더라도 두 수준간의 다중비교를 실행하는 것은 의미가 없을 것이다. 물론 요인 군이 유의하고, 3개 이상의 수준이 존재한다면 다중비교를 실시하는 것은 당연히 의미가 있을 것이다. 요인 군이 각각 3개 이상의 수준이 존재하다는 가정에서 다음에 주어진 반복측정: 관측평균의 사후분석 다중비교 대화상자에서 요인 **군**을 **사후검정변수(P):** 란으로 이동시킨 후, 여러 검정방법 중 그 특성에 맞는 것을 선택하면 된다(3.6절 참조).

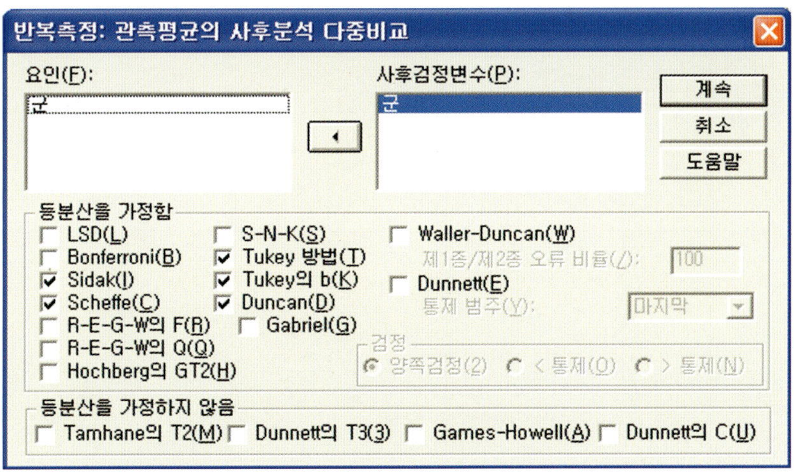

그렇다면 SPSS를 사용하여 피실험자간 효과뿐만 아니라, 피실험자내 효과에 대한 다중비교는 어떻게 실시하나? 이미 각 장에서 살펴본 바와 같이, 자료를 다른 방법으로 입력한 후 SPSS의 일변량(UNIANOVA) 프로시저를 사용하면 된다. 이 사례분석의 경우, 3개의 주요인(군, 측정방법, 도포기간)이 존재하기 때문에, 다음에 주어진 SPSS 데이터 편집기에서와 같이 자료를 입력한다. 다시 말해서 요인 군, 측정방법, 도포기간의 수준이 각각 2, 2, 5이기 때문에 각 행마다 세 변수의 수준조합과 함께 해당하는 반응값(치아명도)를 입력한다. 물론 여기에서 군의 수준 1은 "실험군" 2는 "대조군"을, 측정방법의 수준 1은 "육안" 2는 "기계"를, 도포기간의 수준 1은 "기간 0일"을 2는 "기간 3일"을 3은 "기간 7일"을 4는 "기간 14"를 5는 "기간 21일"을 나타낸다. 따라서 예를 들어 18번째 행은 두 번째 피실험자를 대조군(2)에 배치시킨 후 기계(2)로 도포기간 7일차(3)에서 측정한 결과, 치아명도 12.50이 산출되었음을 나타낸다.

41 : 도포기간

	피실험자	군	측정방법	도포기간	치아명도
1	1	2	1	1	12.75
2	1	2	1	2	12.75
3	1	2	1	3	12.50
4	1	2	1	4	12.75
5	1	2	1	5	12.50
6	1	2	2	1	14.25
7	1	2	2	2	13.50
8	1	2	2	3	14.25
9	1	2	2	4	13.50
10	1	2	2	5	14.25
11	2	2	1	1	12.75
12	2	2	1	2	12.75
13	2	2	1	3	12.75
14	2	2	1	4	13.25
15	2	2	1	5	12.50
16	2	2	2	1	12.50
17	2	2	2	2	11.25
18	2	2	2	3	12.50
19	2	2	2	4	12.50
20	2	2	2	5	12.50
21	3	2	1	1	12.25
22	3	2	1	2	12.75
23	3	2	1	3	13.00
24	3	2	1	4	12.25
25	3	2	1	5	12.75
26	3	2	2	1	11.25
27	3	2	2	2	12.25
28	3	2	2	3	12.00
29	3	2	2	4	12.00
30	3	2	2	5	12.25
31	4	2	1	1	12.00

데이터 보기 / 변수 보기

SPSS 프로세서

그 다음은 SPSS의 팝업메뉴에서 **분석(A) > 일반선형모형(G) > 일변량(U)...** 을 선택한 후, **종속변수(D):** 란에 **치아명도**를, **모수요인(F):** 란에 **군**, **측정방법**, **도포기간**을, **변량요인(A):** 란에 **피실험자**를 이동시킨다.

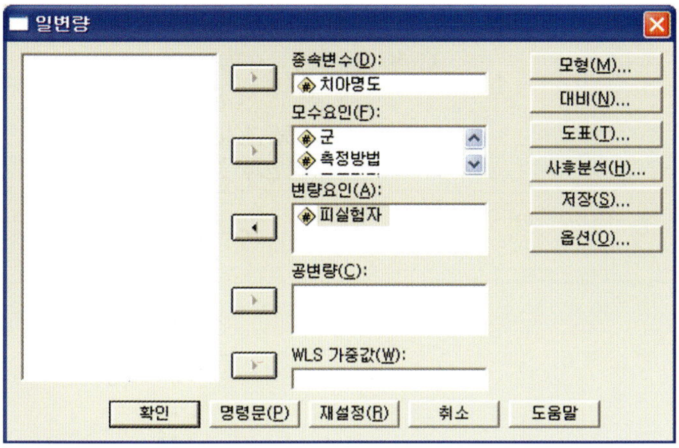

일변량 대화상자의 **모형(M)...** 단추를 누른 후, **사용자 정의(C)**를 선택한다. 8개의 효과를 오른쪽 **모형(M):** 란에 생성시킨다.

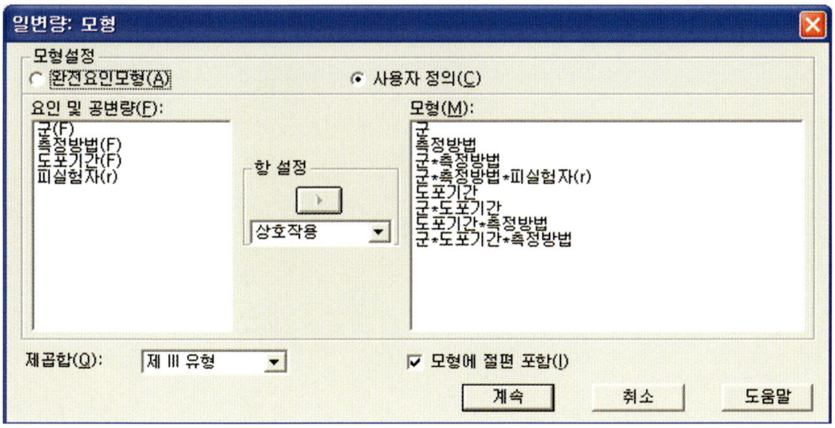

이 사례분석의 경우 사후분석 다중비교를 하기 위해서 3개의 요인 중 3개 이상의 수준이 존재하는 요인은 도포기간 뿐이다. 만일 일변량 프로시저를 사용하여 도포기간이 유의하다면, 5개의 도포기간 수준 중 어느 것이 평균적으로 미백효과가 더 나은지 또는 별 차이가 없는지 알기 위해서 다음과 같이 다중비교를 할 수 있다.

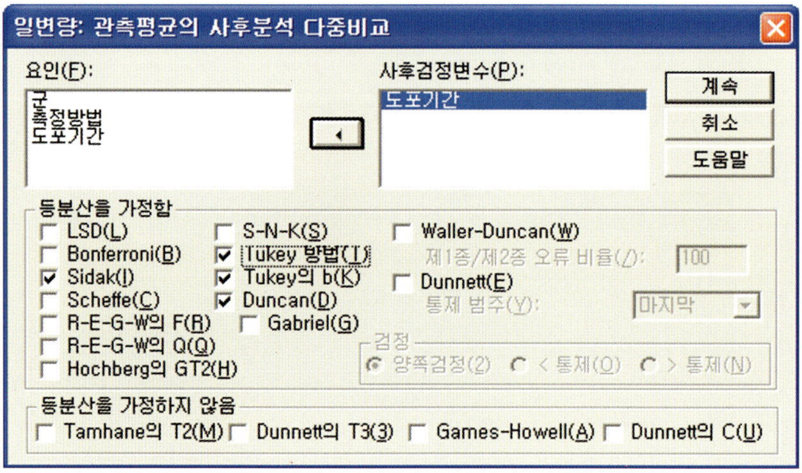

다중비교에 사용되는 검정통계량과 결과해석은 이미 3.6절에서 언급하였기 때문에 생략하기로 한다.

C4.8 SAS 프로그램과 출력결과

C4.4-C4.7절에서 SPSS를 사용하여 피실험자내 요인이 2개인 3요인 반복측정설계에 관한 다변량과 다변량 분석방법에 대해 살펴보았다. 본 절에서는 사례연구 4에서 다룬 자료를 그대로 사용하여, SAS에 적용시켜 보도록 한다. 본 절의 출력결과 역시 3.7절을 이해하면 해석하는 데 어려움이 없을 것으로 사료되어 생략하기로 한다.

다음에 주어진 SAS 프로그램(사례분석04.sas)에서 변수 **subject**는 피실험자, **group**은 군, y1부터 y5까지는 육안으로 측정한 도포기간의 첫 번째 수준일 0, 도포기간 3일차, 도포기간 7일차, 도포기간 14일차, 도포기간 21일차에서 측정한 치아명도이며, y6부터 y10까지는 기계로 측정한 도포기간의 첫 번째 수준일 0, 도포기간 3일차, 도포기간 7일차, 도포기간 14일차, 도포기간 21일차에서 측정한 치아명도이다. SAS 프로그램에서 사용하는 명령어는 대문자, 변수는 모두 소문자로 구분하여 표기하였다. 그리고 변수 **group**에서 실험군과 대조군을 각각 1, 2로 표기하였다.

```
DATA case4;
  INPUT subject group y1-y10;
 CARDS;
1  2   12.75   12.75   12.50   12.75   12.50   14.25   13.50   14.25   13.50   14.25
2  1   12.75   12.75   12.75   13.25   12.50   12.50   11.25   12.50   12.50   12.50
3  2   12.25   12.75   13.00   12.25   12.75   11.25   12.25   12.00   12.00   12.25
4  2   12.00   11.00   11.25   11.00   9.50    12.00   11.00   12.25   12.25   13.00
5  2    7.00   12.50   12.00   10.75   12.00   12.25   12.00   12.00   12.00   12.00
6  1    9.50   12.75   12.50   13.50   13.75   12.50   12.50   14.00   14.25   14.25
7  2   12.75   13.00   12.50   13.00   13.00   14.50   13.50   13.50   13.50   13.50
8  1   13.75   13.75   14.50   16.00   16.00   13.25   14.25   14.50   16.00   16.00
9  2    9.50   11.25   10.75    9.50    9.75   13.00   13.00   12.75   12.50   13.00
10 1   12.00   12.50   12.50   13.75   14.50   12.50   12.50   12.50   12.50   13.75

          중략

60 1   12.50    9.50   11.25   13.50   14.50   12.50   12.50   14.00   14.00   14.25
61 1   12.50   12.50   13.00   13.75   16.00   12.50   12.50   12.50   14.50   14.50
62 1   12.50   13.00   13.75   14.25   15.25   10.00   11.50   13.25   12.25   12.00
63 2   12.00   13.00   13.00   13.00   13.00   11.50   12.75   12.75   12.75   12.75
64 2   12.50   12.50   12.00   11.00   12.50   12.00   12.00   12.25   12.00   12.00
65 2    9.50    8.75    9.50    9.50    9.50    8.50    8.50    9.50    8.25    9.50
;
PROC GLM DATA=case4;
  CLASS group;
  MODEL y1-y10=group/NOUNI;
  REPEATED method 2 (1 2), time 5 (0 3 7 14 21) POLYNOMIAL/PRINTM PRINTE SUMMARY;
RUN;
```

변수 group은 유일한 분류효과이며, MODEL문에서 피실험자간 효과가 된다. 10개의 모든 반복측정 변수 y1, …, y10은 MODEL문의 왼쪽에, 분류변수 group은 오른쪽에 위치시킨다.

일단 요인 측정방법과 도포기간에 대한 모든 수준조합(총 2×5=10개)을 10개의 처리수준을 갖는 단일요인(y1, …, y10)으로 간주하여 자료를 입력한 후, 다시 REPEATED문에서 피실험자내 요인 중 상위요인인 측정방법(method)을 2개 수준(육안을 1, 기계를 2)으로 먼저 지정하고, 나중에 하위요인인 도포기간(time)을 5개의 수준(0, 3, 7, 14, 21)으로 구분하여 피실험자내 효과를 분석하게끔 한 점을 유의해야 할 것이다. 나머지 명령문과 옵션에 관한 설명은 3.7절과 정확히 동일하기 때문에 생략하기로 한다.

Chapter five

05 교차설계법

|배경예제 5.1|

새로 개발한 양치액 X의 치면세균막 형성억제효과를 확인하기 위하여, 관심의 대상인 신제품 양치액 X를 실험양치액으로 하고, 음성대조양치액(placebo)으로는 증류수를 사용하였다. 총 12명의 피실험자를 대상으로 6명씩 두 집단으로 임의로 나누어 배치시켰다.

6명의 피실험자로 이뤄진 한 집단은 우선 신 개발된 양치액 X를 사용한 다음, 양치액 X의 잔류효과를 없애기 위해 10일간 일체의 양치액을 사용하지 못하도록 한 회귀기간(washout period)을 둔 후에 증류수(P)를 사용하였다. 반면에 나머지 6명으로 이뤄진 집단은 이와는 반대로 우선 증류수(P)를 사용 한 후 10일의 회귀기간이 경과된 후에 다시 양치액 X를 사용하였다. 다시 말해서, 모든 피실험자에게 양치액 X와 증류수를 시간을 두고 모두 적용시켰다. 각 실험주기의 시작시기에는 치면을 깨끗이 세정하고, 양치액 사용을 제외한 모든 치면세균막 관리행위를 중지하게 하였다.

양치는 4일 동안 매일 2회씩(아침식사 후 및 저녁식사 후) 15 ml의 양치액으로 1분간 시행하게 하고, 4일째에 협면의 근심, 중앙, 원심의 치면세균막지수(Plaque index of Sillness and Loë)를 측정하여 평균값을 취하였다.

실험주기 시작전 일주일간과 회귀기간에 실험대상자들이 실험실에서 제공한 동일한 불소함유세치제와 잇솔을 사용하도록 하였다. 이와 같이 하여 측정된 치면세균막지수는 다음과 같았다.

피실험자	XP	
	1차(X)	2차(P)
1	1.02	2.25
2	2.96	2.98
3	1.98	2.10
4	2.90	3.10
5	2.80	2.95
6	2.33	2.01

피실험자	PX	
	1차(P)	2차(X)
7	2.31	1.15
8	1.44	1.02
9	2.03	1.00
10	1.98	1.68
11	2.61	1.77
12	2.95	1.82

5.1 2×2 교차설계법

앞에서 살펴본 배경예제 5.1에서는 피실험자에게 두 시기에 걸쳐 두 개의 모든 처리를 가하였다. 즉, 피실험자를 두 집단(XP와 PX)으로 임의로 배정하여 한 집단에는 시기 1에 처리 X, 시기 2에 처리 P를, 나머지 집단에는 시기 1에 처리 P, 시기 2에는 처리 X를 적용시키는 방법이다. 이와 같이 두 개의 처리(X와 P)를 동일한 피실험자에게 교차시켜 적용하였다는 의미에서 이러한 실험설계법을 2×2 교차설계법(cross-over design)이라고 부르며, 교차설계법에서 가장 기본적인 방법이다. 물론 이를 확장시켜 n개의 집단에 n개의 처리를 교차시키면 $n \times n$ 교차설계법이 된다.

이 설계방법을 실행하기 위한 중요한 가정은 각 시기에서 발생하는 처리효과가 앞 시기에서 발생하는 처리의 영향을 받지 않는다는 소위 이월효과(carry-over effect)가 없다는 것이다. 배경예제 5.1을 예로 들어 이월효과의 의미를 엄격하게 말하면, 시기 1의 X의 처리효과(치면세균막형성 억제효과)가 시기 2의 P의 처리효과(치면세균막형성 억제효과)에 영향을 미치고, 시기 1의 P의 치면세균막형성 억제효과가 시기 2의 X의 치면세균막형성 억제효과에 영향을 미치며, 이 두 영향의 정도가 차이가 있으면 이월효과가 존재한다. 이러한 이월효과가 발생하지 않게 하기 위해서는, 앞 시기에 가해진 처리효과가 씻겨 없어질 수 있게끔(wash-out) 충분한 시간간격을 두어야 한다.

그러나, 첫 집단 또는 두 번째 집단 5명을 대상으로 시기 1과 시기 2에 동일한 양치액 X를 적용하더라도 효과가 다를 수 있는 시기효과(period effect)가 발생할 수 있다. 예를 들어 먼저 사용한 양치액 P가 양치액 X의 효과에 영향을 미치지 않는다 할지라도(즉, 이월효과가 없다 할지라도), 학생을 대상으로 한 실험에서 시기 1이 시험기간이고 시기 2가 방학기간이라면 이러한 기간의 생활습관 차이에 따라 효과에 영향을 미칠 수도 있다는 의미이다. 교차설계에서 주된 관심사는 이월효과나 시기효과의 존재여부보다도 처리(직접, 치료)효과이지만, 이월효과가 존재하게 되면 두 번째 시기에서 측정한 값에 첫 번째 시기에서 발생한 효과가 포함되어 이 측정값들을 사용해서는 알짜 처리효과를 측정할 수 없기 때문이다. 이러한 면 때문에 교차설계에서 회귀기간을 둠으로써 이월효과가 존재하지 않는다고 가정한다.

이월효과의 존재여부는 어떻게 판정할까? 우선 손쉽게 머리에 떠오르는 방법은 두 집단의 평균을 비교하는 독립표본 t 검정의 변형을 연상할 수 있을 것이다. 이를 구체적으로 표현하기 위해서 다음 몇 가지를 정의해보기로 하자.

집단 1(XP군)과 집단 2(PX군)의 피실험자수가 각각 n_1, n_2명이며(배경예제 5.1에서는 $n_1 = n_2 = 10$), 집단 1의 각 피실험자에 대해 시기 1의 반응값과 시기 2의 반응값들을 더한 값을 모두 합한 뒤 n_1으로 나눈 값(즉, 집단 1의 시기 1과 시기 2의 반응값을 더한 n_1개의 값에 대한 평균)을 $\bar{T}_1$, 각 피실험자에 대해 시기 1의 반응값에서 시기 2의 반응값들을 뺀 값을 모두 합한 뒤 n_1으로 나눈 값(즉, 집단 1의 시기 1과 시기 2의 반응값을 뺀 n_1개의 값에 대한 평균)을 $\bar{D}_1$이라고 하자. 마찬가지로 집단 2에 대한 두 평균값은 $\bar{T}_2$과 $\bar{D}_2$라고 하자.

SD_{T_1}은 집단 1에서 시기 1과 시기 2의 반응값을 더한 n_1개의 값들에 대한 표준편차, SD_{D_1}은 집단 1에서 시기 1과 시기 2의 반응값을 뺀 n_1개의 값들에 대한 표준편차를 나타낸다고 하고, 마찬가지로 집단 2에 대한 두 개의 표준편차를 각각 SD_{T_2}, SD_{D_2}라고 하자.

추가로 집단 1과 집단 2의 반응값들을 합친 전체집단의 합과 차의 합동분산(pooled variance)은 각각 다음과 같다.

$$S_T^2 = \frac{(n_1 - 1)SD^2_{T_1} + (n_2 - 1)SD^2_{T_2}}{n_1 + n_2 - 2}$$

$$S_D^2 = \frac{(n_1 - 1)SD^2_{D_1} + (n_2 - 1)SD^2_{D_2}}{n_1 + n_2 - 2}$$

이때 이월효과가 없다는 귀무가설(각 집단간의 이월효과가 동일하다)에서 검정통계량은 다음과 같다.

$$T = \frac{\bar{T}_1 - \bar{T}_2}{S_T}\sqrt{\frac{n_1 n_2}{n_1 + n_2}} \sim t(n_1 + n_2 - 2) \qquad (5\text{-}1)$$

만일 (5-1)식에서 이월효과가 없다는 귀무가설을 채택하게 되면, 두 처리효과의 차이가 있는지 여부를 검정할 수 있다. 마찬가지로 두 처리효과가 동일하다는 귀무가설하에서 검정통계량은 다음과 같다.

$$T = \frac{\bar{D}_1 - \bar{D}_2}{S_D}\sqrt{\frac{n_1 n_2}{n_1 + n_2}} \sim t(n_1 + n_2 - 2) \qquad (5\text{-}2)$$

마지막으로 (5-1)식에서 이월효과가 없다는 귀무가설을 채택하게 되면, 시기효과가 존재하는지 여부를 검정할 수 있다. 두 시기효과가 동일하다는 귀무가설하에서 검정통계량은 다음과 같다.

$$T = \frac{\bar{D}_1 + \bar{D}_2}{S_D}\sqrt{\frac{n_1 n_2}{n_1 + n_2}} \sim t(n_1 + n_2 - 2) \qquad (5\text{-}3)$$

지금까지 진행된 사항들을 SPSS를 사용하여 배경예제 5.1에 적용시켜 보기로 하자. 우선 데이터 편집기창에 각 셀마다 각 피실험자로부터 얻은 자료를 다음과 같이 입력한다(5장본문_01.sav 참조).

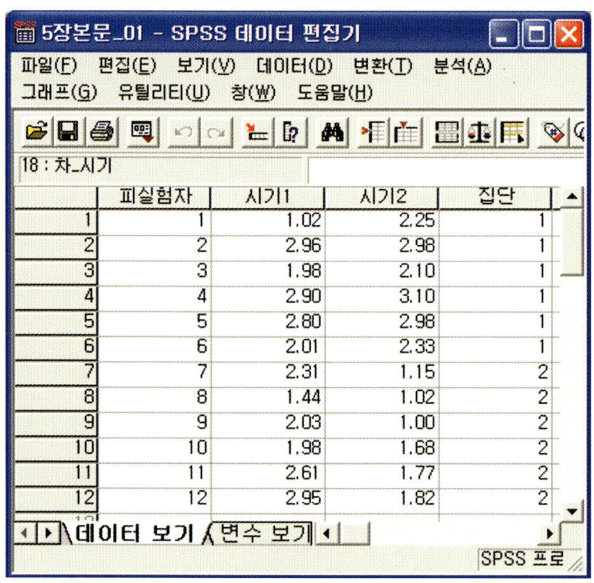

	피실험자	시기1	시기2	집단
1	1	1.02	2.25	1
2	2	2.96	2.98	1
3	3	1.98	2.10	1
4	4	2.90	3.10	1
5	5	2.80	2.98	1
6	6	2.01	2.33	1
7	7	2.31	1.15	2
8	8	1.44	1.02	2
9	9	2.03	1.00	2
10	10	1.98	1.68	2
11	11	2.61	1.77	2
12	12	2.95	1.82	2

여기에서 변수 **집단** 1은 XP군, 2는 PX군을 의미한다.

다음은 이월효과, 처리효과, 기간효과에 관한 검정을 하기 위해서 시기1과 시기2의 합, 두 종류의 차에 대한 변수를 생성하여야 할 것이다.

SPSS의 팝업메뉴에서 **변환(T) > 변수계산(C)...** 을 선택한 후, 다음과 같이 변수 합과 차를 생성한다. 이 두 변수(**합**, **차_처리**)를 생성하는 근거는 이월효과와 처리효과 각각을 검정하기 위한 (5-1)식의 $\bar{T}_1 - \bar{T}_2$와 (5-2)식의 $\bar{D}_1 - \bar{D}_2$를 계산하기 위함이다.

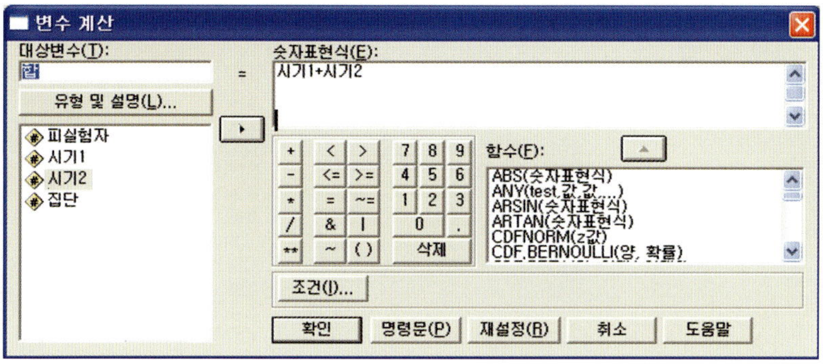

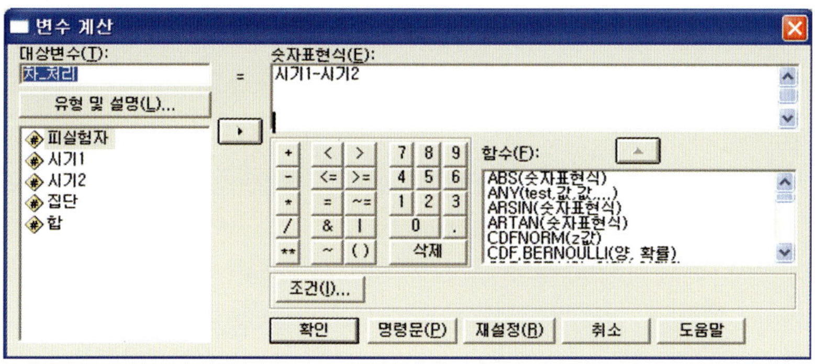

마지막으로 시기효과에 대한 검정 즉, (5-3)식의 $\bar{D}_1 + \bar{D}_2$를 계산하기 위해 또 다른 변수(**차_시기**)를 다음과 같이 생성한다.

SPSS의 팝업메뉴에서 **파일(F) > 새로만들기(N) > 명령문(S)...** 을 선택한 후, SPSS 명령문 편집기창에서 다음과 같은 명령문을 입력한다. 유의할 점은 명령문 두 번째 줄 **차_처리** 앞에 "-"가 추가되었다는 것이다.

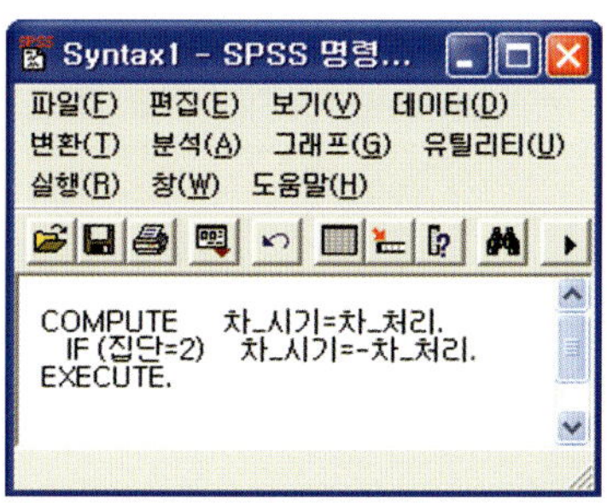

그 다음 **실행**(R) < **모두**(A) 를 선택한다. 최종적으로 아래와 같이 3개의 변수가 추가로 생성되었다.

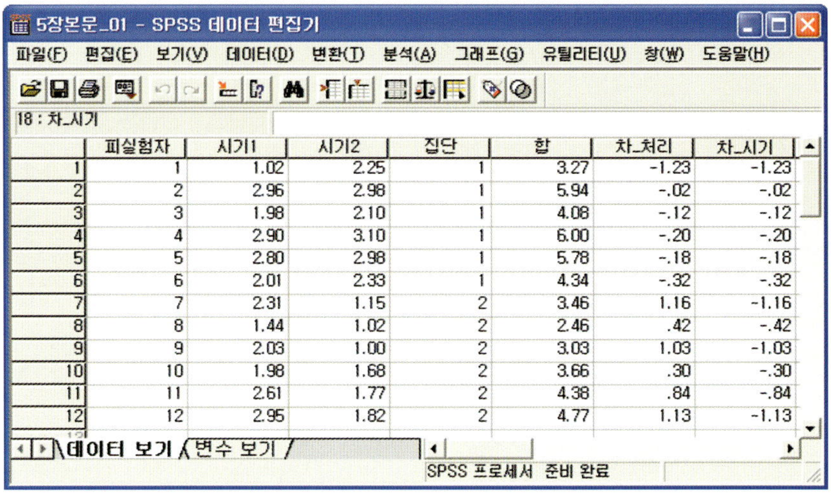

	피실험자	시기1	시기2	집단	합	차_처리	차_시기
1	1	1.02	2.25	1	3.27	-1.23	-1.23
2	2	2.96	2.98	1	5.94	-.02	-.02
3	3	1.98	2.10	1	4.08	-.12	-.12
4	4	2.90	3.10	1	6.00	-.20	-.20
5	5	2.80	2.98	1	5.78	-.18	-.18
6	6	2.01	2.33	1	4.34	-.32	-.32
7	7	2.31	1.15	2	3.46	1.16	-1.16
8	8	1.44	1.02	2	2.46	.42	-.42
9	9	2.03	1.00	2	3.03	1.03	-1.03
10	10	1.98	1.68	2	3.66	.30	-.30
11	11	2.61	1.77	2	4.38	.84	-.84
12	12	2.95	1.82	2	4.77	1.13	-1.13

이제 3가지 효과에 대한 검정을 실시해보자. SPSS의 팝업메뉴에서 **분석**(A) > **평균비교**(M) > **독립표본 T 검정**(T)... 을 선택한 후, **독립표본 T 검정** 대화상자의 변수목록에서 3개의 변수(**합, 차_처리, 차_기간**)를 **검정변수**(T): 란으로, 변수 **집단**을 **집단변수**(G): 란으로 각각 이동시킨다.

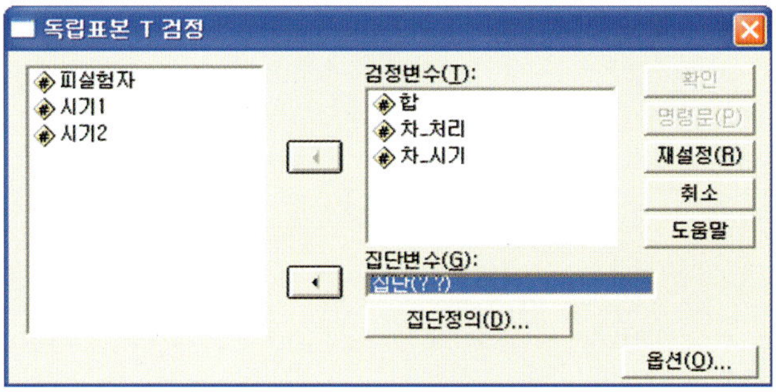

그 다음 집단변수를 정의하기 위해서 **집단정의**(D)... 단추를 눌러 다음과 같이 두 개의 집단을 각각 "1"과 "2"로 정의하고 계속 단추를 누른다.

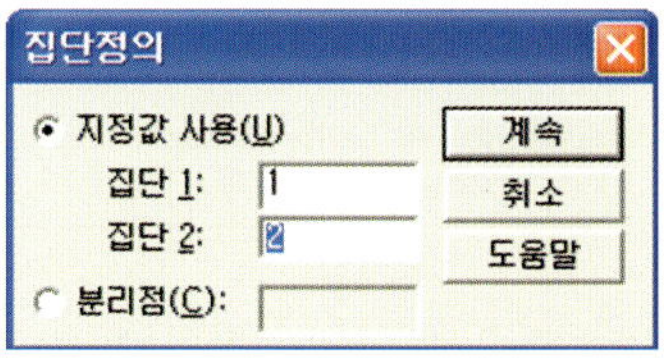

마지막으로 **독립표본 T 검정** 대화상자에서 [확인] 단추를 눌러 프로시저를 실행한다.

독립표본 검정

		Levene의 등분산 검정		평균의 동일성에 대한 t-검정			
		F	유의확률	t	자유도	유의확률 (양쪽)	평균차
합	등분산이 가정됨	2.197	.169	2.173	10	.055	1.27500
	등분산이 가정되지 않음			2.173	9.180	.057	1.27500
차_처리	등분산이 가정됨	.003	.960	-4.903	10	.001	-1.15833
	등분산이 가정되지 않음			-4.903	9.685	.001	-1.15833
차_시기	등분산이 가정됨	.003	.960	1.982	10	.076	.46833
	등분산이 가정되지 않음			1.982	9.685	.077	.46833

앞에 변수 **합, 차_처리, 차_시기**에 대한 출력결과는 각각 이월효과, 처리효과, 기간효과에 관한 것이다. 우선 이월효과에 대한 존재여부를 검정하기 위해서는 우선 Levene의 등분산 검정을 한다. 그 결과 p값(0.169)이 유의수준 0.05보다 크기 때문에 "각 집단의 두 시기의 합에 대한 분산이 동일하다"는 귀무가설을 채택하게 된다. 그 다음 평균의 동질성에 대한 t 검정을 하는데 이에 해당하는 계산된 t값(5-1식)은 2.173이며, 이에 해당하는 p값(0.055)이므로 "두 양치액의 이월효과가 동일하다"는 귀무가설을 채택된다. 다시 말해서 이월효과가 존재하지 않음을 알 수 있다.

만일 이월효과가 존재하면(큰 p값), 두 번째 시기(2차)에서 측정한 값이 첫 번째 시기(1차)의 치료효과에 이월효과가 섞여있는 것이 되기 때문에 두 번째 시기에 측정한 값은 분석하는데 무용지물이 된다. 즉, 두 시기의 자료를 모두 사용하는 교차계획법은 의미가 없게 되며, 두 번째 시기에서 관측된 값들을 제거하고 첫 번째 시기에서 관측된 값만을 고려한 (두 집단간의 평균을 비교하는) 독립표본 t 검정을 실시해야 할 것이다. 다시 말해서, 이에 관련된 자료구조는 다음과 같이 첫 번째 시기(1차)만을 고려한다.

X	P
1.02 2.96 1.98 2.90 2.80 2.33	2.31 1.44 2.03 1.98 2.61 2.95

SPSS를 사용하여 독립표본 t 검정을 하는 절차는 생략하기로 한다.

이월효과가 존재하지 않음을 확인한 후에야 처리효과에 관한 검정이 의미있다. 처리효과의 검정에서, **차_처리**의 출력결과에 관한 p값(0.001)이 유의수준

0.05보다 훨씬 작기 때문에 "두 양치액에 대한 치면세균막형성 억제효과가 동일하다"는 귀무가설을 기각하게 된다. 추가로 출력결과의 평균차가 -1.15833이므로, 치면세균막형성 억제효과에 있어서 양치액 X가 증류수(P)보다 낫다고 할 수 있다.

2×2 교차계획법에서 이월효과와 처리효과에 관련된 검정만을 하는 것이 일반적이다. 연구의 특성에 따라서 이월효과가 전혀 존재하지 않는다고 생각되는 경우에, 처리효과와 더불어 시기효과의 검정을 실시할 수 있다.

차_시기의 출력결과에 관한 p값(0.076)이 유의수준 0.05보다 작기 때문에 "시기효과가 없다"는 귀무가설을 채택하게 된다. 시기효과가 유의하지 않도록 실험설계에 공을 들이겠지만, 연구자로서 완벽한 결과분석을 원할 때 통계분석결과 시기효과의 영향이 있다고 판단되면 처리효과를 해석할 때에 이 부분을 어떻게 설명할 것인가에 대하여 유의하여야 한다.

5.2 $n \times n$ 라틴방격법

5.1절에서 2×2 교차설계법에 대해 살펴보았다. 만일에 이를 일반화하여 n (≥ 3)개의 집단에 n개의 처리를 교차시키려면 어떻게 실험을 전개해야 할까? 물론 5.1절에서 다룬 변형된 t 검정방법은 단지 두 집단간의 평균을 비교한다는 의미에서 더 이상 유효하지 않을 것이다. 이를 해결하기 위해서는 다음에 주어진 소위 $n \times n$ 라틴방격(또는 라틴정방 또는 라틴정사각형) 실험구조를 이용하면 된다.

우선 다음에 주어진 배경예제 5.2를 살펴보자.

|배경예제 5.2|

앞에서 살펴본 배경예제 5.1과 동일한 실험을 하는데, 이 배경예제에서 고려하는 양치액은 세 가지(양치액 X, 양치액 Y, 양치액 Z)이다. 여기에서 양치액 X는 모기업에서 신개발한 것으로 실험목적은 양치액 X를 출시하기 전에 기존의 양치액 Y와 양치액 Z에 비해 치면세균막형성 억제효과가 더 나은지 여부를 확인하는 것이다.

총 12명의 피실험자를 대상으로 4명씩 세 집단으로 임의로 나누어 배치시켰다(3개군 정도의 실험계획을 한다면 피실험자의 숫자가 많아져야 하나 적지 않은 논문에서는 시간적 재정적 한계상 적은 숫자의 피실험자를 운용한다. 이해와 설명의 편의를 위해 배경예제 5.2에서도 적은 피실험자의 경우를 택하였다). 4명의 피실험자로 이뤄진 집단 1은 우선 신개발된 양치액 X를 사용한 후, 양치액 X의 효과가 없어졌다고 생각하는 10일간의 회귀기간을 둔 후에 다시 집단 1을 대상으로 양치액 Y를 사용하고, 마찬가지로 10일의 회귀기간을 두고 양치액 Z를 사용하였다. 4명으로 이뤄진 집단 2 역시 집단 1과 동일한 방법으로 실험을 진행하였는데 단지 차이점은 양치액을 $Y \rightarrow Z \rightarrow X$ 순으로 적용되었다는 점이다. 반면에 총 12명 중 나머지 4명으로 이뤄진 집단 3은 양치액을 $Z \rightarrow X \rightarrow Y$ 순으로 적용되었다. 다시 말해서 12명의 모든 피실험자를 임의로 세 개의 집단으로 나눈 후 각 집단을 3회에 걸쳐 세 종류의 양치액이 시간을 두고 모두 적용시킨 실험이다.

각 시기마다 적용된 피실험자를 대상으로 치면세균막형성 억제효과를 나타내는 치면세균막지수를 측정하여 다음과 같은 수치를 얻었다.

〈표 5-1〉 배경예제 5.2의 자료구조

		시 기					
집단	피실험자	시기 1		시기 2		시기 3	
1	1	X	0.71	Y	1.11	Z	2.17
	2		0.60		3.12		2.88
	3		0.75		2.16		1.96
	4		2.07		2.98		2.86
2	5	Y	2.87	Z	2.56	X	1.44
	6		2.03		2.92		0.91
	7		2.05		1.94		0.44
	8		1.35		2.03		0.92
3	9	Z	1.20	X	0.42	Y	1.18
	10		1.84		0.93		1.21
	11		2.25		0.47		1.98
	12		1.91		0.77		1.84

여기에서, X, Y, Z는 적용한 양치액의 종류를 나타낸다.

앞에서 살펴본 배경예제 5.2에서는 행(시기)과 열(집단)을 각각 블록요인으로 설정하여 두 요인의 변동을 제거하면서, 궁극적으로 관심 있는 단 하나의 처리효과(치면세균막형성 억제효과)를 탐색한다. 이미 2장에서 언급한바와 같이, 동질적인 실험단위를 묶어서 블록화시키면 처리효과의 정밀도(precision)를 높일 수 있다.

이와 같이 자료구조가 행과 열이 수준의 수(3개)가 동일한 정사각형(square)을 이루며, 행과 열이 교차하여 $9(=3^2)$개의 셀이 존재하게 되며, 각 셀마다 세 개의 처리(X, Y, Z) 중 하나를 배정하고 각 처리는 각 행과 열에 단 한 번씩만 적용하게 하는 실험설계법을 라틴정사각형설계법 또는 라틴정방설계법 또는 라틴방격설계법(Latin square design)이라고 한다(게임을 좋아하신다면 '스도쿠 게임'의 원칙을 생각하면 됨). 배경예제 5.2는 라틴정사각형을 3×3 라틴정사각형법이 된다. 물론 배경예제 5.2에서 고려한 라틴정사각형($X \rightarrow Y \rightarrow Z$, $Y \rightarrow Z \rightarrow X$, $Z \rightarrow X \rightarrow Y$)외에 11개의 정사각형을 만들 수 있다(예 : 행의 순서대로 $Z \rightarrow Y \rightarrow X$ (1행), $X \rightarrow Z \rightarrow Y$(2행), $Y \rightarrow X \rightarrow Z$(3행) 등).

좀 더 세밀한 방법으로는 총 12명의 피실험자를 3명씩 네 집단으로 임의로 배정한 후, 각 집단에 속해있는 3명의 피실험자를 행요인으로 한 후, 총 12개의 라틴사각형 중 하나를 적용시키고, 나머지 세 집단 역시 다른 라틴사각형을 적용시킨다. 이 경우는 3×3 라틴정사각형법을 4회 반복시킨 교차설계가 된다. 앞선 예가 세 집단으로 나눠 각 집단별 적용순서를 달리 한 것이라면, 이 예는 각 피실험자별로 적용순서가 다 다르게 한 셈이다. 다음의 주어진 자료구조는 이를 설명한 하나의 예이다. 표기법의 편리성을 위해서 여기에서 관심요인인 양치액의 종류를 T라고 하고, 이에 관련된 세 가지 수준은 X, Y, Z이다.

〈표 5-2〉 3×3 라틴정사각형법을 4회 반복시킨 교차설계의 자료구조

피실험자	시 기		
	시기 1	시기 2	시기 3
1	0.71(X)	1.11(Y)	2.88(Z)
2	0.60(Y)	3.12(Z)	1.96(X)
3	0.75(Z)	2.16(X)	2.86(Y)
4	2.07(Z)	2.98(Y)	1.44(X)
5	2.87(Y)	2.56(X)	0.91(Z)
6	2.03(X)	2.92(Z)	0.44(Y)
7	2.05(Y)	1.94(Z)	1.21(X)
8	1.35(Z)	2.03(X)	1.98(Y)
9	1.20(X)	0.42(Y)	1.84(Z)
10	1.84(X)	0.93(Z)	1.21(Y)
11	2.25(Z)	0.47(Y)	1.98(X)
12	1.91(Y)	0.77(X)	1.84(Z)

설명의 편의를 위해 분석에 대한 설명은 배경예제 5.2의 예를 이용하기로 한

다. 배경예제 5.2에 관련된 자료구조(표 5.2.1)를 3×3 교차설계로 일반화하여 나타내면 〈표 5-3〉과 같다. 여기에서 반응값 y_{ijkl} (i=1, 2, 3; j=1, 2, 3; k= A, B, C; l=1, 2, 3, 4)은 i번째 집단(행)에 속한 l번째 피실험자(즉, 피실험자가 집단에 지분됨)가 열의 j번째 순서에서 k번째 처리를 적용하여 값이다. 예를 들어 y_{13C2}은 배경예제 5.2에서 집단 1에 속하는 두 번째 피실험자를 3번째 순서에 처리 C를 가해 측정된 치면세균막지수(2.88)이다.

〈표 5-3〉 3×3 교차설계의 자료구조

집단(R)	피실험자 $S\|R$	열(C) 1		2		3	
1	S_{11} S_{12} S_{13} S_{14}	X	y_{11A1} y_{11A2} y_{11A3} y_{11A4}	Y	y_{12B1} y_{12B2} y_{12B3} y_{12B4}	Z	y_{13C1} y_{13C2} y_{13C3} y_{13C4}
2	S_{21} S_{22} S_{23} S_{24}	Y	y_{21B1} y_{21B2} y_{21B3} y_{21B4}	Z	y_{22C1} y_{22C2} y_{22C3} y_{22C4}	X	y_{23A1} y_{23A2} y_{23A3} y_{23A4}
3	S_{31} S_{32} S_{33} S_{34}	Z	y_{31C1} y_{31C2} y_{31C3} y_{31C4}	X	y_{32A1} y_{32A2} y_{32A3} y_{32A4}	Y	y_{33B1} y_{33B2} y_{33B3} y_{33B4}

일반적으로 사용하는 라틴정사각형법에서는 상호작용효과를 무시한다. 반면에, 배경예제 5.2에서 적용된 라틴정사각형을 이용한 교차분석의 경우에는 행(순서)요인, 행요인과 관심있는 요인(여기에서는 처리 X, Y, Z에 관련된 요인)간의 상호작용효과를 유의성검정을 할 필요가 있을 수 있다. 이 때문에 모형내에 상호작용항을 포함하지 않는 일반적인 라틴정사각형설계법과 다른 모형을 고려하여야 한다.

〈표 5-3〉에 대한 통계적인 모형은 다음과 같이 표현된다.

$$y_{ijkl} = \mu + \rho_i + \phi_{l(i)} + \delta_j + \tau_k + (\delta\tau)_{jk} + \varepsilon_{ijkl} \qquad (5-4)$$
$$(i, j, k = 1, 2, 3; \quad l = 1, 2, 3, 4)$$

여기에서, 편의상 처리 X, Y, Z를 각각 1, 2, 3이라고 표기하자. ρ_i는 i번째 집단효과, $\phi_{l(i)}$는 i번째 집단에 속한 l번째 피실험자 효과, δ_j는 j번째 순서(열)효과, τ_k는 k번째 처리효과, $(\delta\tau)_{jk}$는 j번째 순서와 k번째 처리의 상호작용효과이다. 오차항 (ε_{ijkl})과 집단내 피실험자의 효과 ($\phi_{l(i)}$)는 정규성과 등분산성을 만족하는 서로 독립인 확률변수라고 가정한다(확률요인). 만일 라틴정사각형법을 이용한 4×4 교차설계를 할 경우에는 (5-4)식에서 $i, j, k=1, 2, 3, 4$ 가 되며, l은 반복된 수까지 값을 갖는다.

따라서 라틴정사각형법을 이용한 $n\times n$ 교차설계에서 주된 관심은 관심 있는 처리들 (τ_k)의 평균사이에 차이가 있는지 여부를 검정하는 것이며, 부차적으로 열요인 효과 (δ_j)와 상호작용효과 $(\delta\tau)_{ik}$의 유의성 여부를 판정하는 것이다.

배경예제 5.2에 연관시켜 관심사를 표현하면 다음과 같다.

- 집단효과의 존재여부(피실험자간 효과) : $H_0 : \rho_1 = \rho_2 = \rho_3 = 0$
- 시기효과의 존재여부(피실험자내 효과) : $H_0 : \delta_1 = \delta_2 = \delta_3 = 0$
- 신개발된 양치액 X의 효과있는지 여부(피실험자내 효과) :

  $H_0 : \tau_1 = \tau_2 = \tau_3 = 0$ (처리효과)
- 이월효과(상호작용효과)의 존재여부(피실험자내 효과) :

  $H_0 : (\delta\tau)_{11} = \cdots = (\delta\tau)_{33} = 0$

이 가설들을 검정하기 위해서 필요한 F 통계량을 도출하는 과정을 살펴보자.

앞의 여러 장에서 언급한바와 같이, 여러 가설들을 검정하기 위해서 일단 자료의 전체변동을 피실험자간 변동과 피실험자내 변동으로 나눌 수 있다. 이를 방정식으로 표현하면 다음과 같다.

$$(y_{ijkl} - \bar{y}_{....}) = (\bar{y}_{ijkl} - \bar{y}_{i..l}) + (y_{i..l} - \bar{y}_{....}) \qquad (5-5)$$

(5-5)식을 (5-4) 모형식에 근거하여 여러 제곱합을 산출하면 다음과 같다.

$$SS_{전체} = \sum_{i=1}^{n}\sum_{j=1}^{n}\sum_{k=1}^{n}\sum_{l=1}^{r}(y_{ijkl} - \bar{y}_{....})^2$$

$$SS_R = \sum_{i=1}^{n}\sum_{j=1}^{n}\sum_{k=1}^{n}\sum_{l=1}^{r}(\bar{y}_{i...} - \bar{y}_{....})^2$$

$$SS_{S|R} = \sum_{i=1}^{n}\sum_{j=1}^{n}\sum_{k=1}^{n}\sum_{l=1}^{r}(\bar{y}_{i..l} - \bar{y}_{i...})^2$$

$$SS_C = \sum_{i=1}^{n}\sum_{j=1}^{n}\sum_{k=1}^{n}\sum_{l=1}^{r}(\bar{y}_{.j..} - \bar{y}_{....})^2$$

$$SS_T = \sum_{i=1}^{n}\sum_{j=1}^{n}\sum_{k=1}^{n}\sum_{l=1}^{r}(\bar{y}_{..k.} - \bar{y}_{....})^2$$

$$SS_{CT} = \sum_{i=1}^{n}\sum_{j=1}^{n}\sum_{k=1}^{n}\sum_{l=1}^{r}(\bar{y}_{.jk.} - \bar{y}_{.j..} - \bar{y}_{..k.} + \bar{y}_{....})^2$$

$$SS^*_{CT} = SS_{CT} - SS_R$$

$$SSE = SS_{전체} - SS_R - SS_{S|R} - SS_C - SS_T - SS^*_{CT}$$

여기에서 SS_{CT}는 집단간 변동이 포함된 제곱합이므로, SS^*_{CT}을 고려해야 할 것이다. 따라서 다음과 같은 등식을 알 수 있다.

전체변동 = 피실험자간 변동 + 피실험자내 변동
= (R의 변동 + $S|R$변동)
+ (C의 변동 + T의 변동 + $(CT)^*$ 변동)

각 제곱합을 해당하는 자유도로 나누면 평균제곱을 얻을 수 있다. 앞에서 살펴본 제곱합, 자유도, 평균제곱합을 요약한 $n \times n$ 교차설계에 대한 분산분석표는 다음과 같다.

〈표 5-4〉 $n \times n$ 교차설계에 대한 분산분석표

요인	제곱합	자유도	평균제곱합	F-통계량
피실험자간				
R	SS_R	$n-1$	MS_R	$MS_R/MS_{S\|R}$
$S\|R$	$SS_{S\|R}$	$n(r-1)$	$MS_{S\|R}$	
피실험자내				
C	SS_C	$n-1$	MS_C	MS_C/MS_E
T	SS_T	$n-1$	MS_T	MS_T/MS_E
$(CT)^*$	SS^*_{CT}	$(n-1)(n-2)$	MS^*_{CT}	MS^*_{CT}/MS_E
오차	SS_E	$n(n-1)(r-1)$	MS_E	
전체	$SS_{전체}$	rn^2-1		

따라서 다음과 같이 4개의 가설검정을 할 수 있다.

(1) $F = \dfrac{MS_R}{MS_{S|R}} > F_{n-1,\, n(r-1),\, \alpha}$이면, $H_0: \rho_1 = \rho_2 = \cdots = \rho_n = 0$을 기각한다.

(2) $F = \dfrac{MS_C}{MS_E} > F_{n-1,\, n(n-1)(r-1),\, \alpha}$ 이면, $H_0: \delta_1 = \delta_2 = \cdots = \delta_n = 0$을 기각한다.

(3) $F = \dfrac{MS_T}{MS_E} > F_{n-1,\, n(n-1)(r-1),\, \alpha}$ 이면, $H_0: \tau_1 = \tau_2 = \cdots = \tau_n = 0$을 기각한다.

(4) $F = \dfrac{MS^*_{CT}}{MS_E} > F_{(n-1)(n-2),\, n(n-1)(r-1),\, \alpha}$이면, $H_0: (\delta\tau)_{11} = \cdots = (\delta\tau)_{nn} = 0$을 기각한다.

여기에서 상호작용효과(이월효과, 여기에서는 시기×처리)가 무시되면 즉, 검정 (4)의 귀무가설이 채택되면, 이 상호작용에 대한 변동을 오차변동에 합쳐(오차항에 풀링) 다시 분석할 수 있다.

지금까지 진행된 사항들을 SPSS를 사용하여 배경예제 5.2에 적용시켜 보기로 하자(〈표 5-1〉 참조). 우선 데이터 편집기창에 각 셀마다 각 피실험자로부터 얻은 자료를 다음과 같이 입력한다(5장본문_02.sav 참조). 이 자료의 경우, 변수 **집단**, **시기**, **처리**가 각각 세 개씩이며, 각 집단간 피실험자수가 4명씩 배치되었기 때문에 총 관측값의 수는 3×3×3×4=36개가 된다. 참고로 처리인 X, Y, Z를 각각 1, 2, 3으로 입력하였다.

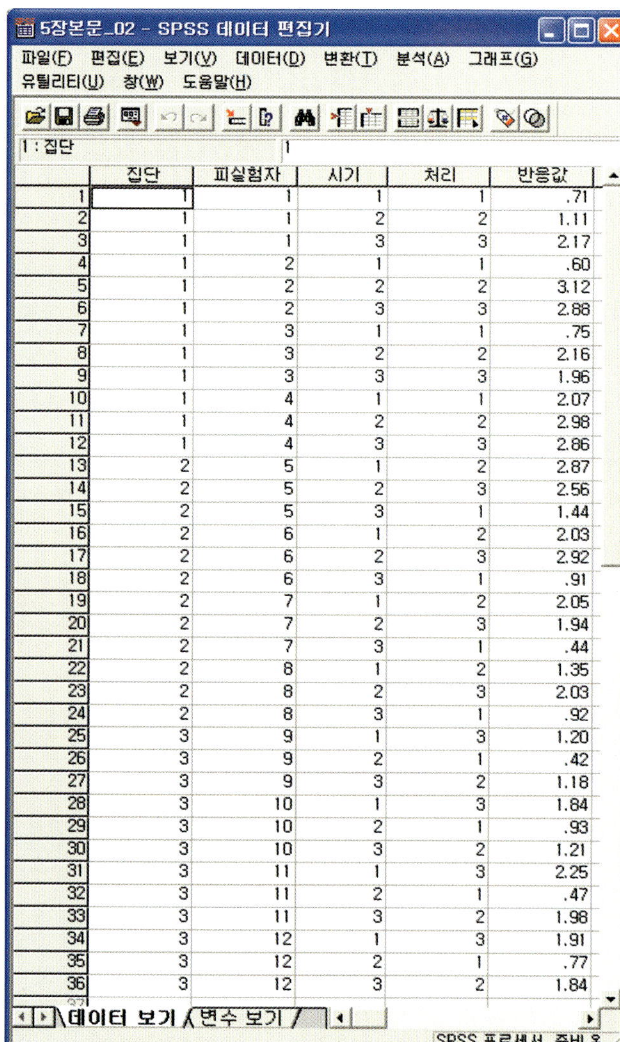

	집단	피실험자	시기	처리	반응값
1	1	1	1	1	.71
2	1	1	2	2	1.11
3	1	1	3	3	2.17
4	1	2	1	1	.60
5	1	2	2	2	3.12
6	1	2	3	3	2.88
7	1	3	1	1	.75
8	1	3	2	2	2.16
9	1	3	3	3	1.96
10	1	4	1	1	2.07
11	1	4	2	2	2.98
12	1	4	3	3	2.86
13	2	5	1	2	2.87
14	2	5	2	3	2.56
15	2	5	3	1	1.44
16	2	6	1	2	2.03
17	2	6	2	3	2.92
18	2	6	3	1	.91
19	2	7	1	2	2.05
20	2	7	2	3	1.94
21	2	7	3	1	.44
22	2	8	1	2	1.35
23	2	8	2	3	2.03
24	2	8	3	1	.92
25	3	9	1	3	1.20
26	3	9	2	1	.42
27	3	9	3	2	1.18
28	3	10	1	3	1.84
29	3	10	2	1	.93
30	3	10	3	2	1.21
31	3	11	1	3	2.25
32	3	11	2	1	.47
33	3	11	3	2	1.98
34	3	12	1	3	1.91
35	3	12	2	1	.77
36	3	12	3	2	1.84

SPSS의 팝업메뉴에서 **분석(A) > 일반선형모형(G) > 일변량(U)...** 을 선택한 후, **일변량** 대화상자의 변수목록에 있는 변수 **반응값**을 **종속변수(D):** 란으로, 변수 **집단**, **피실험자**, **처리**, **시기**를 **모수요인(F):** 란에 각각 이동시킨다.

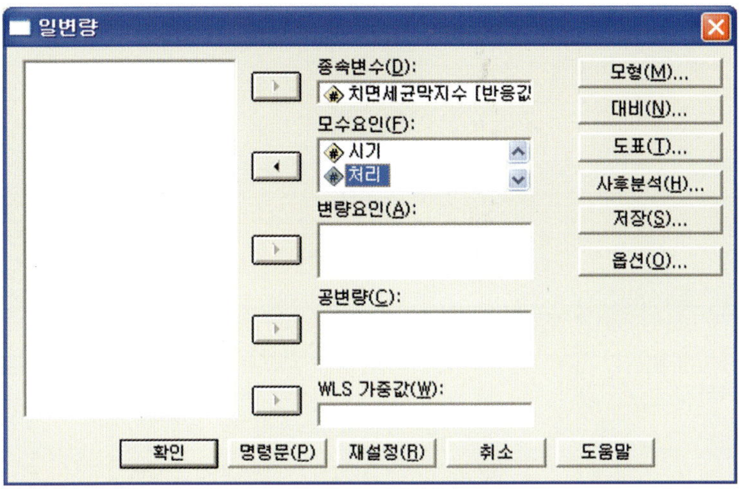

다음은 **일변량** 대화상자의 우측에 있는 모형(M)... 단추를 눌러, 〈표 5-4〉에 주어진 분산분석표에 일치한 피실험자간 효과와 피실험자내 효과를 설정해야 한다. **일변량: 모형** 대화상자의 **사용자 정의(C)**를 선택한 후에 **모형(M):** 란에 다음과 같이 5개의 효과(3개의 주효과와 2개의 상호작용효과)를 이동시킨다.

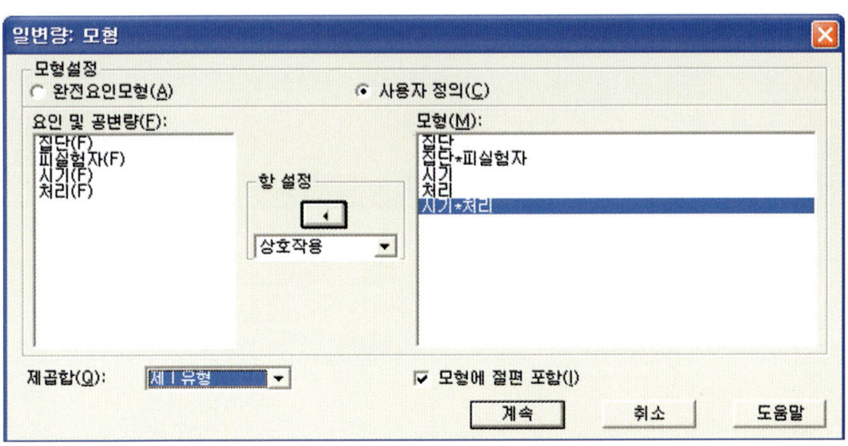

여기에서 유의할 점은 **제곱합(Q):** 에서 제Ⅲ 유형 대신에 **제 I 유형**을 선택한 것이다. 제 I 유형을 사용하면 효과(또는 요인)를 **모형(M):** 란으로 이동된 순서에

따라 제곱합을 계산한다. 자료를 라틴정사각형구조로 인식하기 위해서는 모형을 설정할 때, 두 개의 블록요인(행요인과 열요인, 여기에서는 집단과 시기)을 먼저, 다음에 처리효과(여기에서는 처리)를, 마지막으로는 다음 시점까지 남아있는 처리효과인 이월효과(여기에서는 시기×처리의 상호작용효과) 제시해야 하기 때문이다. 정리해서 다시 말하면, 시기효과-처리효과-이월효과 순으로 입력한다.

다음에 주어진 출력결과에 따르면, 시기효과와 이월효과가 유의하지 않음을 알 수 있고(각각 p값이 0.618, 0.888), 처리효과는 유의함을 알 수 있다(p값=0.000).

개체-간 효과 검정

종속변수: 치면세균막지수

소스	제 I 유형 제곱합	자유도	평균제곱	F	유의확률
수정 모형	20.364[a]	17	1.198	7.331	.000
절편	102.786	1	102.786	629.008	.000
집단	2.438	2	1.219	7.461	.004
집단 * 피실험자	5.315	9	.591	3.614	.010
시기	.162	2	.081	.495	.618
처리	12.410	2	6.205	37.972	.000
시기 * 처리	.039	2	.020	.120	.888
오차	2.941	18	.163		
합계	126.091	36			
수정 합계	23.305	35			

a. R 제곱 = .874 (수정된 R 제곱 = .755)

앞에서 언급한바와 같이, 이월효과가 유의하지 않기 때문에 오차변동에 풀링시켜(즉, 이월효과에 해당하는 시기×처리를 제거) 다음과 같이 다시 분석할 필요가 있다. 이를 실행하기 위해서 **일변량: 모형** 대화상자에서 **시기×처리**를 제외한 네 개의 효과를 **모형(M):** 란으로 이동시킨다.

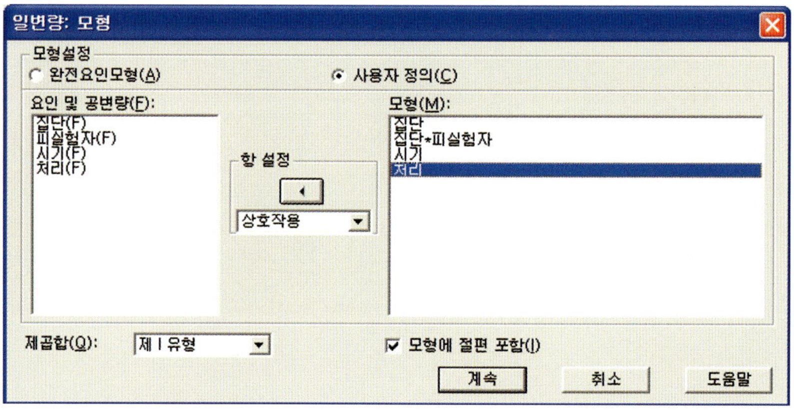

개체-간 효과 검정

종속변수: 치면세균막지수

소스	제 I 유형 제곱합	자유도	평균제곱	F	유의확률
수정 모형	20.325[a]	15	1.355	9.092	.000
절편	102.786	1	102.786	689.705	.000
집단	2.438	2	1.219	8.180	.003
집단 * 피실험자	5.315	9	.591	3.963	.005
시기	.162	2	.081	.542	.590
처리	12.410	2	6.205	41.636	.000
오차	2.981	20	.149		
합계	126.091	36			
수정 합계	23.305	35			

a. R 제곱 = .872 (수정된 R 제곱 = .776)

결론적으로 이월효과가 존재하지 않는 상황에서 시기효과 역시 유의하지 않고(p값=0.590), 처리효과는 매우 유의하다(p값=0.000).

지금까지는 피실험자내 효과에 대해 살펴보았는데, 라틴정사각형 $n \times n$ 교차설계의 실질적인 면에서 큰 비중을 두지 않는 피실험자간 효과(여기에서는 요인 집단 효과, 즉 양치액을 사용하는 순서)에 대한 유의성검정을 실시해보자. 앞 출력결과의 요인 집단에 해당하는 p값이 0.003이지만, 이는 정확한 값이 아니다. 정확한 계산을 하기 위해서 〈표 5-4〉 $n \times n$ 교차설계에 대한 분산분석표 다음에 제시한 가설검정 (1)을 적용해야 한다. 다시 말해서, 계산된 검정통계량값은

$$F = \frac{MS_R}{MS_{S|R}} = \frac{1.219}{0.591} \approx 2.06$$

이며, 이에 관련된 $F_{n-1,\, n(r-1),\, \alpha} = F_{2,9,0.05} = 19.38$(부록 〈표 A.7〉 참조)이므로, "집단효과가 존재하지 않는다"는 귀무가설 $H_0 : \rho_1 = \rho_2 = \rho_3 = 0$을 채택한다.

위와 같이 수계산을 통해 p값을 구하려고 F 분포표를 찾아보는 것이 너무 번거롭다면 다음과 같은 방법으로 유의확률(p값)을 계산하여 가설검정을 할 수 있다. SPSS의 팝업메뉴에서 **변환(T) > 변수계산(C)...** 을 선택한 후, **변수계산** 대화상자에서 꼬리확률함수 SIG.F(양, 자유도1, 자유도2)를 사용하여 p값을 구한다. 여기에서 SIG.F(2.06, 2, 9)는 분자의 자유도 2와 분모의 자유도 9를 사용하여 F 분포의 값이 양(2.06)보다 큰 누적확률을 계산하게끔 한다.

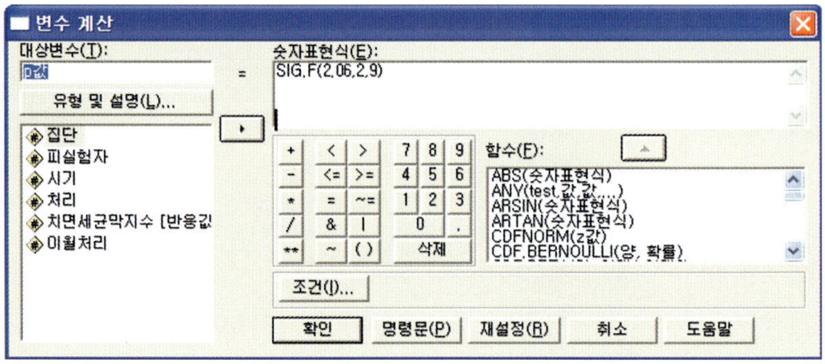

위와 같이 하고 '확인'을 누르면 SPSS 데이터 편집기창의 마지막 행에 **p값**이라는 변수로 0.18값이 출력된다. 따라서 유의수준 5%하에서 귀무가설을 채택하게 된다.

마지막 단계로, 주 관심사인 세 가지 양치액간의 평균 치면세균막지수가 차이가 있다는 사실에 근거하여 어느 양치액의 효과가 나은지를 비교하기 위해서 사후분석 다중비교를 행해야 한다. 이를 SPSS에 적용하기 위해서 **일변량** 대화상자의 우측에 놓여있는 여러 단추 중 사후분석(H)... 단추를 누른 뒤, 일변량: 관측평균의 **사후분석 다중비교** 대화상자의 변수목록에서 처리를 **사후검정변수(P)**: 란으로 이동시킨다. 그 다음 여러 검정 중 관심있는 것을 선택한 후 실행한다.

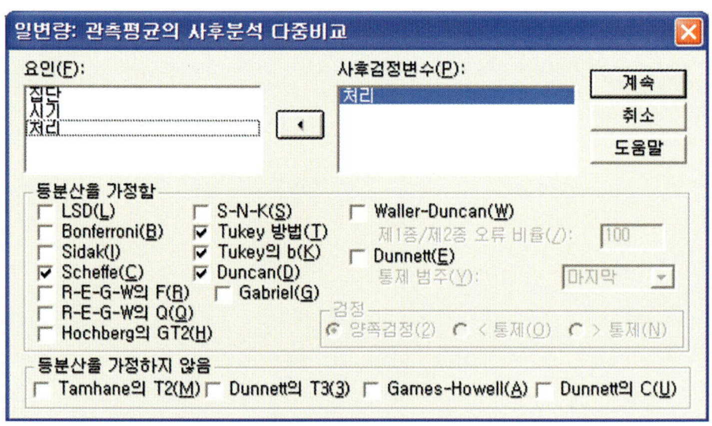

아래 주어진 Tukey HSD, Scheffe 검정의 출력결과에 따르면, (처리 1의 평균반응값과 처리 2의 평균반응값), (처리 1의 평균반응값과 처리 3의 평균반응값)이 각각 차이가 있음을 알 수 있다(p값 모두 0.000).

다중 비교

종속변수: 치면세균막지수

	(I) 처리	(J) 처리	평균차(I-J)	표준오차	유의확률	95% 신뢰구간 하한값	95% 신뢰구간 상한값
Tukey HSD	1	2	-1.1208*	.15760	.000	-1.5196	-.7221
		3	-1.3408*	.15760	.000	-1.7396	-.9421
	2	1	1.1208*	.15760	.000	.7221	1.5196
		3	-.2200	.15760	.362	-.6187	.1787
	3	1	1.3408*	.15760	.000	.9421	1.7396
		2	.2200	.15760	.362	-.1787	.6187
Scheffe	1	2	-1.1208*	.15760	.000	-1.5374	-.7043
		3	-1.3408*	.15760	.000	-1.7574	-.9243
	2	1	1.1208*	.15760	.000	.7043	1.5374
		3	-.2200	.15760	.395	-.6365	.1965
	3	1	1.3408*	.15760	.000	.9243	1.7574
		2	.2200	.15760	.395	-.1965	.6365

관측된 평균에 기초합니다.

*. .05 수준에서 평균차는 유의합니다.

아래 네 가지 방법을 사용하여 평균반응값에 근거한 동일집단으로 구분하면, 공통적으로 처리 1과는 달리 처리 2와 처리 3을 동일한 집단으로 간주할 수 있다. 물론 처리 1(양치액 X)이 처리 2(양치액 Y)나 처리 3(양치액 Z)에 비해서 평균적으로 치면세균막형성 억제효과가 우수하다고 할 수 있다.

치면세균막지수

	처리	N	집단군 1	집단군 2
Tukey HSD[a,b]	1	12	.8692	
	2	12		1.9900
	3	12		2.2100
	유의확률		1.000	.362
Tukey B[a,b]	1	12	.8692	
	2	12		1.9900
	3	12		2.2100
Duncan[a,b]	1	12	.8692	
	2	12		1.9900
	3	12		2.2100
	유의확률		1.000	.178
Scheffe[a,b]	1	12	.8692	
	2	12		1.9900
	3	12		2.2100
	유의확률		1.000	.395

동일집단군의 그룹에 대한 평균이 표시됩니다.
유형 I 제곱합에 기초합니다
오차항은 평균제곱(오차) = .149입니다.

a. 조화평균 표본 크기 12.000을(를) 사용합니다.

b. 유의수준 = .05.

5.2.1 다른 접근방법

이월처리의 값을 미리 계산해서 분석하는 방법도 있다. 앞에서 다룬 방법과는 달리 라틴정사각형설계의 열요인(배경예제 5.2의 집단)을 고려하지 않고, 따로 이월효과를 검정하기 위해서 따로 새로운 변수(여기에서는 이월처리)를 생성한다. 〈표 5-1〉 배경예제 5.2의 자료구조에서 우선 피실험자 1에 대해 처리 순서는 $X \rightarrow Y \rightarrow Z$ (여기에서는 1→2→3으로 부호화했다)이고, 이에 관련된 반응값은 0.71, 1.11, 2.17이다. 이 경우, 피실험자 1에 대한 이월처리값은 0,1,2이다. 왜냐하면 첫 번째 값은 첫 번째 처리(X)이전에는 아무런 처리가 영향을 미치지 않았기 때문에 0, 두 번째 값은 첫 번째 처리 X(여기서는 1)의 효과가 수준 Y에 영향을 미칠 수 있기 때문에 1, 세 번째 값은 두 번째 처리 Y(여기서는 2)의 효과가 수준 Z에 영향을 미칠 수 있기 때문에 1이 된다. 만약 직전에 사용한 양치액이 Z일 경우에는 이월처리값은 3이다. 이와 동일한 방법으로 12명의 피실험자를 대상으로 측정한 36개의 반응값에 대한 36개의 이월처리값을 입력한다.

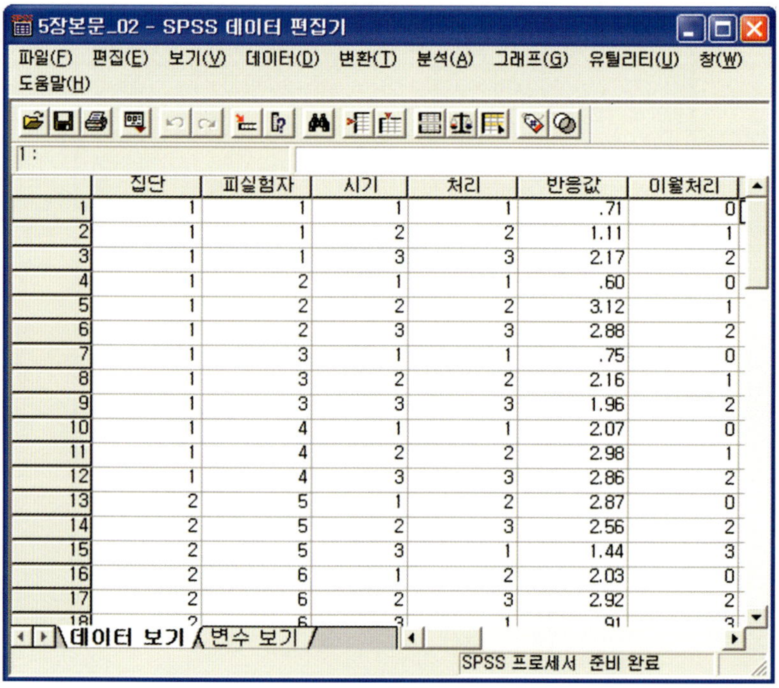

	집단	피실험자	시기	처리	반응값	이월처리
1	1	1	1	1	.71	0
2	1	1	2	2	1.11	1
3	1	1	3	3	2.17	2
4	1	2	1	1	.60	0
5	1	2	2	2	3.12	1
6	1	2	3	3	2.88	2
7	1	3	1	1	.75	0
8	1	3	2	2	2.16	1
9	1	3	3	3	1.96	2
10	1	4	1	1	2.07	0
11	1	4	2	2	2.98	1
12	1	4	3	3	2.86	2
13	2	5	1	2	2.87	0
14	2	5	2	3	2.56	2
15	2	5	3	1	1.44	3
16	2	6	1	2	2.03	0
17	2	6	2	3	2.92	2
18	2	6	3	1	.91	3

SPSS의 팝업메뉴에서 **분석(A) > 일반선형모형(G) > 일변량(U)...** 을 선택한

후, 일변량 대화상자의 변수목록에 있는 변수 **반응값**을 **종속변수(D):** 란으로, 변수 **피실험자**, **처리**, **시기**, **이월처리**를 **모수요인(F):** 란으로 각각 이동시킨다(단 변수 집단은 제외).

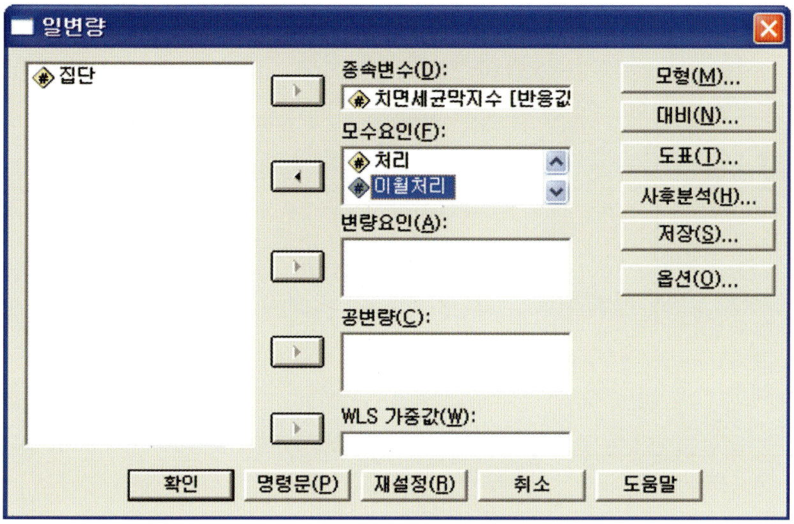

다음은 일변량 대화상자의 우측에 있는 모형(M)... 단추를 누른 후, 일변량: 모형 대화상자의 **사용자 정의(C)** 를 선택한 후에 **모형(M):** 란에 다음과 같이 4개의 효과를 이동시킨다. 물론 앞과 같이 **제 I 유형**을 선택한다.

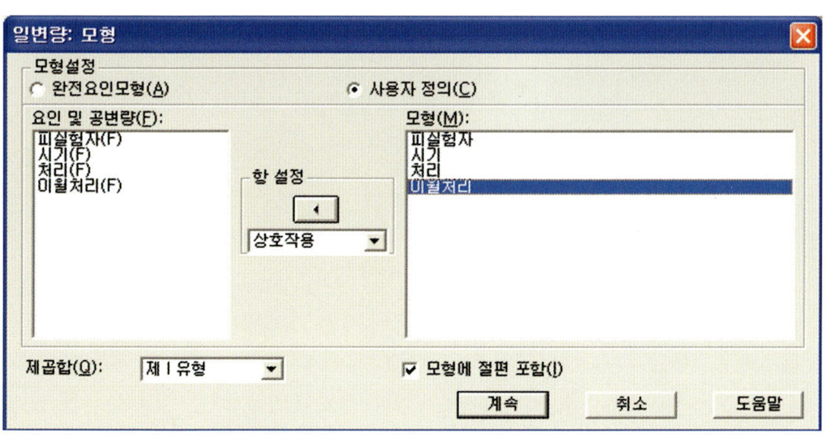

다음 주어진 피실험자내 효과(시기, 처리, 이월처리)에 대한 결과는 앞과 동일하다. 마찬가지로 이월효과가 없기 때문에(p값=0.888), **일변량: 모형** 대화상자의

모형(M): 란에서 요인 **이월처리**를 제거하여(오차변동에 풀링) 다시 분석을 한다. 그 결과 출력결과는 앞과 동일하기 때문에 생략하기로 한다. 이 분석방법은 피실험자간 효과(여기에서는 집단)는 고려하지 않기 때문에 출력결과에서 당연히 피실험자간 효과를 검정할 수 없다.

개체-간 효과 검정

종속변수: 치면세균막지수

소스	제 I 유형 제곱합	자유도	평균제곱	F	유의확률
수정 모형	20.364[a]	17	1.198	7.331	.000
절편	102.786	1	102.786	629.008	.000
피실험자	7.753	11	.705	4.313	.003
시기	.162	2	.081	.495	.618
처리	12.410	2	6.205	37.972	.000
이월처리	.039	2	.020	.120	.888
오차	2.941	18	.163		
합계	126.091	36			
수정 합계	23.305	35			

a. R 제곱 = .874 (수정된 R 제곱 = .755)

추가로 〈표 5-2〉의 자료구조의 경우(즉, 뚜렷하게 집단이 정의되지 않고 3명의 피실험자를 단위로 4회 반복시킨 형태의 3×3 교차설계) 이 접근방법을 유용하게 적용할 수 있으며, 단지 SPSS 데이터편집기에서 변수 **처리**가 3명 단위로 피실험자가 모두 동일하지 않게 된다. 예를 들어, 변수 처리의 첫 3명의 피실험자에 대한 9개의 처리는 (1,2,3,2,3,1,3,1,2) 순으로 입력된다. 이와 동일한 방법으로 나머지 27개의 처리값을 입력하면 된다. 마지막으로 본 절에서 언급한 사항들을 그대로 적용시켜 $n \times n$ 교차설계($n \geq 4$)를 분석할 수 있을 것이다.

5.3 SAS 프로그램과 출력결과 해석

본 절에서는 5.1-5.2절에서 다룬 교차분석의 개념과 응용성을 SAS에 적용하기로 하며, 배경예제 5.1-5.2에 근거로 하여 프로그램을 짜고 결과해석을 전개하기로 한다.

5.3.1 2×2 교차설계

우선 2×2 교차설계에 해당하는 배경예제 5.1을 근거로 분석한 SAS 프로그램은 다음과 같다(5장본문_1.sas). 여기에서 id는 각 집단에 속한 피실험자, 변수 period1과 period2는 SPSS에서 사용한 변수 **시기1**, **시기2**에 각각 해당하며, 변수 sum, diff_trt, diff_time은 SPSS에서 생성한 새로운 변수 **합**, **차_처리**, **차_기간**과 동일하다. SAS 프로그램에서 사용하는 명령어는 대문자, 변수는 모두 소문자로 구분하여 표기하였다.

```
DATA chapter5_1;
  INPUT id period1 period2 @@;

  sum = period1 + period2;
  diff_trt = period1 - period2;

  IF _N_<= 6 THEN group = 'xp';
    ELSE group = 'px';
  IF group='XP' THEN diff_time = diff_trt;
    ELSE diff_time = -diff_trt;
CARDS;
      1     1.02     2.25
      2     2.96     2.98
      3     1.98     2.10
      4     2.90     3.10
      5     2.80     2.98
      6     2.01     2.33
      1     2.31     1.15
      2     1.44     1.02
      3     2.03     1.00
      4     1.98     1.68
      5     2.61     1.77
      6     2.95     1.82
      ;
PROC TTEST;
   CLASS group;
   VAR sum diff_trt diff_time;
RUN;
```

5.1절의 SPSS의 출력결과와 같이, 변수 sum, diff_trt, diff_time에 대한 출력결과는 각각 이월효과, 처리효과, 기간효과에 관한 것이며, 각 변수에 대한 분

산의 동질성(Equality of Variances) 검정을 한 후, 각 효과의 존재여부를 검정하면 된다. 예를 들어, 처리효과(diff_trt)에 대한 존재여부를 검정하기 위해서는 우선 등분산 검정을 한다. 그 결과 p값(0.6988)이 유의수준 0.05보다 크기 때문에 등분산성이 만족하며, 그 다음 평균의 동질성에 대한 t 검정을 하는데 이에 해당하는 p값(0.0006)이 유의수준 5%보다 훨씬 작기 때문에 처리효과가 존재함을 알 수 있다.

T-Tests

Variable	Method	Variances	DF	t Value	Pr > |t|
sum	Pooled	Equal	10	-2.17	0.0549
sum	Satterthwaite	Unequal	9.18	-2.17	0.0573
diff_trt	Pooled	Equal	10	4.90	0.0006
diff_trt	Satterthwaite	Unequal	9.69	4.90	0.0007
diff_time	Pooled	Equal	10	-1.98	0.0756
diff_time	Satterthwaite	Unequal	9.69	-1.98	0.0765

Equality of Variances

Variable	Method	Num DF	Den DF	F Value	Pr > F
sum	Folded F	5	5	1.85	0.5148
diff_trt	Folded F	5	5	1.44	0.6988
diff_time	Folded F	5	5	1.44	0.6988

5.1절의 SPSS 결과와 같이 이월효과, 기간효과 모두 존재하지 않는다고 할 수 있다(각각 p값이 0.0549, 0.0756).

5.3.2 3×3 교차설계

다음에 주어진 SAS 프로그램은 3×3 교차설계에 해당하는 배경예제 5.2를 근거로 한 것이다(5장본문_2.sas). 여기에서 변수 **subject**, **period**, **response**, **carryover**는 SPSS에서 사용한 변수 **피실험자**, **시기**, **처리**, **반응값**, **이월처리**와 동일하다. 물론 SAS 프로그램에서 사용하는 명령어는 대문자, 변수는 모두 소문자로 구분하여 표기하였다.

```
DATA chapter5_2;
  INPUT subject period trt response carryover @@;
 CARDS;
      1       1       1      .71       0
      1       2       2     1.11       1
      1       3       3     2.17       2
      2       1       1      .60       0
      2       2       2     3.12       1
      2       3       3     2.88       2
      3       1       1      .75       0
      3       2       2     2.16       1
      3       3       3     1.96       2
      4       1       1     2.07       0
      4       2       2     2.98       1
      4       3       3     2.86       2

              중략

     10       1       3     1.84       0
     10       2       1      .93       3
     10       3       2     1.21       1
     11       1       3     2.25       0
     11       2       1      .47       3
     11       3       2     1.98       1
     12       1       3     1.91       0
     12       2       1      .77       3
     12       3       2     1.84       1
      ;
PROC GLM;
   CLASS subject period trt carryover;
   MODEL response=subject period trt carryover/SS1;
   MEANS trt / DUNCAN SCHEFFE TUKEY;
RUN;
```

CLASS문을 사용하여 4개의 변수를 분류변수로 지정하고, MODEL문의 왼쪽에 종속변수 response를, 오른쪽에 4개의 독립변수를 위치시킨다. 양치액(처리효과)에 대한 사후분석 다중비교를 실행하기 위해서 MEANS문 옵션에 DUNCAN, SCHEFFE, TUKEY 검정방법을 사용한다. 물론 여기에서 고려할 사항은 제1유형 제곱합을 의미하는 SS1을 옵션으로 반드시 선택해야 한다는 점이다.

다음에 주어진 출력결과를 통해서, 4개의 변수에 대한 정보를 알 수 있으며, 이를 통해서 간접적으로 자료입력이 잘 되었는지 여부를 점검할 수 있다.

The GLM Procedure

Class Level Information

Class	Levels	Values
subject	12	1 2 3 4 5 6 7 8 9 10 11 12
period	3	1 2 3
trt	3	1 2 3
carryover	4	0 1 2 3

Number of observations 36

5.2절에서 언급한 바와 같이, 이월효과(carryover)가 유의하지 않기 때문에(p값=0.8877) 이 효과를 오차변동에 풀링(pooling)시켜(즉, MODEL문에서 이월효과에 해당하는 변수 carryover를 제거)하여 다시 분석할 필요가 있다.

Source	DF	Type I SS	Mean Square	F Value	Pr > F
subject	11	7.75329722	0.70484520	4.31	0.0031
period	2	0.16162222	0.08081111	0.49	0.6179
trt	2	12.41000556	6.20500278	37.97	<.0001
carryover	2	0.03920556	0.01960278	0.12	0.8877

```
MODEL response = subject period trt / SS1;
```

Source	DF	Type I SS	Mean Square	F Value	Pr > F
subject	11	7.75329722	0.70484520	4.73	0.0013
period	2	0.16162222	0.08081111	0.54	0.5897
trt	2	12.41000556	6.20500278	41.64	<.0001

결론적으로 앞에 주어진 결과는 5.2절과 동일한 결과(이월효과가 존재하지 않는 상황에서 시기효과는 유의하지 않고(p값=0.5897), 처리효과는 매우 유의하다(p값〈0.0001).

다음에 주어진 세 종류의 사후분석 다중비교 검정 결과에 따르면, 처리 1(양치액 X)을 제외한 두 개의 처리(양치액 Y, 양치액 Z)를 동일한 집단으로 간주할 수 있으며(즉, 두 집단으로 구분), 두 집단 중 처리 1의 평균값이 가장 작기 때문에 양치액 X의 처리 1(양치액 X)가 나머지 두 양치액에 비해서 평균적으로 치면세균막형성 억제효과가 낫다고 할 수 있다.

Duncan's Multiple Range Test for response

노트: This test controls the Type I comparisonwise error rate, not the experimentwise error rate.

Alpha	0.05
Error Degrees of Freedom	20
Error Mean Square	0.149029

Number of Means	2	3
Critical Range	.3288	.3451

Means with the same letter are not significantly different.

Duncan Grouping	Mean	N	trt
A	2.2100	12	3
A			
A	1.9900	12	2
B	0.8692	12	1

```
               Tukey's Studentized Range (HSD) Test for response

노트: This test controls the Type I experimentwise error rate, but it generally has a higher
                Type II error rate than REGWQ.

          Alpha                                    0.05
          Error Degrees of Freedom                   20
          Error Mean Square                    0.149029
          Critical Value of Studentized Range   3.57794
          Minimum Significant Difference         0.3987

      Means with the same letter are not significantly different.

      Tukey Grouping          Mean      N    trt

               A           2.2100     12    3
               A
               A           1.9900     12    2

               B           0.8692     12    1
```

```
               Scheffe's Test for response

   노트: This test controls the Type I experimentwise error rate.

          Alpha                               0.05
          Error Degrees of Freedom              20
          Error Mean Square               0.149029
          Critical Value of F              3.49283
          Minimum Significant Difference    0.4165

      Means with the same letter are not significantly different.

      Scheffe Grouping          Mean      N    trt

               A             2.2100     12    3
               A
               A             1.9900     12    2

               B             0.8692     12    1
```

|부 록|

[표 A.1] 표준정규분포확률

[표 A.2] 다양한 t-분포의 백분율점

[표 A.3] 다양한 χ^2-분포의 백분율점

[표 A.4] F-분포의 99.5번째 백분율점

[표 A.5] F-분포의 99번째 백분율점

[표 A.6] F-분포의 97.5번째 백분율점

[표 A.7] F-분포의 95번째 백분율점

[표 A.8] F-분포의 90번째 백분율점

[표 A.1] $z=-3.49$부터 0까지의 표준정규확률이며, z에 대응하여 표에 기재된 값은 z의 왼쪽에 위치한 표준정규곡선 아래면적이며, $P(Z \le z)$로 표시한다.

z	z의 소수점 둘째자리									
	0.00	0.01	0.02	0.03	0.04	0.05	0.06	0.07	0.08	0.09
−3.4	.0003	.0003	.0003	.0003	.0003	.0003	.0003	.0003	.0003	.0002
−3.3	.0005	.0005	.0005	.0004	.0004	.0004	.0004	.0004	.0004	.0003
−3.2	.0007	.0007	.0006	.0006	.0006	.0006	.0006	.0005	.0005	.0005
−3.1	.0010	.0009	.0009	.0009	.0008	.0008	.0008	.0008	.0007	.0007
−3.0	.0013	.0013	.0013	.0012	.0012	.0011	.0011	.0011	.0010	.0010
−2.9	.0019	.0018	.0018	.0017	.0016	.0016	.0015	.0015	.0014	.0014
−2.8	.0026	.0025	.0024	.0023	.0023	.0022	.0021	.0021	.0020	.0019
−2.7	.0035	.0034	.0033	.0032	.0031	.0030	.0029	.0028	.0027	.0026
−2.6	.0047	.0045	.0044	.0043	.0041	.0040	.0039	.0038	.0037	.0036
−2.5	.0062	.0060	.0059	.0057	.0055	.0054	.0052	.0051	.0049	.0048
−2.4	.0082	.0080	.0078	.0075	.0073	.0071	.0069	.0068	.0066	.0064
−2.3	.0107	.0104	.0102	.0099	.0096	.0094	.0091	.0089	.0087	.0084
−2.2	.0139	.0136	.0132	.0129	.0125	.0122	.0119	.0116	.0113	.0110
−2.1	.0179	.0174	.0170	.0166	.0162	.0158	.0154	.0150	.0146	.0143
−2.0	.0228	.0222	.0217	.0212	.0207	.0202	.0197	.0192	.0188	.0183
−1.9	.0287	.0281	.0274	.0268	.0262	.0256	.0250	.0244	.0239	.0233
−1.8	.0359	.0251	.0344	.0336	.0329	.0322	.0314	.0307	.0301	.0294
−1.7	.0446	.0436	.0427	.0418	.0409	.0401	.0392	.0384	.0375	.0367
−1.6	.0548	.0537	.0526	.0516	.0505	.0495	.0485	.0475	.0465	.0455
−1.5	.0668	.0655	.0643	.0630	.0618	.0606	.0594	.0582	.0571	.0559
−1.4	.0808	.0793	.0778	.0764	.0749	.0735	.0721	.0708	.0694	.0681
−1.3	.0968	.0951	.0934	.0918	.0901	.0885	.0869	.0853	.0838	.0823
−1.2	.1151	.1131	.1112	.1093	.1075	.1056	.1038	.1020	.1003	.0985
−1.1	.1357	.1335	.1314	.1292	.1271	.1251	.1230	.1210	.1190	.1170
−1.0	.1587	.1562	.1539	.1515	.1271	.1251	.1230	.1210	.1190	.1170
−0.9	.1841	.1814	.1788	.1762	.1736	.1711	.1685	.1660	.1635	.1611
−0.8	.2119	.2090	.2061	.2033	.2005	.1977	.1949	.1922	.1894	.1867
−0.7	.2420	.2389	.2358	.2327	.2296	.2266	.2236	.2206	.2177	.2148
−0.6	.2743	.2709	.2676	.2643	.2611	.2578	.2546	.2514	.2483	.2451
−0.5	.3085	.3050	.3015	.2981	.2946	.2912	.2877	.2843	.2810	.2776
−0.4	.3446	.3409	.3372	.3336	.3300	.3264	.3228	.3192	.3156	.3121
−0.3	.3821	.3783	.3745	.3707	.3669	.3632	.3594	.3557	.3520	.3483
−0.2	.4207	.4168	.4129	.4090	.4052	.4013	.3974	.3936	.3897	.3859
−0.1	.4602	.4562	.4522	.4483	.4443	.4404	.4364	.4325	.4286	.4247
−0.0	.5000	.4960	.4920	.4880	.4840	.4801	.4761	.4721	.4681	.4641

[표 A.1] (계속) $z=0$부터 3.49까지의 표준정규확률이며, z에 대응하여 표에 기재된 값은 z의 왼쪽에 위치한 표준정규곡선 아래면적이며, $P(Z \leq z)$로 표시한다.

z	z의 소수점 둘째자리									
	0.00	0.01	0.02	0.03	0.04	0.05	0.06	0.07	0.08	0.09
0.0	.5000	.5040	.5080	.5120	.5160	.5199	.5239	.5279	.5319	.5359
0.1	.5398	.5438	.5478	.5517	.5557	.5596	.5636	.5675	.5714	.5753
0.2	.5793	.5832	.5871	.5910	.5948	.5987	.6026	.6064	.6103	.6141
0.3	.6179	.6217	.6255	.6293	.6331	.6368	.6406	.6443	.6480	.6517
0.4	.6554	.6591	.6628	.6664	.6700	.6736	.6772	.6808	.6844	.6879
0.5	.6915	.6950	.6985	.7019	.7054	.7088	.7123	.7157	.7190	.7224
0.6	.7257	.7291	.7324	.7357	.7389	.7422	.7454	.7486	.7517	.7549
0.7	.7580	.7611	.7642	.7673	.7704	.7734	.7764	.7794	.7823	.7852
0.8	.7881	.7910	.7939	.7967	.7995	.8023	.8051	.8078	.8106	.8133
0.9	.8159	.8186	.8212	.8238	.8264	.8289	.8315	.8340	.8365	.8389
1.0	.8413	.8438	.8461	.8485	.8508	.8531	.8554	.8577	.8599	.8621
1.1	.8643	.8665	.8686	.8708	.8729	.8749	.8770	.8790	.8810	.8830
1.2	.8849	.8869	.8888	.8907	.8925	.8944	.8962	.8980	.8997	.9015
1.3	.9032	.9049	.9066	.9082	.9099	.9115	.9131	.9147	.9162	.9177
1.4	.9192	.9207	.9222	.9236	.9251	.9265	.9279	.9292	.9306	.9319
1.5	.9332	.9345	.9357	.9370	.9382	.9394	.9406	.9418	.9429	.9441
1.6	.9452	.9463	.9474	.9484	.9495	.9505	.9515	.9525	.9535	.9545
1.7	.9554	.9564	.9573	.9582	.9591	.9599	.9608	.9616	.9625	.9633
1.8	.9641	.9649	.9656	.9664	.9671	.9678	.9686	.9693	.9699	.9706
1.9	.9713	.9719	.9726	.9732	.9738	.9744	.9750	.9756	.9761	.9767
2.0	.9772	.8778	.9783	.9788	.9793	.9798	.9803	.9808	.9812	.9817
2.1	.9821	.9826	.9830	.9834	.9838	.9842	.9846	.9850	.9854	.9857
2.2	.9861	.9864	.9868	.9871	.9875	.9878	.9881	.9884	.9887	.9890
2.3	.9893	.9896	.9898	.9901	.9904	.9906	.9909	.9911	.9913	.9916
2.4	.9918	.9920	.9922	.9925	.9927	.9929	.9931	.9932	.9934	.9936
2.5	.9938	.9940	.9941	.9943	.9945	.9946	.9948	.9949	.9951	.9952
2.6	.9953	.9955	.9956	.9957	.9959	.9960	.9961	.9962	.9963	.9964
2.7	.9965	.9966	.9967	.9968	.9969	.9970	.9971	.9972	.9973	.9974
2.8	.9974	.9975	.9976	.9977	.9977	.9978	.9979	.9979	.9980	.9981
2.9	.9981	.9982	.9982	.9983	.9984	.9984	.9985	.9985	.9986	.9986
3.0	.9987	.9987	.9987	.9988	.9988	.9989	.9989	.9989	.9990	.9990
3.1	.9990	.9991	.9991	.9991	.9992	.9992	.9992	.9992	.9993	.9993
3.2	.9993	.9993	.9994	.9994	.9994	.9994	.9994	.9995	.9995	.9995
3.3	.9995	.9995	.9995	.9996	.9996	.9996	.9996	.9996	.9996	.9997
3.4	.9997	.9997	.9997	.9997	.9997	.9997	.9997	.9997	.9997	.9998

[표 A.2] t_v-분포에 대한 임계값 $t_{v,\beta}$이며, $t_{v,\beta}$는 t_v-분포의 $100(1-\beta)$ 번째 백분율점을 나타낸다(즉, $t_{v,\beta}$의 오른쪽에 위치한 t_v-곡선 아래의 면적이 β이다).

v	0.100	0.050	0.025	0.010	0.005	0.001	0.0005
1	3.078	6.314	12.706	31.821	63.657	318.310	636.620
2	1.886	2.920	4.303	6.965	9.925	22.326	31.598
3	1.638	2.353	3.182	4.541	5.841	10.213	12.924
4	1.533	2.132	2.776	3.747	4.604	7.173	8.610
5	1.476	2.015	2.571	3.365	4.032	5.893	6.869
6	1.440	1.943	2.447	3.143	3.707	5.208	5.959
7	1.415	1.895	2.365	2.998	3.499	4.785	5.408
8	1.397	1.860	2.306	2.896	3.355	4.501	5.041
9	1.383	1.833	2.262	2.821	3.250	4.297	4.781
10	1.372	1.812	2.228	2.764	3.169	4.144	4.587
11	1.363	1.796	2.201	2.718	3.106	4.025	4.437
12	1.356	1.782	2.179	2.681	3.055	3.930	4.318
13	1.350	1.771	2.160	2.650	3.012	3.852	4.221
14	1.345	1.761	2.145	2.624	2.977	3.787	4.140
15	1.341	1.753	2.131	2.602	2.947	3.733	4.073
16	1.337	1.746	2.120	2.583	2.921	3.686	4.015
17	1.333	1.740	2.110	2.567	2.898	3.646	3.965
18	1.330	1.734	2.101	2.552	2.878	3.610	3.922
19	1.328	1.729	2.093	2.539	2.861	3.579	3.883
20	1.325	1.725	2.086	2.528	2.845	3.552	3.850
21	1.323	1.721	2.080	2.518	2.831	3.527	3.819
22	1.321	1.717	2.074	2.508	2.819	3.505	3.792
23	1.319	1.714	2.069	2.500	2.807	3.485	3.767
24	1.318	1.711	2.064	2.492	2.797	3.467	3.745
25	1.316	1.708	2.060	2.485	2.787	3.450	3.725
26	1.315	1.706	2.056	2.479	2.779	3.435	3.707
27	1.314	1.703	2.052	2.473	2.771	3.421	3.690
28	1.313	1.701	2.048	2.467	2.763	3.408	3.674
29	1.311	1.699	2.045	2.462	2.756	3.396	3.659
30	1.310	1.697	2.042	2.457	2.750	3.385	3.646
40	1.303	1.684	2.021	2.423	2.704	3.307	3.551
60	1.296	1.671	2.000	2.390	2.660	3.232	3.460
120	1.289	1.658	1.980	2.358	2.617	3.160	3.373
∞	1.282	1.645	1.960	2.326	2.576	3.090	3.291

[표 A.3] 카이제곱분포에 대한 임계값 $\chi^{2(R)}_{k,\beta}$(또는 간단히 $\chi^{2}_{k,\beta}$)이며, $\chi^{2(R)}_{k,\beta}$는 χ^{2}_{k}-분포의 $100(1-\beta)$번째 백분율점을 나타낸다(즉, $\chi^{2(R)}_{k,\beta}$의 오른쪽에 위치한 χ^{2}_{k}-곡선 아래면적이 β이다).

k	0.995	0.99	0.975	0.95	0.90	0.10	0.05	0.025	0.01	0.005
1	0.000	0.000	0.001	0.004	0.016	2.706	3.843	5.025	6.637	7.882
2	0.010	0.020	0.051	0.103	0.211	4.605	5.992	7.378	9.210	10.597
3	0.072	0.115	0.216	0.352	0.584	6.251	7.815	9.348	11.344	12.837
4	0.207	0.297	0.484	0.711	1.064	7.779	9.488	11.143	13.277	14.860
5	0.412	0.554	0.831	1.145	1.610	9.236	11.070	12.832	15.085	16.748
6	0.676	0.872	1.237	1.635	2.204	10.645	12.592	14.440	16.812	18.548
7	0.989	1.239	1.690	2.167	2.833	12.017	14.067	16.012	18.474	20.276
8	1.344	1.646	2.180	2.733	3.490	13.362	15.507	17.534	20.090	21.954
9	1.735	2.088	2.700	3.325	4.168	14.684	16.919	19.022	21.665	23.587
10	2.156	2.558	3.247	3.940	4.865	15.987	18.307	20.483	23.209	25.188
11	2.603	3.053	3.816	4.575	5.578	17.275	19.675	21.920	24.724	26.755
12	3.074	3.571	4.404	5.226	6.304	18.549	21.026	23.337	26.217	28.300
13	3.565	4.107	5.009	5.892	7.041	19.812	22.362	24.735	27.687	29.817
14	4.075	4.660	5.629	6.571	7.790	21.064	23.685	26.119	29.141	31.319
15	4.600	5.229	6.262	7.261	8.547	22.307	24.996	27.488	30.577	32.799
16	5.142	5.812	6.908	7.962	9.312	23.542	26.296	28.845	32.000	34.267
17	5.697	6.407	7.564	8.682	10.085	24.769	27.587	30.190	33.408	35.716
18	6.265	7.015	8.231	9.390	10.865	25.989	28.869	31.526	34.805	37.156
19	6.843	7.632	8.906	10.117	11.651	27.203	30.143	32.852	36.190	38.580
20	7.434	8.260	9.591	10.851	12.443	28.412	31.410	34.170	37.566	39.997
21	8.033	8.897	10.283	11.591	13.240	29.615	32.670	35.478	38.930	41.399
22	8.643	9.542	10.982	12.338	14.042	30.813	33.924	36.781	40.289	42.796
23	9.260	10.195	11.688	13.090	14.848	32.007	35.172	38.075	41.637	44.179
24	9.886	10.856	12.401	13.848	15.659	33.196	36.415	39.364	42.980	45.558
25	10.619	11.523	13.120	14.611	16.473	34.381	37.652	40.646	44.313	46.925
26	11.160	12.198	13.844	15.379	17.292	35.563	38.885	41.923	45.642	48.290
27	11.807	12.878	14.573	16.151	18.114	36.741	40.113	43.194	46.962	49.642
28	12.461	13.565	15.308	16.928	18.939	37.916	41.337	44.461	48.278	50.993
29	13.120	14.256	16.147	17.708	19.768	39.087	42.557	45.772	49.586	52.333
30	13.787	14.954	16.791	18.493	20.599	40.256	43.773	46.979	50.892	53.672
31	14.457	15.655	17.538	19.280	21.433	41.422	44.985	48.231	52.190	55.000
32	15.134	16.362	18.291	20.072	22.271	42.585	46.194	49.480	53.486	56.328
33	15.814	17.073	19.046	20.866	23.110	43.745	47.400	50.724	54.774	57.646
34	16.501	17.789	19.806	21.664	23.952	44.903	48.602	51.966	56.061	58.964
35	17.191	18.508	20.569	22.465	24.796	46.059	49.802	53.203	57.340	60.272
36	17.887	19.233	21.336	23.269	25.643	47.212	50.998	54.437	58.619	61.581
37	18.584	19.960	22.105	24.075	26.492	48.363	52.192	55.667	59.891	62.880
38	19.289	20.691	22.878	24.884	27.343	49.513	53.384	56.896	61.162	64.181
39	19.994	21.425	23.654	25.695	28.196	50.660	54.572	58.119	62.420	65.473
40	20.706	22.164	24.433	26.509	29.050	51.805	55.758	59.342	36.691	66.766

[표 A.4] $F^{(R)}_{l_1,l_2,0.005}$(또는 간단히 $F_{l_1,l_2,0.005}$)이며, $F^{(R)}_{l_1,l_2,0.005}$는 F_{l_1,l_2}-분포의 99.5번째 백분율점을 나타낸다(즉, $F^{(R)}_{l_1,l_2,0.005}$의 오른쪽에 위치한 F_{l_1,l_2}-곡선 아래의 면적이 0.005이다).

	l_2									
l_1	1	2	3	4	5	6	7	8	9	10
1	16211	20000	21615	22500	23056	23437	23715	23925	24091	24224
2	198.50	199.00	199.20	199.20	199.30	199.30	199.40	199.40	199.40	199.40
3	55.55	49.80	47.47	46.19	45.39	44.84	44.43	44.13	43.88	43.69
4	31.33	26.28	24.26	23.15	22.46	21.97	21.62	21.35	21.14	20.97
5	22.78	18.31	16.53	15.56	14.94	14.51	14.20	13.96	13.77	13.62
6	18.63	14.54	12.92	12.03	11.46	11.07	10.79	10.57	10.39	10.25
7	16.24	12.40	10.88	10.05	9.52	9.16	8.89	8.68	8.51	8.38
8	14.59	11.04	9.60	8.81	8.30	7.95	7.69	7.50	7.34	7.21
9	13.61	10.11	8.72	7.96	7.47	7.13	6.88	6.69	6.54	6.42
10	12.83	9.43	8.08	7.34	6.87	6.54	6.30	6.12	5.97	5.85
11	12.73	8.91	7.60	6.88	6.42	6.10	5.86	5.68	5.54	5.42
12	11.75	8.51	7.23	6.52	6.07	5.76	5.52	5.35	5.20	5.09
13	11.37	8.19	6.93	6.23	5.79	5.48	5.25	5.08	4.94	4.82
14	11.06	7.92	6.68	6.00	5.56	5.26	5.03	4.86	4.72	4.60
15	10.80	7.70	6.48	5.80	5.37	5.07	4.82	4.67	4.54	4.42
16	10.58	7.51	6.30	5.64	5.21	4.91	4.69	4.52	4.38	4.27
17	10.38	7.35	6.16	5.50	5.07	4.78	4.56	4.39	4.25	4.14
18	10.22	7.21	6.03	5.37	4.96	4.66	4.44	4.28	4.14	4.03
19	10.07	7.09	5.92	5.27	4.85	4.56	4.34	4.18	4.04	3.93
20	9.94	6.99	5.82	5.17	4.76	4.47	4.26	4.09	3.96	3.85
21	9.83	6.89	5.73	5.09	4.68	4.39	4.18	4.01	3.88	3.77
22	9.73	6.81	5.65	5.02	4.61	4.32	4.11	3.94	3.81	3.70
23	9.63	6.73	5.58	4.95	4.54	4.26	4.05	3.88	3.75	3.64
24	9.55	6.66	5.52	4.89	4.49	4.20	3.99	3.83	3.69	3.59
25	9.48	6.60	5.46	4.84	4.43	4.15	3.94	3.78	3.64	3.54
26	9.41	6.54	5.41	4.79	4.38	4.10	3.89	3.73	3.60	3.49
27	9.34	6.49	5.36	4.74	4.34	4.06	3.85	3.69	3.56	3.45
28	9.28	6.44	5.32	4.70	4.30	4.02	3.81	3.65	3.52	3.41
29	9.23	6.40	5.28	4.66	4.26	3.98	3.77	3.61	3.48	3.38
30	9.18	6.35	5.24	4.62	4.23	3.95	3.74	3.58	3.45	3.34
40	8.83	6.07	4.98	4.37	3.99	3.71	3.51	3.35	3.22	3.12
60	8.49	5.79	4.73	4.14	3.76	3.49	3.29	3.13	3.01	2.90
120	8.18	5.54	4.50	3.92	3.55	3.28	3.09	2.93	2.81	2.71
∞	7.88	5.30	4.28	3.72	3.35	3.09	2.90	2.74	2.62	2.52

[표 A.4] (계속) $F^{(R)}_{l_1,l_2,0.005}$(또는 간단히 $F_{l_1,l_2,0.005}$)이며, $F^{(R)}_{l_1,l_2,0.005}$는 F_{l_1,l_2}-분포의 99.5번째 백분율점을 나타낸다(즉, $F^{(R)}_{l_1,l_2,0.005}$의 오른쪽에 위치한 F_{l_1,l_2}-곡선 아래의 면적이 0.005이다).

	l_2								
l_1	12	15	20	24	30	40	60	120	∞
1	24426	24630	24836	24940	25044	25148	25253	25359	25465
2	199.40	199.40	199.40	199.50	199.50	199.50	199.50	199.50	199.50
3	43.39	43.08	42.78	42.62	42.47	42.31	42.15	41.99	41.83
4	20.70	20.44	20.17	20.03	19.89	19.75	19.61	19.47	19.32
5	13.38	13.15	12.90	12.78	12.66	12.53	12.40	12.27	12.14
6	10.03	9.81	9.59	9.47	9.36	9.24	9.12	9.00	8.88
7	8.18	7.97	7.75	7.65	7.53	7.42	7.31	7.19	7.08
8	7.01	6.81	6.61	6.50	6.40	6.29	6.18	6.06	5.95
9	6.23	6.03	5.83	5.73	5.62	5.52	5.41	5.30	5.19
10	5.66	5.47	5.27	5.17	5.07	4.97	4.86	4.75	4.64
11	5.24	5.05	4.86	4.76	4.65	4.55	4.44	4.34	4.23
12	4.91	4.72	4.53	4.43	4.33	4.23	4.12	4.01	3.90
13	4.64	4.46	4.27	4.17	4.07	3.97	3.87	3.76	3.65
14	4.43	4.25	4.06	3.96	3.86	3.76	3.66	3.55	3.44
15	4.25	4.07	3.88	3.79	3.69	3.58	3.48	3.37	3.26
16	4.10	3.92	3.73	3.64	3.54	3.44	3.33	3.22	3.11
17	3.97	3.79	3.61	3.51	3.41	3.31	3.21	3.10	2.98
18	3.86	3.68	3.50	3.40	3.30	3.20	3.10	2.99	2.87
19	3.76	3.59	3.40	3.31	3.21	3.11	3.10	2.89	2.78
20	3.68	3.50	3.32	3.22	3.12	3.02	2.92	2.81	2.69
21	3.60	3.43	3.24	3.15	3.05	2.95	2.84	2.73	2.61
22	3.54	3.36	3.18	3.08	2.98	2.88	2.77	2.66	2.55
23	3.47	3.30	3.12	3.02	2.92	2.82	2.71	2.60	2.48
24	3.42	3.25	3.06	2.97	2.87	2.77	2.66	2.55	2.43
25	3.37	3.20	3.01	2.92	2.82	2.72	2.61	2.50	2.38
26	3.33	3.15	2.97	2.87	2.77	2.67	2.56	2.45	2.33
27	3.28	3.11	2.93	2.83	2.73	2.63	2.52	2.41	2.25
28	3.25	3.07	2.89	2.79	2.69	2.59	2.48	2.37	2.29
29	3.21	3.04	2.86	2.76	2.66	2.56	2.45	2.33	2.24
30	3.18	3.01	2.82	2.73	2.63	2.52	2.42	2.30	2.18
40	2.95	2.78	2.60	2.50	2.40	2.30	2.18	2.06	1.93
60	2.74	2.57	2.39	2.29	2.19	2.08	1.96	1.83	1.69
120	2.54	2.37	2.19	2.09	1.98	1.87	1.75	1.61	1.43
∞	2.36	2.19	2.00	1.90	1.79	1.67	1.53	1.36	1.00

[표 A.5] $F^{(R)}_{l_1,l_2,0.01}$(또는 간단히 $F_{l_1,l_2,0.01}$)이며, $F^{(R)}_{l_1,l_2,0.01}$는 F_{l_1,l_2}-분포의 99번째 백분율점을 나타낸다(즉, $F^{(R)}_{l_1,l_2,0.01}$의 오른쪽에 위치한 F_{l_1,l_2}-곡선 아래의 면적이 0.01이다).

	l_2									
l_1	1	2	3	4	5	6	7	8	9	10
1	4052	4999.5	5403	5625	5764	5859	5928	5982	6022	6056
2	98.50	99.00	99.17	99.25	99.30	99.33	99.36	99.37	99.39	99.40
3	34.12	30.82	29.46	28.71	28.24	27.91	27.67	27.49	27.35	27.23
4	21.20	18.00	16.69	15.98	15.52	15.21	14.98	14.80	14.66	14.55
5	16.26	13.27	12.06	11.39	10.97	10.67	10.46	10.29	10.16	10.05
6	13.75	10.92	9.78	9.15	8.75	8.47	8.26	8.10	7.98	7.87
7	12.25	9.55	8.45	7.85	7.46	7.19	6.99	6.84	6.72	6.62
8	11.26	8.65	7.59	7.01	6.63	6.37	6.18	6.03	5.91	5.81
9	10.56	8.02	6.99	6.42	6.06	5.80	5.61	5.47	5.35	5.26
10	10.04	7.56	6.55	5.99	5.64	5.39	5.20	5.06	4.94	4.85
11	9.65	7.21	6.22	5.67	5.32	5.07	4.89	4.74	4.63	4.54
12	9.33	6.93	5.95	5.41	5.06	4.82	4.64	4.50	4.39	4.30
13	9.07	6.70	5.74	5.21	4.86	4.62	4.44	4.30	4.19	4.10
14	8.86	6.51	5.56	5.04	4.69	4.46	4.28	4.14	4.03	3.94
15	8.68	6.36	5.42	4.89	4.56	4.32	4.14	4.00	3.89	3.80
16	8.53	6.23	5.29	4.77	4.44	4.20	4.03	3.89	3.78	3.69
17	8.40	6.11	5.18	4.67	4.34	4.10	3.93	3.79	3.68	3.59
18	8.29	6.01	5.09	4.58	4.25	4.01	3.84	3.71	3.60	3.51
19	8.18	5.93	5.01	4.50	4.17	3.94	3.77	3.63	3.52	3.43
20	8.10	5.85	4.94	4.43	4.10	3.87	3.70	3.56	3.46	3.37
21	8.02	5.78	4.87	4.37	4.04	3.81	3.64	3.51	3.40	3.31
22	7.95	5.72	4.82	4.31	3.99	3.76	3.59	3.45	3.35	3.26
23	7.88	5.66	4.76	4.26	3.94	3.71	3.54	3.41	3.30	3.21
24	7.82	5.61	4.72	4.22	3.90	3.67	3.50	3.36	3.26	3.17
25	7.77	5.57	4.68	4.18	3.85	3.63	3.46	3.32	3.22	3.13
26	7.72	5.53	4.64	4.14	3.82	3.59	3.42	3.29	3.18	3.09
27	7.68	5.49	4.60	4.11	3.78	3.56	3.39	3.26	3.15	3.06
28	7.64	5.45	4.57	4.07	3.75	3.53	3.36	3.23	3.12	3.03
29	7.60	5.42	4.54	4.04	3.73	3.50	3.33	3.20	3.09	3.00
30	7.56	5.39	4.51	4.02	3.70	3.47	3.30	3.17	3.07	2.98
40	7.31	5.18	4.31	3.83	3.51	3.29	3.12	2.99	2.89	2.80
60	7.08	4.98	4.13	3.65	3.34	3.12	2.95	2.82	2.72	2.63
120	6.85	4.79	3.95	3.48	3.17	2.96	2.79	2.66	2.56	2.47
∞	6.63	4.61	3.78	3.32	3.02	2.80	2.64	2.51	2.41	2.32

[표 A.5] (계속) $F^{(R)}_{l_1,l_2,0.01}$(또는 간단히 $F_{l_1,l_2,0.01}$)이며, $F^{(R)}_{l_1,l_2,0.01}$는 F_{l_1,l_2}-분포의 99번째 백분율점을 나타낸다(즉, $F^{(R)}_{l_1,l_2,0.01}$의 오른쪽에 위치한 F_{l_1,l_2}-곡선 아래의 면적이 0.01이다).

l_1	l_2								
	12	15	20	24	30	40	60	120	∞
1	6106	6157	6209	6235	6261	6287	6313	6339	6366
2	99.42	99.43	99.45	99.46	99.47	99.47	99.48	99.49	99.50
3	27.05	26.87	26.69	26.60	26.50	26.41	26.32	26.22	26.13
4	4.37	14.20	14.02	13.93	13.84	13.75	13.65	13.56	13.46
5	9.89	9.72	9.55	9.47	9.38	9.29	9.20	9.11	9.02
6	7.72	7.56	7.40	7.31	7.23	7.14	7.06	6.97	6.88
7	6.47	6.31	6.16	6.07	5.99	5.91	5.82	5.74	5.65
8	5.67	5.52	5.36	5.28	5.20	5.12	5.03	4.95	4.86
9	5.11	4.96	4.81	4.73	4.65	4.57	4.48	4.40	4.31
10	4.71	4.56	4.41	4.33	4.25	4.17	4.08	4.00	3.91
11	4.40	4.25	4.10	4.02	3.94	3.86	3.78	3.69	3.60
12	4.16	4.01	3.86	3.78	3.70	3.62	3.54	3.45	3.36
13	3.96	3.82	3.66	3.59	3.51	3.43	3.34	3.25	3.17
14	3.80	3.66	3.51	3.43	3.35	3.27	3.18	3.09	3.00
15	3.67	3.52	3.37	3.29	3.21	3.13	3.05	2.96	2.87
16	3.55	3.41	3.26	3.18	3.10	3.02	2.93	2.84	2.75
17	3.46	3.31	3.16	3.08	3.00	2.92	2.83	2.75	2.65
18	3.37	3.23	3.08	3.00	2.92	2.84	2.75	2.66	2.57
19	3.30	3.15	3.00	2.92	2.84	2.76	2.67	2.58	2.49
20	3.23	3.09	2.94	2.86	2.78	2.69	2.61	2.52	2.42
21	3.17	3.03	2.88	2.80	2.72	2.64	2.55	2.46	2.36
22	3.12	2.98	2.83	2.75	2.67	2.58	2.50	2.40	2.31
23	3.07	2.93	2.78	2.70	2.62	2.54	2.45	2.35	2.26
24	3.03	2.89	2.74	2.66	2.58	2.49	2.40	2.31	2.21
25	2.99	2.85	2.70	2.62	2.54	2.45	2.36	2.27	2.17
26	2.96	2.81	2.66	2.58	2.50	2.42	2.33	2.23	2.13
27	2.93	2.78	2.63	2.55	2.47	2.38	2.29	2.20	2.10
28	2.90	2.75	2.60	2.52	2.44	2.35	2.26	2.17	2.06
29	2.87	2.73	2.57	2.49	2.41	2.33	2.23	2.14	2.03
30	2.84	2.70	2.55	2.47	2.39	2.30	2.21	2.11	2.01
40	2.66	2.52	2.37	2.29	2.20	2.11	2.02	1.92	1.80
60	2.50	2.35	2.20	2.12	2.03	1.94	1.84	1.73	1.60
120	2.34	2.19	2.03	1.95	1.86	1.76	1.66	1.53	1.38
∞	2.18	2.04	1.88	1.79	1.70	1.59	1.47	1.32	1.00

[표 A.6] $F^{(R)}_{l_1, l_2, 0.025}$(또는 간단히 $F_{l_1, l_2, 0.025}$)이며, $F^{(R)}_{l_1, l_2, 0.025}$는 F_{l_1, l_2}-분포의 97.5번째 백분율 점을 나타낸다(즉, $F^{(R)}_{l_1, l_2, 0.025}$의 오른쪽에 위치한 F_{l_1, l_2}-곡선 아래의 면적이 0.025이다).

l_1	l_2									
	1	2	3	4	5	6	7	8	9	10
1	647.50	799.50	864.20	899.60	921.80	937.10	948.20	956.70	963.30	968.60
2	38.51	39.00	39.17	39.25	39.30	39.33	39.36	39.37	39.39	39.40
3	17.44	16.04	15.44	15.10	14.88	14.73	14.62	14.54	14.47	14.42
4	12.22	10.65	9.98	9.60	9.36	9.20	9.07	8.98	8.90	8.84
5	10.01	8.43	7.76	7.39	7.15	6.98	6.85	6.76	6.68	6.62
6	8.81	7.26	6.60	6.23	5.99	5.82	5.70	5.60	5.52	5.46
7	8.07	6.54	5.89	5.52	5.29	5.12	4.99	4.90	4.82	4.76
8	7.57	6.06	5.42	5.05	4.82	4.65	4.53	4.43	4.36	4.30
9	7.21	5.71	5.08	4.72	4.48	4.32	4.20	4.10	4.03	3.96
10	6.94	5.46	4.83	4.47	4.24	4.07	3.95	3.85	3.78	3.72
11	6.72	5.26	4.63	4.28	4.04	3.88	3.76	3.66	3.59	3.53
12	6.55	5.10	4.47	4.12	3.89	3.73	3.61	3.51	3.44	3.37
13	6.41	4.97	4.35	4.00	3.77	3.60	3.48	3.39	3.31	3.25
14	6.30	4.86	4.24	3.89	3.66	3.50	3.38	3.29	3.21	3.15
15	6.20	4.77	4.15	3.80	3.58	3.41	3.29	3.20	3.12	3.06
16	6.12	4.69	4.08	3.73	3.50	3.34	3.22	3.12	3.05	2.99
17	6.04	4.62	4.01	3.66	3.44	3.28	3.16	3.06	2.98	2.92
18	5.98	4.56	3.95	3.61	3.38	3.22	3.10	3.01	2.93	2.87
19	5.92	4.51	3.90	3.56	3.33	3.17	3.05	2.96	2.88	2.82
20	5.87	4.46	3.86	3.51	3.29	3.13	3.01	2.91	2.84	2.77
21	5.83	4.42	3.82	3.48	3.25	3.09	2.97	2.87	2.80	2.73
22	5.79	4.38	3.78	3.44	3.22	3.05	2.93	2.84	2.76	2.70
23	5.75	4.35	3.75	3.41	3.18	3.02	2.90	2.81	2.73	2.67
24	5.72	4.32	3.72	3.38	3.15	2.99	2.87	2.78	2.70	2.64
25	5.69	4.29	3.69	3.35	3.13	2.97	2.85	2.75	2.68	2.61
26	5.66	4.27	3.67	3.33	3.10	2.94	2.82	2.73	2.65	2.59
27	5.63	4.24	3.65	3.31	3.08	2.92	2.80	2.71	2.63	2.57
28	5.61	4.22	3.63	3.29	3.06	2.90	2.78	2.69	2.61	2.55
29	5.59	4.20	3.61	3.27	3.04	2.88	2.76	2.67	2.59	2.53
30	5.57	4.18	3.59	3.25	3.03	2.87	2.75	2.65	2.57	2.51
40	5.42	4.05	3.46	3.13	2.90	2.74	2.62	2.53	2.45	2.39
60	5.29	3.93	3.34	3.01	2.79	2.63	2.51	2.41	2.33	2.27
120	5.15	3.80	3.23	2.89	2.67	2.52	2.39	2.30	2.22	2.16
∞	5.02	3.69	3.12	2.79	2.57	2.41	2.29	2.19	2.11	2.05

[표 A.6] (계속) $F^{(R)}_{l_1, l_2, 0.025}$(또는 간단히 $F_{l_1, l_2, 0.025}$)이며, $F^{(R)}_{l_1, l_2, 0.025}$는 F_{l_1, l_2}-분포의 97.5번째 백분율점을 나타낸다(즉, $F^{(R)}_{l_1, l_2, 0.025}$의 오른쪽에 위치한 F_{l_1, l_2}-곡선 아래의 면적이 0.025이다).

	l_2								
l_1	12	15	20	24	30	40	60	120	∞
1	976.70	984.90	993.10	997.20	1001.00	1006.00	1010.00	1014.00	1018.00
2	39.41	39.43	39.45	39.46	39.46	39.47	39.48	39.49	39.50
3	14.34	14.25	14.17	14.12	14.08	14.04	13.99	13.95	13.90
4	8.75	8.66	8.56	8.51	8.46	8.41	8.36	8.31	8.26
5	6.52	6.3	6.33	6.28	6.23	6.18	6.12	6.07	6.02
6	5.37	5.27	5.17	5.12	5.07	5.01	4.96	4.90	4.85
7	4.67	4.57	4.47	4.42	4.36	4.31	4.25	4.20	4.14
8	4.20	4.10	4.00	3.95	3.89	3.84	3.78	3.73	3.67
9	3.87	3.77	3.67	3.61	3.56	3.51	3.45	3.39	3.33
10	3.62	3.52	3.42	3.37	3.31	3.26	3.20	3.14	3.08
11	3.43	3.33	3.23	3.17	3.12	3.06	3.00	2.94	2.88
12	3.28	3.18	3.07	3.02	2.96	2.91	2.85	2.79	2.72
13	3.15	3.05	2.95	2.89	2.84	2.78	2.72	2.66	2.60
14	3.05	2.95	2.84	2.79	2.73	2.67	2.61	2.55	2.49
15	2.98	2.86	2.76	2.70	2.64	2.59	2.52	2.46	2.40
16	2.89	2.79	2.68	2.63	2.57	2.51	2.45	2.38	2.32
17	2.82	2.72	2.62	2.56	2.50	2.44	2.38	2.32	2.25
18	2.77	2.67	2.56	2.50	2.44	2.38	2.32	2.26	2.19
19	2.72	2.62	2.51	2.45	2.39	2.33	2.27	2.20	2.13
20	2.68	2.57	2.46	2.41	2.35	2.29	2.22	2.16	2.09
21	2.64	2.53	2.42	2.37	2.31	2.25	2.18	2.11	2.04
22	2.60	2.50	2.39	2.33	2.27	2.21	2.14	2.08	2.00
23	2.57	2.47	2.36	2.30	2.24	2.18	2.11	2.04	1.97
24	2.54	2.44	2.33	2.27	2.21	2.15	2.08	2.01	1.94
25	2.51	2.41	2.30	2.24	2.18	2.12	2.05	1.98	1.91
26	2.49	2.39	2.25	2.22	2.16	2.09	2.03	1.95	1.88
27	2.47	2.36	2.25	2.19	2.13	2.07	2.00	1.93	1.85
28	2.45	2.34	2.23	2.17	2.11	2.05	1.98	1.91	1.83
29	2.43	2.32	2.21	2.15	2.09	2.03	1.96	1.89	1.81
30	2.41	2.31	2.20	2.14	2.07	2.01	1.94	1.87	1.79
40	2.29	2.18	2.07	2.01	1.94	1.88	1.80	1.72	1.64
60	2.17	2.06	1.94	1.88	1.82	1.74	1.67	1.58	1.48
120	2.05	1.94	1.82	1.76	1.69	1.61	1.53	1.43	1.31
∞	1.94	1.83	1.71	1.64	1.57	1.48	1.39	1.27	1.00

[표 A.7] $F^{(R)}_{l_1,l_2,0.05}$(또는 간단히 $F_{l_1,l_2,0.05}$)이며, $F^{(R)}_{l_1,l_2,0.05}$는 F_{l_1,l_2}-분포의 95번째 백분율점을 나타낸다(즉, $F^{(R)}_{l_1,l_2,0.05}$의 오른쪽에 위치한 F_{l_1,l_2}-곡선 아래의 면적이 0.05이다).

	l_2									
l_1	1	2	3	4	5	6	7	8	9	10
1	161.40	199.50	215.70	224.60	230.20	234.00	236.80	238.90	240.50	241.90
2	18.51	19.00	19.16	19.25	19.30	19.33	19.35	19.37	19.38	19.40
3	10.13	9.55	9.28	9.12	9.01	8.94	8.89	8.85	8.81	8.79
4	7.71	6.94	6.59	6.39	6.26	6.16	6.09	6.04	6.00	5.96
5	6.61	5.79	5.41	5.19	5.05	4.95	4.88	4.82	4.77	4.74
6	5.99	5.14	4.76	4.53	4.39	4.28	4.21	4.15	4.10	4.06
7	5.59	4.74	4.35	4.12	3.97	3.87	3.79	3.73	3.68	3.64
8	5.32	4.46	4.07	3.84	3.69	3.58	3.50	3.44	3.39	3.35
9	5.12	4.26	3.86	3.63	3.48	3.37	3.29	3.23	3.18	3.14
10	4.96	4.10	3.71	3.48	3.33	3.22	3.14	3.07	3.02	2.98
11	4.84	3.98	3.59	3.36	3.20	3.09	3.01	2.95	2.90	2.85
12	4.75	3.89	3.49	3.26	3.11	3.00	2.91	2.85	2.80	2.75
13	4.67	3.81	3.41	3.18	3.03	2.92	2.83	2.77	2.71	2.67
14	4.60	3.74	3.34	3.11	2.96	2.85	2.76	2.70	2.65	2.60
15	4.54	3.68	3.29	3.06	2.90	2.79	2.71	2.64	2.59	2.54
16	4.49	3.63	3.24	3.01	2.85	2.74	2.66	2.59	2.54	2.49
17	4.45	3.59	3.20	2.96	2.81	2.70	2.61	2.55	2.49	2.45
18	4.41	3.55	3.16	2.93	2.77	2.66	2.58	2.51	2.46	2.41
19	4.38	3.52	3.13	2.90	2.74	2.63	2.54	2.48	2.42	2.38
20	4.35	3.49	3.10	2.87	2.71	2.60	2.51	2.45	2.39	2.35
21	4.32	3.47	3.07	2.84	2.68	2.57	2.49	2.42	2.37	2.32
22	4.30	3.44	3.05	2.82	2.66	2.55	2.46	2.40	2.34	2.30
23	4.28	3.42	3.03	2.80	2.64	2.53	2.44	2.37	2.32	2.27
24	4.26	3.40	3.01	2.78	2.62	2.51	2.42	2.36	2.30	2.25
25	4.24	3.39	2.99	2.76	2.60	2.49	2.40	2.34	2.28	2.24
26	4.23	3.37	2.98	2.74	2.59	2.47	2.39	2.32	2.27	2.22
27	4.21	3.35	2.96	2.73	2.57	2.46	2.37	2.31	2.25	2.20
28	4.20	3.34	2.95	2.71	2.56	2.45	2.36	2.29	2.24	2.19
29	4.18	3.33	2.93	2.70	2.55	2.43	2.35	2.28	2.22	2.18
30	4.17	3.32	2.92	2.69	2.53	2.42	2.33	2.27	2.21	2.16
40	4.08	3.23	2.84	2.61	2.45	2.34	2.25	2.18	2.12	2.08
60	4.00	3.15	2.76	2.53	2.37	2.25	2.17	2.10	2.04	1.99
120	3.92	3.07	2.68	2.45	2.29	2.17	2.09	2.02	1.96	1.91
∞	3.84	3.00	2.60	2.37	2.21	2.10	2.01	1.94	1.88	1.83

[표 A.7] (계속) $F^{(R)}_{l_1,l_2,0.05}$(또는 간단히 $F_{l_1,l_2,0.05}$)이며, $F^{(R)}_{l_1,l_2,0.05}$는 F_{l_1,l_2}-분포의 95번째 백분율점을 나타낸다(즉, $F^{(R)}_{l_1,l_2,0.05}$의 오른쪽에 위치한 F_{l_1,l_2}-곡선 아래의 면적이 0.05이다).

	l_2								
l_1	12	15	20	24	30	40	60	120	∞
1	243.90	245.90	248.00	249.10	250.10	251.10	252.20	253.30	254.30
2	19.41	19.43	19.45	19.45	19.46	19.47	19.48	19.49	19.50
3	8.74	8.70	8.66	8.64	8.62	8.59	8.57	8.55	8.53
4	5.91	5.86	5.80	5.77	5.75	5.72	5.69	5.66	5.63
5	4.68	4.62	4.56	4.53	4.50	4.46	4.43	4.40	4.36
6	4.00	3.94	3.87	3.84	3.81	3.77	3.74	3.70	3.67
7	3.57	3.51	3.44	3.41	3.38	3.34	3.30	3.27	3.23
8	3.28	3.22	3.15	3.12	3.08	3.04	3.01	2.97	2.93
9	3.07	3.01	2.94	2.90	2.86	2.83	2.79	2.75	2.71
10	2.91	2.85	2.77	2.74	2.70	2.66	2.62	2.58	2.54
11	2.79	2.72	2.65	2.61	2.57	2.53	2.49	2.45	2.40
12	2.69	2.62	2.54	2.51	2.47	2.43	2.38	2.34	2.30
13	2.60	2.53	2.46	2.42	2.38	2.34	2.30	2.25	2.21
14	2.53	2.46	2.39	2.35	2.31	2.27	2.22	2.18	2.13
15	2.48	2.40	2.33	2.29	2.25	2.20	2.16	2.11	2.07
16	2.42	2.35	2.28	2.24	2.19	2.15	2.11	2.06	2.01
17	2.38	2.31	2.23	2.19	2.15	2.10	2.06	2.01	1.96
18	2.34	2.27	2.19	2.15	2.11	2.06	2.02	1.97	1.92
19	2.31	2.23	2.16	2.11	2.07	2.03	1.98	1.93	1.88
20	2.28	2.20	2.12	2.12	2.08	2.04	1.99	1.90	1.84
21	2.25	2.18	2.10	2.05	2.01	1.96	1.92	1.87	1.81
22	2.23	2.15	2.07	2.03	1.98	1.94	1.89	1.84	1.78
23	2.20	2.13	2.05	2.01	1.96	1.91	1.86	1.81	1.76
24	2.18	2.11	2.03	1.98	1.94	1.89	1.84	1.79	1.73
25	2.16	2.09	2.01	1.96	1.92	1.87	1.82	1.77	1.71
26	2.15	2.07	1.99	1.95	1.90	1.85	1.80	1.75	1.69
27	2.13	2.06	1.97	1.93	1.88	1.84	1.79	1.73	1.67
28	2.12	2.04	1.96	1.91	1.87	1.82	1.77	1.71	1.65
29	2.10	2.03	1.94	1.90	1.85	1.81	1.75	1.70	1.64
30	2.09	2.01	1.93	1.89	1.84	1.79	1.74	1.68	1.62
40	2.00	1.92	1.84	1.79	1.74	1.69	1.64	1.58	1.51
60	1.92	1.84	1.75	1.70	1.65	1.59	1.53	1.47	1.39
120	1.83	1.75	1.66	1.61	1.55	1.50	1.43	1.35	1.25
∞	1.75	1.67	1.57	1.52	1.46	1.39	1.32	1.22	1.00

[표 A.8] $F^{(R)}_{l_1, l_2, 0.10}$(또는 간단히 $F_{l_1, l_2, 0.10}$)이며, $F^{(R)}_{l_1, l_2, 0.10}$는 F_{l_1, l_2}–분포의 90번째 백분율점을 나타낸다(즉, $F^{(R)}_{l_1, l_2, 0.10}$의 오른쪽에 위치한 F_{l_1, l_2}–곡선 아래의 면적이 0.10이다).

l_1	l_2									
	1	2	3	4	5	6	7	8	9	10
1	39.86	49.50	53.59	55.83	57.24	58.20	58.91	59.44	59.86	60.19
2	8.53	9.00	9.16	9.24	9.29	9.33	9.35	9.37	9.38	9.39
3	5.54	5.46	5.39	5.34	5.31	5.28	5.27	5.25	5.24	5.23
4	4.54	4.32	4.19	4.11	4.05	4.01	3.98	3.95	3.94	3.92
5	4.06	3.78	3.62	3.52	3.45	3.40	3.37	3.34	3.32	3.30
6	3.78	3.46	3.29	3.18	3.11	3.05	3.01	2.98	2.96	2.94
7	3.59	3.26	3.07	2.96	2.88	2.83	2.78	2.75	2.72	2.70
8	3.46	3.11	2.92	2.81	2.73	2.67	2.62	2.59	2.56	2.54
9	3.36	3.01	2.81	2.69	2.61	2.55	2.51	2.47	2.44	2.42
10	3.29	2.92	2.73	2.61	2.52	2.46	2.41	2.38	2.35	2.32
11	3.23	2.86	2.66	2.54	2.45	2.39	2.34	2.30	2.27	2.25
12	3.18	2.81	2.61	2.48	2.39	2.33	2.28	2.24	2.21	2.19
13	3.14	2.76	2.56	2.43	2.35	2.28	2.23	2.20	2.16	2.14
14	3.10	2.73	2.52	2.39	2.31	2.24	2.19	2.15	2.12	2.10
15	3.07	2.70	2.49	2.36	2.27	2.21	2.16	2.12	2.09	2.06
16	3.05	2.67	2.46	2.33	2.24	2.18	2.13	2.09	2.06	2.03
17	3.03	2.64	2.44	2.31	2.22	2.15	2.10	2.06	2.03	2.00
18	3.01	2.62	2.42	2.29	2.20	2.13	2.08	2.04	2.00	1.98
19	2.99	2.61	2.40	2.27	2.18	2.11	2.06	2.02	1.98	1.96
20	2.97	2.59	2.38	2.25	2.16	2.09	2.04	2.00	1.96	1.94
21	2.96	2.57	2.36	2.23	2.14	2.08	2.02	1.98	1.95	1.92
22	2.95	2.56	2.35	2.22	2.13	2.06	2.01	1.97	1.93	1.90
23	2.94	2.55	2.34	2.21	2.11	2.05	1.99	1.95	1.92	1.89
24	2.93	2.54	2.33	2.19	2.10	2.04	1.98	1.94	1.91	1.88
25	2.92	2.53	2.32	2.18	2.09	2.02	1.97	1.93	1.89	1.87
26	2.91	2.52	2.31	2.17	2.08	2.01	1.96	1.92	1.88	1.86
27	2.90	2.51	2.30	2.17	2.07	2.00	1.95	1.91	1.87	1.85
28	2.89	2.50	2.29	2.16	2.06	2.00	1.94	1.90	1.87	1.84
29	2.89	2.50	2.28	2.15	2.06	1.99	1.93	1.89	1.86	1.83
30	2.88	2.49	2.28	2.14	2.05	1.98	1.93	1.88	1.85	1.82
40	2.84	2.44	2.23	2.09	2.00	1.93	1.87	1.83	1.79	1.76
60	2.79	2.39	2.18	2.04	1.95	1.87	1.82	1.77	1.74	1.71
120	2.75	2.35	2.13	1.99	1.90	1.82	1.77	1.72	1.68	1.65
∞	2.71	2.30	2.08	1.94	1.85	1.77	1.72	1.67	1.63	1.60

[표 A.8] (계속) $F^{(R)}_{l_1,l_2,0.10}$(또는 간단히 $F_{l_1,l_2,0.10}$)이며, $F^{(R)}_{l_1,l_2,0.10}$는 F_{l_1,l_2}-분포의 90번째 백분율점을 나타낸다(즉, $F^{(R)}_{l_1,l_2,0.10}$의 오른쪽에 위치한 F_{l_1,l_2}-곡선 아래의 면적이 0.10이다).

	l_2								
l_1	12	15	20	24	30	40	60	120	∞
1	60.71	61.22	61.74	62.00	62.26	62.53	62.79	63.06	63.33
2	9.41	9.42	9.44	9.45	9.46	9.47	9.47	9.48	9.49
3	5.22	5.20	5.18	5.18	5.17	5.16	5.15	5.14	5.13
4	3.90	3.87	3.84	3.83	3.82	3.80	3.79	3.78	3.76
5	3.27	3.24	3.21	3.19	3.17	3.16	3.14	3.12	3.10
6	2.90	2.87	2.84	2.82	2.80	2.78	2.76	2.74	2.72
7	2.67	2.63	2.59	2.58	2.56	2.54	2.51	2.49	2.47
8	2.50	2.46	2.42	2.40	2.38	2.36	2.34	2.32	2.29
9	2.38	2.34	2.30	2.28	2.25	2.23	2.21	2.18	2.16
10	2.28	2.24	2.20	2.18	2.16	2.13	2.11	2.08	2.06
11	2.21	2.17	2.12	2.10	2.08	2.05	2.03	2.00	1.97
12	2.15	2.10	2.06	2.04	2.01	1.99	1.96	1.93	1.90
13	2.10	2.05	2.01	1.98	1.96	1.93	1.90	1.88	1.85
14	2.05	2.01	1.96	1.94	1.91	1.89	1.86	1.83	1.80
15	2.02	1.97	1.92	1.90	1.87	1.85	1.82	1.79	1.76
16	1.99	1.94	1.89	1.87	1.84	1.81	1.78	1.75	1.72
17	1.96	1.91	1.86	1.84	1.81	1.78	1.75	1.72	1.69
18	1.93	1.89	1.84	1.81	1.78	1.75	1.72	1.69	1.66
19	1.91	1.86	1.81	1.79	1.76	1.73	1.70	1.67	1.63
20	1.89	1.84	1.79	1.77	1.74	1.71	1.68	1.64	1.61
21	1.87	1.83	1.78	1.75	1.72	1.69	1.66	1.62	1.59
22	1.86	1.81	1.76	1.73	1.70	1.67	1.64	1.60	1.57
23	1.84	1.80	1.74	1.72	1.69	1.66	1.62	1.59	1.55
24	1.83	1.78	1.73	1.70	1.67	1.64	1.61	1.57	1.53
25	1.82	1.77	1.72	1.69	1.66	1.63	1.59	1.56	1.52
26	1.81	1.76	1.71	1.68	1.65	1.61	1.58	1.54	1.50
27	1.80	1.75	1.70	1.67	1.64	1.60	1.57	1.53	1.49
28	1.79	1.74	1.69	1.66	1.63	1.59	1.56	1.52	1.48
29	1.78	1.73	1.68	1.65	1.62	1.58	1.55	1.51	1.47
30	1.77	1.72	1.67	1.64	1.61	1.57	1.54	1.50	1.46
40	1.71	1.66	1.61	1.57	1.54	1.51	1.47	1.42	1.38
60	1.66	1.60	1.54	1.51	1.48	1.44	1.40	1.35	1.29
120	1.60	1.55	1.48	1.45	1.41	1.37	1.32	1.26	1.19
∞	1.55	1.49	1.42	1.38	1.34	1.30	1.24	1.17	1.00

참고문헌

박덕영, 마득상, 조경모, 정동빈, 정세환(2005). 1일 2회 자가붓도포형 수분접촉경화성 2.8% H2O2 미백젤의 치아미백효과에 관한 실용실험연구, 대한구강보건학회지, 29권 4호, 397-406.

박용규, 송혜향(1998). 반복측정과 교차계획자료의 분석법, 자유아카데미.

성내경 (1997). 반복측정실험과 분석, 자유아카데미.

원태연, 정동빈(2004). 시각화 통계분석 원리, 교우사.

조경모, 마득상, 박덕영, 정세환, 정동빈(2006). 1일 1회 자가도포형 2.8% H2O2 미백젤의 치아미백효과에 관한 실용실험연구, 대한치과기재학회지, 33권 1호, 55-62.

Anderson, T. W. (1958). An Introduction to multivariate statistical analysis, New York: John Wiley & Sons, Inc.

Box, G. E. P. (1954). Some theorems on quadratic forms applied in the study of analysis variance problems. II, Effects of inequality of variance and of correlation between errors in the two-way classification, Annals of Mathematical Statistics, Vol. 25, 484-498.

Byron, J. and Michael G. K. (1989). Design and Analysis of Cross-Over trials, Chapman & Hall.

Freund, R. J. and Littell, R. C. (1981). SAS for Linear Models. A Guide to the ANOVA and GLM procedures, SAS Institute Inc., Cary, NC.

Huynh, H. and Feldt, L. S. (1970). Conditions under which mean square ratios in repeated measurements designs have exact F-distribution, Journal of the American Statistical Association, Vol. 65, 1582-1589.

Johnson, R. A. and Wichern, D. A. (1992). Applied multivariate statistical analysis, 3rd edition, Prentice-Hall.

Mauchly, J. W. (1940). Significance test for sphericity of a normal n-variate distribution, The Annals of Mathematical Statistics, Vol. 11, 204-209.

SAS Institute Inc. (1989). SAS/STAT User's Guide: Version 6, 4th Edition, Volume 2, Cary NC: SAS Institute Inc.

Searle, S. R. (1971). Linear Models, New York: John Wiley & Sons, Inc.

SPSS Advanced Models 10.0(1999). SPSS Corp., Chicago, Illinois.

찾아보기

[ㅈ]

[ㅊ]

[ㅋ]

[ㅌ]

[ㅍ]

[ㅎ]

◈ 저자 약력

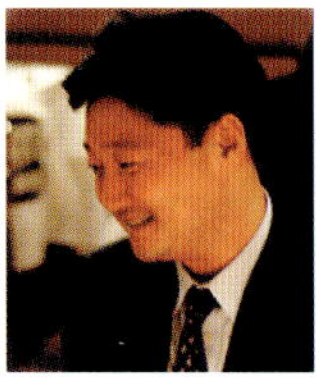

정 동 빈 (dj@kangnung.ac.kr)

- 중앙대학교 응용통계학과 졸업
- 중앙대학교 대학원 통계학 석사
- 미국 오클라호마 주립대학교 통계학 박사
- 강릉대학교 자연과학대학 정보통계학과 교수
- SPSS Academy 교육강사
- 대한경영교육학회 부회장
- 한국통계학회 편집위원
- 한국경영교육학회 편집위원
- 한국경영교육학회 상임이사
- 인도 Indian Institute of Management (IIM), Calcutta 객원교수
- 중국 北京師範大學校 객원교수

— 개념과 응용중심의 통계학, 자유아카데미
— SPSS를 이용한 자료정리와 분석, 자유아카데미
— 시각화 통계분석 원리, 교우사
— SPSS를 활용한 로지스틱 회귀모형의 이해와 응용, SPSS 아카데미
— SPSS를 활용한 시계열자료와 단순화 분석 I, SPSS 아카데미
— SPSS를 활용한 시계열자료와 단순화 분석 II, SPSS 아카데미
— 마케팅 조사 통계분석, 교우사

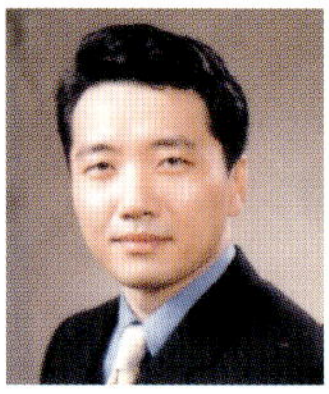

박 덕 영 (jguitar@kangnung.ac.kr)

- 서울대학교 치과대학 졸업
- 서울대학교 대학원 치의학과 예방치학 석사
- 서울대학교 대학원 치의학과 예방치학 박사
- 강릉대학교 치과대학 교수
- 대한구강보건학회 학술이사
- 대한치과의료관리학회 학술이사
- 미국 국립보건원 객원연구원

— 국제학술지 투고를 위한 의학계열 논문쓰기, 지성출판사
— 환자만족도를 높이는 구강진료 행동과학, 대한나래출판사

SPSS와 SAS의 일반선형모형(GLM)을 이용한

치학 반복측정설계 및 분석의 실제

발행일 2007년 1월 10일
저 자 정 동 빈 · 박 덕 영
발행인 최 용 원
편 집 이 옥 선
표 지 이 은 의
발행처 **대한나래출판사**
등 록 제6-0365호(1994. 12. 14)

주 소 서울특별시 동대문구 용두동 102-65
전 화 (02) 922-0840
팩 스 (02) 922-0841
이메일 dhpub@chol.com

ISBN 978-89-5741-073-8 정가 30,000원